U0270539

中医芳香疗法

Guide of Traditional Chinese
Medicine Aromatherapy

应用指南

主编 缪晓 赵琛

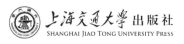

上海交通大學出版社
SHANGHAI JIAO TONG UNIVERSITY PRESS

内容提要

本书分两大部分，第一部分是中医基础理论与芳香疗法，第二部分是中医芳香疗法应用实践。中医基础理论与芳香疗法内容部分，讲述中医芳香疗法的发展历史、理论渊源，以及中医芳香疗法常用的植物及其作用；中医芳香疗法应用实践内容部分，主要内容包括中医基础理论与芳香疗法、中医芳香疗法的适宜技术、中医芳香疗法在治未病中的应用三部分。在芳香疗法应用案例中，我们基于中医治未病的理论，结合时下大众关注的情绪、睡眠、体重、皮肤、环境等主题，进行了芳香疗法应用的重点介绍。

本书可作为芳香疗法专业人士的工具书，也适合各类中医芳香疗法爱好者阅读。希望本书能为读者供实际有效的中医芳香疗法的技术和方法借鉴。

图书在版编目（CIP）数据

中医芳香疗法应用指南 / 缪晓，赵琛主编 . —上海：
上海交通大学出版社，2023.9
ISBN 978－7－313－28509－6

Ⅰ.①中…　Ⅱ.①缪…　②赵…　Ⅲ.①香精油－疗法－指南　Ⅳ.①R459.9－62

中国国家版本馆CIP数据核字（2023）第054664号

中医芳香疗法应用指南
ZHONGYI FANGXIANG LIAOFA YINGYONG ZHINAN

主　　编：缪　晓　赵　琛
出版发行：上海交通大学出版社　　　　　　　　地　　址：上海市番禺路951号
邮政编码：200030　　　　　　　　　　　　　　电　　话：021-64071208
印　　制：上海文浩包装科技有限公司　　　　　经　　销：全国新华书店
开　　本：787mm×1092mm　1/16　　　　　　印　　张：16
字　　数：250千字
版　　次：2023年9月第1版　　　　　　　　　　印　　次：2023年9月第1次印刷
书　　号：ISBN 978-7-313-28509-6
定　　价：78.00元

序一

传承创新，中医芳香疗法助力
服务健康中国建设

泰甘为香，止病曰疗。芳香物质源于自然，是大自然对人类的馈赠；芳香疗法作为人类强身健体、防病养生的传统方法，运用历史悠久。中医芳香疗法，更是凝聚了中华文明发展的智慧，融合中医药传统文化和疾病防治的理论与实践，内容丰富，特色鲜明，为人类的健康保健、防病治病、繁衍昌盛发挥了积极作用，得到社会广泛的关注与认同，也越来越得到民众的肯定，为人们所接受。

随着社会、经济、科学技术的进步，推进健康中国建设，保障人民健康成为优先发展战略。人们对健康质量的认识日益深刻，对美好生活的追求不断增长，树立以人民健康为中心和大卫生、大健康的理念，未病先防、既病防变、病后康复，对完善全生命周期管理的健康服务提出了更高的要求和期望，因此，作为医疗保健的一种有效简便方式，推广中医芳香疗法，无疑具有广泛的社会需求和广阔的应用前景。

上海中医药大学缪晓教授和赵琛教授为主编的编写团队，在中医芳香疗法的实验研究与推广应用方面，开展了卓有成效的探索，积累了丰富的工作经验，也取得了积极的成果。现以独特的视角和可贵的情怀，精心编纂了《中医芳香疗法应用指南》一书，作为中医芳香疗法的专著，具有系统性、科学性、实用性，该书传承精华，守正创新，理论与实践相结合，内容涵盖中医芳香疗法的历史发展沿革、中医药理论的阐述、实践应用场景与方法介绍等，为读者提供全面的学习和指导。书籍的编写内容全面，深入浅出，文字简练，图文并茂，形式新颖，编辑精湛，知识性与可读性兼备。对于从事中医芳香疗法的工作者，是一本有益的学习参考书，可培养和提高专业技能，将相关知识和方法付诸日常工作应用；对于中医芳香疗法有兴趣的读者，也可开卷有益，更多地了解中医芳香疗法的基本理论和应用方法，用于调摄自我身心，提升生活品质。总之，本书对于中医芳香疗法的推广应用与科学普及，具有重要意义和实际价值。

相信本书的出版与发行，对推动中医芳香疗法的发展与应用将发挥积极的促进作用。更期待《中医芳香疗法应用指南》书籍的编写团队，继续努力，出版更多的专业佳作，为中医药事业发展和健康中国建设作出新的贡献。

原上海中医药大学中药学院院长

上海中医药大学中药学院教授　博士生导师

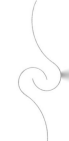

芳自中华，香予人间

收到《中医芳香疗法应用指南》书稿，非常高兴，两年前听闻缪教授团队要编著关于中医芳香疗法的大众读物，即已是满满期待。艾绿致力于自然生态和芳香文旅领域的研究，与缪教授因芳香产业结缘。艾绿的"艾"字意为多年生有香气的草本植物、又有美好漂亮之意，与中医芳香疗法研究领域的探索不谋而合。我们都怀着对美好事物的热爱之心，努力创造更多关于美的灵感和载体。

芳香疗法是一门兼具理性与感性、科学与艺术之美的综合学科。现代医学追求科学研究的新理论、新技术与新方法，注重数据分析和功能性研究。传统中医注重人与自然、社会环境之间的联系性，从整体的角度对生命、健康和疾病进行观察、分析和处理，追求精气神的平和完整。本书既体现了编著者团队丰富的中西医药临床经验，又融会贯通了祖国传统医学的博大精深和西方芳香疗法技术的科学理论。既讲述了中医芳香疗法的基础理论，又辅以相应的技术手法，细致到器具的选用、手法及操作要点，是一本应用性极强的操作指南，能为芳香疗法专业人员和研究者提供宝贵理论依据和实际应用，也能指导我们这些中医和芳香疗法的爱好者进行中医芳香疗法的入门学习，深入浅出，难能可贵。

大众社会更加关注身心健康，源于自然的中医芳香疗法的市场需求将更为广阔。这本实用性专著，为广大读者提供了一个系统化、深入化了解中医芳香疗法的新途径，让产业创新者对芳香产业的功能性认知更加系统、科学。相信本书的出版，将带着编者对中医芳香疗法的爱和理解，带着中华传统文化散发的魅力芬芳，传遍世界、香予人间。

上海艾绿文化旅游发展集团创始人、董事长

方盛于上海

2023 年 8 月 9 日

中医芳香疗法
应用指南

让健康生活更美好 让美好生活更健康

芳香疗法是在人类历史上最古老的治病方法之一。"芳香疗法"一词虽起源于欧洲，由法国人 René Maurice Gattefossé 在 1928 年提出，但实际上中医芳香疗法的历史更为悠久。中国的香学文化源远流长，殷商甲骨文中就有熏燎、艾蒸和酿制香酒的记载。常用的香料艾草，在《诗经》中有云："彼采艾兮，一日不见，如三岁兮"，在《山海经》中亦云："有草焉，名曰熏草，麻叶而方茎，赤华而黑实，臭如蘼芜，佩之可以已疬"。《黄帝内经》的问世则标志着芳香疗法从生活习俗提升到了治病方法，《灵枢·寿夭刚柔第六》记载："用淳酒二十升、蜀椒一升、干姜一斤、桂心一斤，凡四种，皆㕮咀，渍酒中。用绵絮一斤，细白布一丈，并内酒中……"以熨寒痹。《黄帝内经》还将香佩法纳入"外治十八法"之中，由此逐渐发展，中医芳香疗法有了不断完整的防病治病理论体系和临证指导。

随着社会的不断进步，人们生活水平的不断提高，中医芳香疗法也日趋完善，在世界范围内的影响也在不断扩大。无论是健康生活方式的提升，或是防病养生、诊疗疾病，中医芳香疗法以其芳香舒适的特殊体验感，越来越被人们广泛接受和喜爱。在中医药现代化发展的大背景下，有关芳香疗法作用机制的科学研究也得到越来越多医学工作者和研究人员的关注。如何更好地结合芳香疗法与中医辨证理论，如何用现代科学的实证助推中医芳香疗法发展，成为新时代中医人的自然使命。

编者团队成员来自基础医学、皮肤学、推拿学、中药学等学科领域，均是上海中医药大学的教师或附属医院的临床医生，因为对芳香疗法的热爱而走在一起。多年来团队在中医传统诊疗和芳香疗法的有机结合上进行了多层次的探索。我们在传统中医辨证理论的指导下，不断挖掘中医芳香疗法的文献与应用，结合临床诊疗经验，逐渐总结和整理出一些科学、规范、适宜的中医芳香疗法技术，并努力赋予中医芳香疗法新的实践意义和文化内涵。所有参编人员的集体智慧凝聚结晶，故有了本书。

本书分两大部分，第一部分是中医基础理论与芳香疗法，第二部分是中医芳香疗法应用实践。中医基础理论与芳香疗法内容部分，讲述中医芳香疗法的发展历史、理论渊源，以及中医芳香疗法常用的植物及其作用；中医芳香疗法应用实践内容部分，主要内容包括中医基础理论与芳香疗法、中医芳香疗法的适宜技术、中医芳香疗法在治未病中的应用三部分。在芳香疗法应用案例中，我们基于中医治未病的理论，结合时下大众关注的情绪、睡眠、体重、皮肤、环境等主题，进行了芳香疗法应用的重点介绍。

希望本书能为读者带来不同的视角，能提供实际有效的中医芳香疗法的技术和方法借鉴。从科普的角度介绍中医芳香疗法的现代科学研究，从学术的角度开展中医芳香疗法的科学普及。我们期待热爱芳香疗法的您多提宝贵意见，希望能借此结识更多中医芳香疗法爱好者和践行者，共同为中医芳香疗法的传承和创新发展不断注入新的活力。

编　者

2023 年 8 月

目录

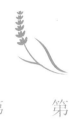

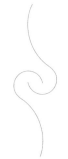

第一部分 中医基础理论与芳香疗法

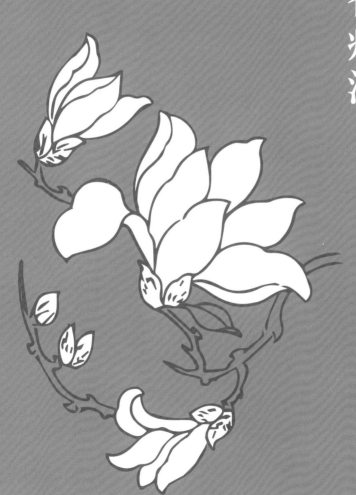

第一章

中医芳香疗法的发展

第一节　芳香疗法导论

一、芳香疗法的概念

芳香疗法是一种以芳香精油为基础，在芳香疗法学的指导下，根据实际需要，通过香薰、按摩、吸入、沐浴等不同方法去使用植物芳香精油，经呼吸或皮肤等方式进入人体内部，调节人体生理系统，刺激人体自身的治愈平衡及再生功能，达到强身健体、改善精神状态的目的，并预防、减轻或治疗人体某些疾病的治疗方法。中医芳香疗法和西医芳香疗法是目前盛行的两类芳香疗法。"芳香疗法"这一术语于1928年才由法国盖特佛赛（René Maurice Gattefossé, 1881—1950）提出，其法语为"aromatherapie"，转译为英语"aromatherapy"（芳香疗法）。芳香疗法是在人类历史上最古老的治病方法之一——草药疗法的基础之上发展而来的，其历史可以追溯到古埃及和古印度时期。而在西方，西医芳香疗法经历了漫长的发展过程：提取植物精油，被化学合成精油取代，回归植物提取并开展临床研究的发展、成熟。

"芳香疗法"一词虽起源于欧洲，但实际上中医芳香疗法的历史更为悠久。中国的香学文化源远流长，而在此文化的浸润下，早在五千年前，古人就通过"烧烟""熏鼻""浴""枕""带"芳香植物等方式来达到"芳香辟秽"的目的。最早的文献记载可以追溯到先秦时期的《山海经》，其载有："有草焉，名曰薰草，麻叶而方茎，赤华而黑实，臭如蘼芜，佩之可以已疠。"而芳香疗法从生活习俗发展到医疗手段的标志应该是战国时期《黄帝内经》中"用淳酒二十升、蜀椒一升、干姜一斤、桂心一斤，凡四种，皆嚼咀，渍酒中。用绵絮一斤，细白布四丈，并内酒中……"

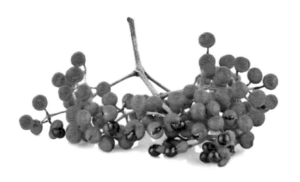

花椒

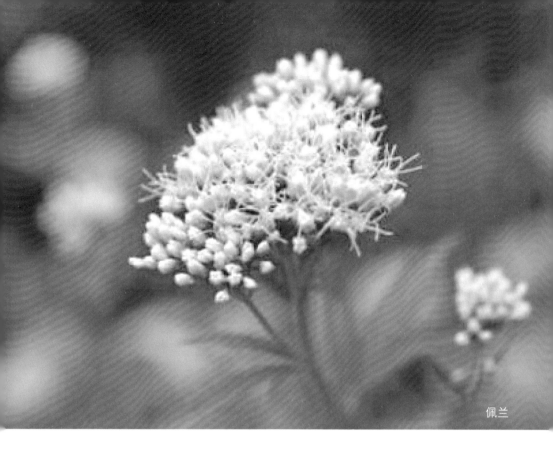

佩兰

　　《黄帝内经》还将香佩法纳入"外治十八法"之中，可见在此时，人们已经在芳香疗法的日常运用中积累了非常丰富的实践经验，并由此逐渐发展出一套治病防病的理论体系。到了唐代，孙思邈在《备急千金要方》中指出，太乙流金散烟熏、赤散搐鼻、辟温杀鬼丸香佩、粉身散作粉剂扑身、桃枝洗方外浴等外治方法可起防治瘟病的作用，并在"辟温"一节中做了详细记载，是对芳香疗法的进一步发展。《本草纲目》中也对芳香疗法的用药方式进行了进一步的总结、介绍和创新。清朝吴尚先编著的《理瀹骈文》对芳香疗法的作用机理、辨证论治、药物选择、用法用量、注意事项等做了系统的阐述，使芳香疗法有了完整的理论体系。

　　而如今，随着社会与科技的迅速发展，中医芳香疗法也日趋完善，人们在使用芳香疗法治疗疾病时，融入中医"辨证论治""三因制宜"的思想，将生活、养生及医疗紧密相连，根据"个体化"的治疗原则、针对不同的人群、疾病和环境，采用不同的处方和芳香疗法途径，收获了良好的防病治病、美化生活、洁净环境和陶冶性情的效果。可以说，发展到今天，中医芳香疗法已经是一种同时作用于生理、心理，并可作用于疾病预防、诊断、治疗、康复等各个过程的综合性治疗手段，其疗效逐渐被广大医者和患者所肯定。

目前，芳香疗法越来越为人们所接受，许多权威的、国际性的芳香协会也相继成立。为了使芳香疗法的应用更加科学、规范，也为了培养更多的芳香治疗师，一系列严格的标准相继被制定出来。这些都意味着芳香疗法在当代受到了越来越多人的接受和认可，是一种极具发展潜力的治疗手段。

（一）辅助疗法的医学地位

辅助疗法是一种配合常规医学治疗的疗法，是治愈患者疾病的一个额外途径，可以起到缓解症状、提高患者生活品质的作用。如今，辅助疗法越来越为人所知，这不仅是因为它简单、易行且能对患者的健康发挥积极作用，还因为辅助疗法提供的是一种整体方法，辅助疗法强调个体的主动性及完整性，而不是单纯地针对疾病本身。它是用全面的眼光去看待疾病康复，整体考虑患者的身心健康状况，而非单一的"点对点"式对症治疗。

辅助疗法发展至今，已有 180 余种方法被国内外报道。初级保健护理中较常见的有针刺疗法、芳香疗法、脊椎按摩疗法、顺势疗法、催眠疗法、整骨疗法和反射疗法等，主要应用于慢性病领域。

辅助疗法依托丰富的治疗手段和有效的治愈作用，在世界上的运用也十分广泛，越来越多的患者不满足于常规的医学治疗，还在寻求辅助治疗这一新的治疗手段。在美国，估计每年在辅助与替代疗法方面的花费超过 150 亿美元，有 1/4 的美国人在使用各种不同形式的辅助疗法。在英国，每年也有超过 500 万人向辅助疗法治疗室寻求治疗。研究表明，辅助疗法迅猛发展与慢性疾病发病率的增高及大众对常规医疗及其相关花费的不满、对健康信息知识的了解以及对家长式管理模式的忍受度下降有关。尽管家长式管理模式宣称是为了更好地保护患者免受伤害，但该模式在一定程度上限制了个体的自由并剥夺了其部分权利。而辅助疗法在上述问题上体现出了极大的优越性，并且极少或者没有已知的不良反应。

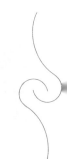

（二）芳香疗法学科的成立

1. 古代西方芳香疗法的发展

人类使用芳香植物防治疾病的历史最早可以追溯至公元前4500年，最初的芳香疗法始于古埃及、古印度、古代中国等文明古国。大约在公元前3000年，古埃及人就开始使用香油香膏，甚至在保存尸体（即制作木乃伊）时也会运用到乳香、没药、安息香等芳香药物，使之保存千年而不腐。

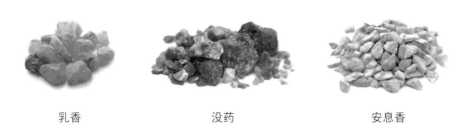

乳香　　　　　　　　　没药　　　　　　　　　安息香

希腊、罗马人也在芳香疗法发展的道路上发挥了重要作用。被尊为"西方医学之父"的希波克拉底就在他的著作中记录了200多种药用植物。随着罗马成为世界海滨浴场的中心，罗马人开始不断使用并发扬芳香治疗方法。罗马时代的香品分为固态、液态以及粉状。喜爱泡澡的罗马人在浴后要涂精油并进行按摩，他们甚至会用象牙制品存放香膏，其使用香料的程度也同样令人咋舌。

公元10世纪，阿拉伯历史上最伟大的医师——波斯人阿维森纳（Avicenna）发明水蒸气蒸馏法，成为第一位用蒸馏提炼出玫瑰精油的人。蒸馏方法的改进使得工业化制造精油成为可能，并为后续芳香疗法在世界各地的持续发展提供了温床。

2. 近代西方芳香疗法的发展

公元17世纪，随着实验化学的出现，化学物质在药学上的运用取代了古老的动植物药配方。随着化学工业的发展，人们不再依赖天然混合物来防治疾病。这就导致了人们日常使用精油的数量骤减，而香料的运用也被局限在化妆品之中。

3. 芳香疗法学科成立的标志

芳香文化在传统的基础上进入近代以后，首先在法国开花结果。精油医疗价值的重新发现主要归功于法国化学家盖特佛赛首次提出了"芳香疗法"（Aromatherapy）的概念，他也被称为"现代芳香疗法之父"。

"Aroma"意为香气、芬芳，即挥发到空气中的一种看不见但可闻得到的精细物质，这里指的既是植物芳香精油的挥发性成分，也指精油本身；"Therapy"指的是对疾病的治疗，或是对机体的调理、辅助疗法。

"芳香疗法"一词的提出源于偶然的事件。从事家族香水生意并长年研究精油医学特性的盖特佛赛在被化学爆炸炸伤手部的情形下，把手迅速伸到旁边的一桶纯薰衣草精油中，发现薰衣草精油能立刻缓解灼热和红肿，甚至在康复后没有留下瘢痕。自此他便开始了对精油治愈功能的研究，并于1937年出版了《芳香疗法》一书，描述了利用芳香精油来治疗疾病的方法，并将其作为一种辅助性的"自然疗法"。

在盖特佛赛研究的基础上，法国药学博士瓦涅（Jean Valnet）开始对其他不同精油开展实验，同一时期另一位法国生物学家玛格丽特·摩利（Margaret Maury）发展了精油按摩法。他们三人在芳香疗法上做出了巨大的贡献，可以说引领了这场席卷全世界的芳香疗法潮流。

此外，在研读了盖特佛赛关于精油的著作后，玛格丽特·摩利将芳香疗法引入英国，并首次将"芳香疗法"用于美容。她还研究运用精油护肤的方法，提倡以复方精油来护理皮肤，可以说，摩利夫人是第一位将芬芳疗法与美容相结合的人。

如今，融合了数千年古代文明智慧以及诸多科学家、医学家研究成果的芳香疗法在我们的生活、医疗中扮演了越来越重要的角色，为我们提供了有效且愉悦的保健选择。

二、芳香疗法的医学价值

芳香疗法使用的精油除了有宜人的芳香外，更重要的就是还具有一定的医疗价值，能增加人体的免疫力，对人体各部位的不适或病痛都有一定的疗效或辅助疗效。进入人体的精油，可以调节内分泌、神经活动以及改善内环境，使体液活动加快，促进新陈代谢，从而可以解决一些由于局部代谢障碍引起的问题。一些精油有改善情绪、提高记忆、抑杀细菌和病原微生物等作用。

（一）精油的成分

植物精油的化学成分主要包括四大类：萜烯类化合物、芳香族化合物、脂肪族化合物以及其他类化合物。

萜烯类化合物是植物精油的主要成分，根据其基本结构的不同分为

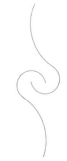

三类：① 单萜衍生物，如月桂烯、薰衣草烯、草酚酮、樟脑、蒎烯、茴香醇等；② 倍半萜衍生物，如金合欢烯、α-桉叶醇、β-杜松烯、广藿香酮等；③ 二萜衍生物，如油杉醇等。植物精油中的萜烯类化合物以单萜及倍半萜类为主，其中的含氧衍生物大多生物活性较强或具有芳香气味。

芳香族化合物是植物精油中的第二大类化合物，仅次于萜烯类，主要有两类衍生物：一类是萜源衍生物，如百里香草酚、孜然芹烯、α-姜黄烯等；另一类是苯丙烷类衍生物，其结构多具有 C6～C3 骨架、一个丙烷基的苯酚化合物或其酯类，如桂皮醛、丁香酚、茴香脑等，也有少部分具有 C6～C2 骨架，如玫瑰精油中的苯乙醇。

小分子脂肪族化合物几乎存在于所有的植物精油中，但其含量相对较少，如鱼腥草精油中的甲基正壬酮、香茅精油中的异戊醛、缬草精油中的异戊酸等。

萃取薰衣草精油

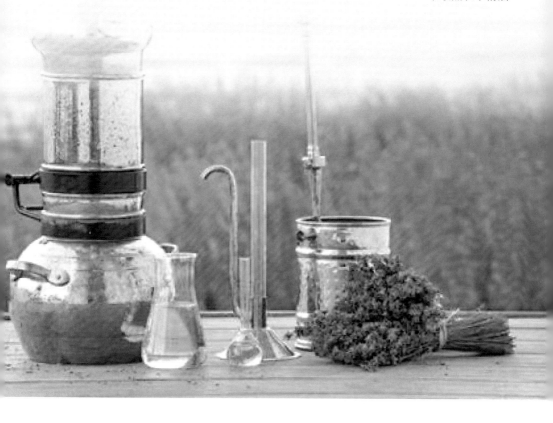

除上述三类化合物外，有些具有辛辣刺激性的植物精油中有含硫、含氮类化合物，如大蒜精油中的大蒜素（二烯丙基三硫醚）、二烯丙基二硫醚、二烯丙基硫醚，黑芥子精油中的异硫氰酸烯丙酯，柠檬精油中的吡咯，洋葱中的三硫化物等。

（二）精油的疗效

1. 改善情绪

芳香疗法专家巴克尔（Jane Buckle）早在 1993 年就研究薰衣草精油对贲门切开术后患者的作用，发现应用精油后，患者的情绪和行为压力较对照组明显缓解，证明精油并不是只有单纯的按摩和安慰剂作用，还具有稳定情绪、缓解焦虑的作用。精油能通过人体的嗅觉、味觉、触觉等方式，被人体吸收，从而调节人体中枢神经系统、血液循环系统和内分泌系统，使身心恢复协调，消除忧郁、焦虑、烦闷、愤怒等情绪和疲劳的感觉。

2. 改善记忆

利用植物的芳香成分调节身心健康的方法存在于各个文明之中，具有悠久的历史。芳香精油能够改善记忆，在一个芳香疗法治疗老年痴呆的研究中，让患者白天熏香迷迭香和柠檬精油，晚上熏香甜橙精油和薰衣草精油，患者的记忆力得到明显改善，证明精油香气能在一定程度上

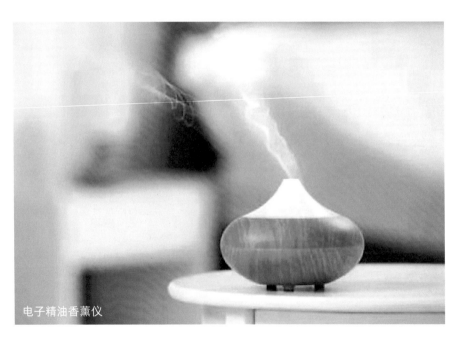

电子精油香薰仪

改善人的认知功能。

不同种类的精油可能会对不同类型的认知功能产生影响，如薰衣草精油对保持注意力水平有一定效果，胡椒、薄荷精油可以提升记忆力等。

3. 缓解疼痛

现代药理学研究表明，从含挥发油的中草药中提取出的挥发油大多具有发汗理气、止痛解痉等作用。芳疗中吸入精油或者用精油局部按摩，能够缓解患者的疼痛。在手术中适当使用精油，如吸入薰衣草精油，能使患者术后疼痛减轻，在这种情况下使用精油能减少患者服用阿片类药物的必要性。

芳香精油能通过解痉、抑酸及舒缓平滑肌等途径缓解止痛，如藿香精油能够解除胃肠道痉挛，当归精油对子宫平滑肌、肠道平滑肌痉挛具有明显抑制作用，肉桂精油不仅能抗炎镇痛，还能解除内脏平滑肌痉挛，缓解肠道痉挛性疼痛。

4. 抗炎抗菌

植物精油除了用作香料之外，还是一类天然的抗菌材料，自古就应用于制药和食品防腐。近年来环保法规日益严格，人类更加注重健康和崇尚自然，在这种形势下，植物精油在抗菌领域日益受到重视，其具有广谱的抗菌活性，能够抑杀细菌、真菌和病毒。

植物精油中含有多种化学成分，通常达几十种甚至一百多种，植物精油的抗菌活性与其化学成分密切相关，一些高活性的化学组分对其抗菌活性起主要作用。如香薷油中的主成分香薷酮，其抗菌谱广，对葡萄球菌、乙型链球菌、伤寒杆菌、痢疾杆菌、白喉杆菌、脑膜炎双球菌、卡他球菌及流感病毒、白色念珠菌等都有明显的抑制作用；薄荷油中主要含薄荷醇，外用能麻醉神经末梢，具有清凉、消炎、止痛、止痒的作用，内服可作为祛风剂，亦可用于头痛、鼻咽炎症等。

5. 其他作用

在肿瘤的预防和治疗中，植物精油也具有重要作用。多种植物萃取的成分，包括单萜、倍半萜、含氧单萜、含氧倍半萜等，具有抗癌功效，作用机制包括防止突变、抗氧化、促凋亡、增强机体免疫功能、促进排毒及抑制多药耐药等。

精油对孕妇也能起到一定的作用。研究表明，精油香薰调息法可缓解分娩疼痛，香薰调息法以意识调整呼吸节律，而植物精油分子吸入体内到达大脑的嗅觉中枢，能促进大脑释放神经化学物质，产生镇静、安神、愉悦的感受，进而让大脑皮质进入较深的抑制状态，排除外界干扰、促进肌肉松弛、缓解疼痛，可加强镇痛效果。产妇采用精油香薰调息法，如佛手柑、天竺葵、薰衣草精油组成的复合精油，具有镇定功效，既能舒缓身心、安宁神经，又能协调机体生理功能，激发产妇自身潜能，增强对抗疼痛的承受能力，从而减轻分娩疼痛。橙精油在女性妊娠过程中还可有效缓解恶心剧吐等早孕反应；玫瑰籽精油可帮助预防和消除妊娠纹。

第二节　中医芳香疗法的发展与传承

一、中国传统芳香疗法的发展史

传统芳香疗法是指将芳香气味的植物制成各种剂型和香品，达到防病治病、美化生活、洁净环境、陶冶性情目的的一种疗法。芳香疗法历史悠久，最早起源于古埃及、古代中国、古印度等文明古国。

早在殷商甲骨文中就有薰燎、艾蒸和酿制香酒的记载。

周代就有佩戴香囊、沐浴兰汤的习俗。

秦汉以来，特别是丝绸之路的开通，国外的香味药物也传入我国，大大丰富和发展了我国芳香疗法的内涵。距今约 2 200 年的马王堆汉墓被发掘出土后，发现墓主人手中握有 2 个香囊，另在箱中发现 6 个绢袋、4 个香囊、2 个熏炉和 1 个绣花枕。香囊内有辛夷、白檀、茅香、胡椒、佩兰、肉桂等，均为芳香类药物。说明当时人们即用芳香疗法来防治疾病、辟秽消毒、清洁环境，且成为一种习俗。

魏晋以来，芳香疗法应用已成风尚。曹操曾给诸葛亮修书，并寄赠"鸡舌香五斤，以表微意"。由此可以看出人们视芳香疗法为一种比较豪华的享受，香味药物显得十分珍贵，并成为馈赠的礼品。

隋唐时期，海陆交通发达，文化达到鼎盛时期，促进了对外经济、文化的交流，也促进了芳香疗法的进一步发展，出现了宫室薰香、佩戴香袋、衣服喷香、沐浴香汤、妆锦香膏、品饮香茶等。值得一提的是李珣的《海药本草》收集了 50 多种芳香药物，成为第一本芳香药的专著。

宋代芳香疗法达到了全盛时期，出现了专事海外运输贸易芳香药的"香舫"。许多芳香疗法著作涌现，如洪刍的《香谱》、颜持约的《香史》、

叶廷的《名香谱》等。许多著名的方剂如丁香丸、沉香降气汤、苏合香丸、安息香丸、龙脑饮子等均出现在宋代。

元代，在对外经济贸易中，芳香药物仍是主要的商品，如胡椒、白檀、乳香等。

明代，李时珍的《本草纲目》收录芳香药近百种，分别在芳草、香木两类中详加考证和阐述，也详细记载了各种香药在"芳香治疗"和"芳香养生"方面的应用。朱橚编纂的《普济方》中专辟了"诸汤香煎门"，辑录了明代以前的经验良方，有香汤、香茶、薰香、焚香、香脂等各种芳香疗法。

清代，清宫医药档案中，慈禧、光绪御用的香发方、香皂方、香浴方、香丸方等内容丰富，从曹雪芹的《红楼梦》中，能详知清宫使用芳香疗法的实情。如香疗方"冷香丸"，食用的玫瑰洁露、木樨清露，日用的香囊、香串、香瓶、香珠、香枕、香鼎、熏炉等芳香制品和工具，是古代应用传统芳香疗法的生动写照。吴尚先《理瀹骈文》对芳香疗法的作用机理、辨证论治、药物选择、用法用量、注意事项等做了系统的阐述，使传统芳香疗法有了完整的理论体系。可见，我国芳香疗法源远流长、历史悠久、代代相传。

北京国家博物馆藏明
景泰年间鎏金宣德炉

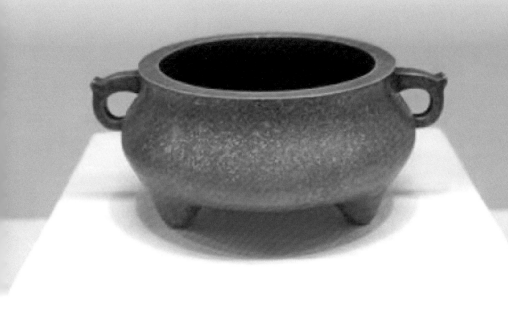

二、中国传统芳香疗法的器具与方式

古人用芳香疗法来医治疾病，一般用于预防和治疗传染病、慢性病等。常用的传统芳香疗法有燃熏法、香囊、熏炉、香枕、香浴等。

1. 燃熏法

燃熏法是指焚烧芳香植物，使芳香植物中对人体有疗愈作用或对环境可起到净化作用的物质随其燃烧扩散到空气中，其浓烟一般具有特殊芳香气味，以发挥驱除秽气、净化环境、疗愈身体的作用。

四大文明古国的先人们常常燃点艾叶、菖蒲、乳香、沉香、檀香、玫瑰花等芳香物，用以驱逐秽气、杀虫灭菌，对一些患者的治疗也有一定的效果。古代的芳香燃熏法常常用于治疗一些传染病和慢性病等。中世纪则是人们使用芳香植物和香料从瘟疫中拯救人类的时代。当时人们把乳香、素馨、薰衣草、肉豆蔻、苦艾、没药、沉香、月桂、迷迭香、紫苏、鼠尾草、玫瑰花、接骨木等香料加到篝火中燃熏，有效地阻止了瘟疫的蔓延。

我国很早就懂得焚烧芳香植物等来驱疫避秽，我国的端午节在举行纪念屈原活动时其实已经将芳香疗法推广成为"全民运动"，节日期间人们焚烧或熏燃艾、蒿、菖蒲等香料植物来驱疫避秽，杀灭越冬后的各种害虫以减少夏季的各种传染病。

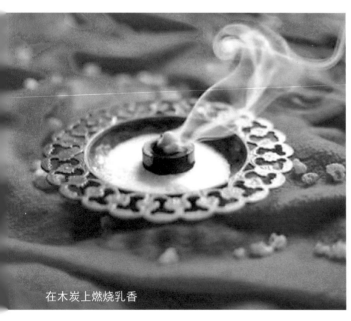

在木炭上燃烧乳香

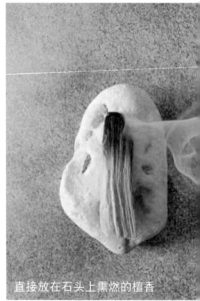

直接放在石头上熏燃的檀香

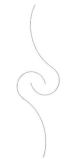

2. 香囊

香囊是古代汉族劳动妇女创造的一种民间刺绣工艺品。香囊以锦制作，又称锦囊或锦香袋、香包、香缨、佩帏、容臭等。由于奇特香料多来自外国的贡品，朝廷还把香囊作为赏赐之物。佩戴香囊之俗，也在民间盛行。

古希腊和罗马人也早就知道使用一些新鲜或干燥的芳香植物可以令人镇静、止痛或者使人精神兴奋。此后，芳香药物被置于香囊中，散发芳香气味以治疗和预防疾病。三国时期的名医华佗就用麝香、丁香等制成小巧玲珑的香囊，悬挂在患者的居处，可以治疗肺痨、吐泻等症。

屈原在《离骚》一诗中涉及芳香疗法与芳香养生的就有 51 句之多，如"扈江离与辟芷兮，纫秋兰以为佩""杂申椒与菌桂兮，岂维纫夫蕙茝""畦留夷与揭车兮，杂度蘅与方芷""朝饮木兰之坠露兮，夕餐秋菊之落英""户服艾以盈要兮，谓幽兰其不可佩""苏粪壤以充帏兮，谓申椒其不芳""兰芷变而不芳兮，荃蕙化而为茅""何昔日之芳草兮，今直为此萧艾也""芳菲菲而难亏兮，芬至今犹未沫"等佳句，可以看出在春秋战国时期，人们已经认识到芳香植物和药物散发出来的气味能影响人的心理和生理健康。

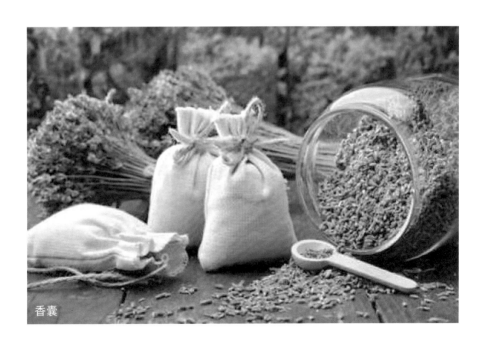

香囊

3. 熏炉

熏炉即古时用来熏香和取暖的炉子，也叫香熏或者香炉。熏香并不仅是古代文人生活中的点缀，它还有熏香衣物、消除疲劳以及驱散蚊虫等作用，与芳香燃熏法的机制相似。

西晋张华《博物志·异产》云："天汉二年（公元前99年），长安大疫，燃返魂香，宫中病者，闻之即起。香闻百里，数日不歇。疫者未三日者，熏之皆瘥。"由于秦汉时期疫病的流行，使用香料应对疫情成为重要手段。在古时人们就已经发现，在使用熏炉燃烧香料后，散发出来的烟气、火热、蒸气能通过皮肤，将香料的药效作用于穴位，促进人体脏腑气血的运行，改善全身的生理功能，达到避瘟防病、驱邪免疫等医疗保健作用。

司马迁所撰的《史记·礼书》中有"稻粱五味，所以养口也。椒兰、芬苾，所以养鼻也。"说明汉代人们已讲究"鼻子的享受"。《汉武内传》描述朝廷"七月七日设座殿上，以紫罗荐地，燔百和之香"。当时熏香用具名目繁多，有香炉、熏炉、香匙、香盘、熏笼、斗香等。长沙马王堆一号汉墓出土文物中就发现了一件竹质的熏笼。汉代还有一种奇妙的熏炉，称为"香灯"，即把沉水香、檀香等浸泡在灯油里，点灯时就会有阵阵芳香飘散出来。

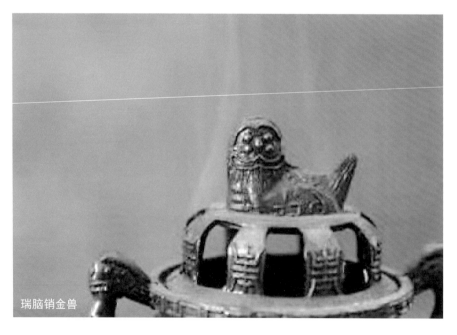

瑞脑销金兽

4. 香枕

香枕疗法（包括香垫疗法），是将药放在枕或垫内，利用人睡眠时的头颈部温度使枕垫内药物的有效成分缓慢地散发出来形成香气，这些香气凝聚于枕部，通过口鼻黏膜和皮肤对药物的吸收，经肺的气血交换进入体内，能达到疏通气血、杀菌驱秽、防病治病的目的。若枕垫内放入安神助眠、清心除烦的芳香药物，即可对失眠的人员起到疗愈的作用。

埃及艳后克娄巴特拉七世（Cleopatra Ⅶ）睡觉时用的枕头里装满玫瑰花瓣，据说这能使她躺下后很快进入梦乡。所罗门国王让侍者在他睡觉的床垫中铺洒香料，如没药、芦荟、肉桂等，这些香料的气味使他精神松弛、心情舒畅。

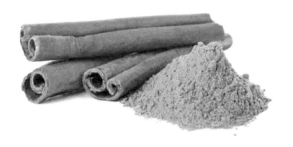

肉桂

唐宋时期，比较流行一种"菊枕"，是用晒干的菊花做枕芯，有清头目、祛邪秽的妙益。《红楼梦》第六十三回中描写说，"宝玉靠着一个各色玫瑰芍药花瓣装的玉色夹纱新枕头，和芳官两个先搳拳"。可以看出，香枕的芳香疗法在古时也是比较盛行的。枕着一囊杂花入睡，连梦境都是在花香的弥漫中绽开，自然神清气爽，做噩梦的机会减少，睡眠质量即可提高。所以，古人提倡这种"香花芯枕"，不仅能给生活增添诗意，也是保健、养生的一种方式。

5. 香浴

香浴即熏香沐浴，也称熏沐。香浴是指在沐浴时使用香料、香油或香膏，可以起到香体和保养肌肤的作用。人在沐浴时腠理开泄，若加入辛香药物，香可以透过皮肤进入人体，调节体内气血运行，达到治疗和预防疾病的目的。

公元前 1300 年的埃及人在沐浴时已使用香油或香膏，并认为有益肌肤；隋唐时期，芳香疗法盛行于皇宫，杨贵妃用鲜花沐浴的场景在许多诗词中都有体现。很多影视剧中也有用花瓣入浴的镜头。人们大多以玫瑰花瓣泡浴，玫瑰花味甘微苦、性温，有理气解郁、活血散瘀和调经止痛的功效。常泡玫瑰花浴还有助于美白、祛斑，是滋养肌肤的好方法。古代在进行重大祈福活动时，都会要求人们熏香沐浴，也能起到祛除秽气、保养身体的作用。

三、中医与芳香疗法的融合与发展

在历史上，芳香植物用于治疗，作为药剂，被称为香药。我国自古便有自己本土所产的芳香植物用作药物，也有作为调香品、香料者，早期以驱邪除秽杀虫作用为主。在汉代丝绸之路、隋唐海陆交通、宋代海外运输贸易、明代对外经济贸易的历史背景下，在长久的对外经济、文化交流中，西方的芳香文化、香疗药物及新芳香植物品种等陆续传入中原。

在对外交流的大背景下，中国将自身的医药理论体系与传统芳香疗法相结合，不断加深对许多芳香植物药性特点及治疗和预防疾病机理的认识，从而逐步形成了完备的中国芳香药性理论，并将其作为中药药性理论的重要组成部分。

参考文献

［1］傅冠民.芳香疗法的由来、作用及其应用［J］.香料香精化妆品，2002，5：28-31.

［2］杜建.芳香疗法源流与发展［J］.中国医药学报，2003，8：454-456+512.

［3］王嘉俊，李梦瑶.中医芳香疗法现代研究［J］.新中医，2019，51（3）：38-41.

［4］樊树英.传统芳香疗法应予以开发［J］.湖南中医药导报，1999，8：20.

［5］李玉坤，刘大胜，任聪，等.中医芳香疗法的研究进展［J］.中国中医急症，2020，29（1）：178-181.

［6］魏宇梅，洪岩，费夷敏，等.芳香疗法概述［J］.中医学报，2015，30（1）：140-142.

［7］胡春艳，董旭婷，赵梅.芳香疗法在临床护理工作中的应用［J］.护理研

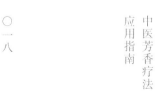

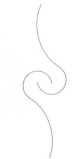

究，2013，27（18）：1793-1796.

［8］崔宇婷，韩璐，李清玉．辅助疗法在护理中的应用及教育现状［J］．解放军护理杂志，2013，30（9）：41-42+66.

［9］李文茹，施庆珊，谢小保，等．植物精油化学成分及其抗菌活性的研究进展［J］．微生物学通报，2016，43（6）：1339-1344.

［10］任澎，范宁，田森，等．植物精油药物作用研究进展［J］．中华中医药杂志，2018，33（6）：2507-2511.

［11］许攀，沈倩，杨明，等．中药精油止痛研究进展［J］．中国实验方剂学杂志，2021，27（17）：211-216.

［12］林翔云．芳香疗法的前世今生［J］．中国化妆品，2019，2：82-87.

［13］樊树英．传统芳香疗法应予以开发［J］．湖南中医药导报，1999，8：20.

［14］吴娟．芳香玉石能量疗法——传统中医与现代中医的结合［A］．中国保健协会美容保健分会．第十九届东南亚地区医学美容学术大会论文汇编［C］．中国保健协会美容保健分会：中国保健协会，2019：2.

［15］于晓梅．千年流香　避瘟驱疫——从满城汉墓出土熏炉看古代防疫［J］．东方收藏，2021，7：40-44.

［16］张艺馨．论香枕疗法［J］．中国民族民间医药杂志，1999，1：33-34.

第二章

中医基础理论与芳香疗法

第一节　中医理论体系的主要内容

中医理论体系是关于中医学的基本概念、基本原理和基本方法的科学知识体系。中医理论体系是在中国古代哲学思想的影响下，经过长期的临床实践产生并发展起来的，它的基本特点是整体观念和辨证论治。所谓整体观念，即认为事物是一个整体，事物内部的各个部分是互相联系、不可分割的，事物和事物之间也有密切的联系。辨证论治，包括辨证和论治两大方面，是中医认识疾病和治疗疾病的基本原则，也是中医理论体系的基本特点之一。

中医理论体系主要阐述人体的生理、病理、病因，以及疾病的防治原则等基本理论知识，内容包括阴阳五行、藏象、气血津液、经络等。

一、阴阳五行

阴阳五行学说，属中国古代哲学范畴，是古人用以认识自然和解释自然的方法论。阴阳五行学说渗透到中医学中，构成中医理论体系不可分割的组成部分，成为中医学的理论工具和方法论，影响着中医学的思维模式，指导着临床医疗实践。

（一）阴阳学说

一般来说，阳代表事物具有动的、活跃的、刚强的等属性的一方面，例如：动、刚强、活跃、兴奋、积极、光亮、无形的、功能的、上升的、外露的、轻的、热的、增长、生命活动等。阴代表事物具有静的、不活跃的、柔和的等属性的另一方面，例如：静、柔和、不活跃、抑制、消极、晦暗、有形的、物质的、下降的、内在的、重的、冷的、减少、肉体等。阴阳是宇宙间万事万物最基本的、也是最高度的区别和概括。

1. 阴阳学说的基本内容

包括阴阳对立制约、互根互用、消长平衡、相互转化。

（1）阴阳对立制约。阴阳学说认为自然界一切事物或现象都存在着相互对立的阴阳两个方面，如上与下、左与右、天与地、动与静、出与入、升与降，乃至昼与夜、明与暗、寒与热、水与火等。阴阳既是对立的，又是统一的，统一是对立的结果。阴阳两个方面的相互对立，主要表现于它们之间的相互制约、相互消长。阴与阳相互消长的结果，取得

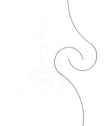

了统一，即取得了动态平衡，称为"阴平阳秘"。

（2）阴阳互根互用。阴和阳是对立统一的，二者既相互对立，又相互依存，任何一方都不能脱离另一方而单独存在。如上为阳，下为阴；没有上，就无所谓下；没有下，也就无所谓上。左为阳，右为阴；没有左，就无所谓右；没有右，也就无所谓左。热为阳，寒为阴；没有热，就无所谓寒；没有寒，也就无所谓热，等等。所以说，阳依存于阴，阴依存于阳，每方都以其相对另一方的存在为自己存在的条件。

（3）阴阳消长平衡。阴和阳之间的对立制约、互根互用，并不是处于静止和不变的状态，而是始终处于不断的运动变化之中，故说"消长平衡"。所谓"消长平衡"，即是指阴和阳之间的平衡，不是静止和绝对的平衡，而是在一定限度、一定时间内的"阴消阳长""阳消阴长"之中维持着相对的平衡。阴阳的消长平衡，符合事物的运动是绝对的、静止是相对的，消长是绝对的、平衡是相对的规律。

（4）阴阳相互转化。阴阳转化是指阴阳对立的双方，在一定的条件下，可以各自向其相反的方向转化，即阴可以转化为阳，阳也可以转化为阴。阴阳相互转化，一般都表现在事物变化的"物极"阶段，即"物极必反"。如果说"阴阳消长"是一个量变过程的话，那么阴阳转化便是在量变基础上的质变。阴阳的转化，虽然也可发生突变，但大多数有一个由量变到质变的发展过程，必须具备一定的条件。

2. 阴阳学说的应用

阴阳学说可阐释人体组织结构，概括人体生理功能，说明人体病理变化，用于疾病诊断和治疗。

（1）阐释人体组织结构。人体组织结构，既有机联系，又可以划分为相互对立的阴阳两部分。就人体部位而言，上部为阳，下部为阴；体表属阳，体内属阴。就其背腹四肢内外侧而言，则背部属阳，腹部属阴；四肢外侧为阳，四肢内侧为阴。以脏腑来分，五脏藏精气而不泻，故为阴；六腑传化物而不藏，故为阳。五脏按部位可分阴阳，心肺居于上部（胸腔）属阳，肝肾位于下部（腹腔）属阴。而具体到每一脏腑又可进一步分阴阳，如心有心阴、心阳；肾有肾阴、肾阳；肝有肝阴、肝阳等。总之，人体组织结构的上下、内外、表里、前后各部分之间，以及内脏都可区分阴阳。

（2）概括人体生理功能。人体正常的生命活动，是阴阳双方保持对立统一、协调平衡的结果。如以功能与物质而言，物质与功能之间的关系，就体现着阴阳的相反相成、对立统一。人体生理功能是以体内物质为基础的，没有物质的运动，就无以产生生理功能，而生理活动一方面消耗着能量与物质，另一方面又促进着物质的新陈代谢，有助于物质的摄入和能量的贮藏，生理活动一旦受阻甚或停息，物质代谢便趋于异常。可见，功能与物质的关系，就是阴阳相互制约、相互滋生、不断消长的过程。气、血、津、液是构成人体和维持人体生命活动的基本物质。其阴阳的划分，无形之气属阳，有形之血、津、液属阴。气具有温煦、推动等生理作用；血、津、液具有滋养、濡润等作用。气有助于血的生化和正常运行；血能养气、载气，血之充沛则可资助气充分发挥其生理功能。故气血的关系，体现着阴阳的互根互用关系。

（3）说明人体病理变化。中医学把阴阳的相对协调、和谐视作健康的标志；而疾病的发生及其病理过程，就是因某种原因所导致的阴阳失调。阴阳互根互用、相互制约，处于动态的消长变化之中。阴阳失调是阴或阳一方的偏盛偏衰、阴阳不和而发生疾病的状态。疾病的发生发展与正气和邪气有关，两者可用阴阳来分析。如正气可分阴阳，阳气和阴液就是相对的两个方面，邪气亦可根据各自的属性和致病特点，分为阴邪和阳邪两大类，如六淫中的寒、湿即为阴邪，风、暑和热（火）则为阳邪。疾病的过程，就是邪正争斗的过程。邪正之间的相互作用、相互斗争的情况，皆可用阴阳的消长失调（即偏盛偏衰）概括地加以说明。

（4）用于疾病诊断。疾病发生、发展及变化的根本原因在于阴阳失调，虽然疾病的表现错综复杂，千变万化，但是都可以用阴或阳加以说明，分清阴阳，抓住疾病的关键。在中医"望闻问切"四诊中，可分辨色泽、声息、脉象等的阴阳属性。

色泽辨阴阳：色泽鲜明属阳，色泽晦暗属阴。

声息分阴阳：语声高亢洪亮、言多而躁动者，属阳；语声低微无力、少语而沉静者，多属阴。呼吸有力、声高气粗，大多属于阳证；呼吸微弱、动辄气喘，大多属于阴证。

脉象论阴阳：从部位来分，寸为阳，尺为阴；由脉搏次数来分，数脉为阳，迟脉为阴；以形态来分，则浮、数、洪、大、滑、实者为阳，沉、迟、细、小、虚者属阴。

在辨证中，准确区分阴阳属性，可把握病证的本质属性。如八纲辨证是最基本的辨证方法，其以阴阳为八纲中的总纲，表、实、热属于阳证；里、虚、寒属于阴证。

（5）用于疾病治疗。调整阴阳，补其不足，泻其有余，恢复阴阳的协调平衡，是中医基本的治疗原则。阴阳学说用以指导疾病的治疗，主要体现在确定治疗原则和归纳药物性能两方面。

一般而言，中医学对药物的性能，主要从四气（性）、五味和升降浮沉等方面加以分辨。而药物的四气、五味和升降浮沉都借助了阴阳学说进行归纳说明。

药性：主要是寒、热、温、凉四种药性，又称为"四气"。其中寒、凉属阴，温、热属阳。一般而言，能减轻或消除热证的药物，多属凉性或寒性；反之，能减轻或消除寒证的药物，多为温性或热性。

五味：即辛、甘、酸、苦、咸五味。其中辛、甘（淡）味属阳；酸、苦、咸（涩）味属阴。

升降浮沉：是指中药进入体内后的作用特点。凡具有升阳发表、祛风散寒、涌吐、开窍等功效的药物，大多药性上行向外，其性升浮，属阳；凡具有泻下、清热、利尿、重镇安神、潜阳息风、消导积滞、降逆止呕、收敛散气等功效的药物，大多其性沉降，属阴。

（二）五行学说

"五行"，就是自然界中"木、火、土、金、水"这五类物质的运动。五行概念中的木、火、土、金、水是对黄河流域一年中五个时段的气候特点和物候特点的抽象概括，分别代表了其所言喻的春气温暖而万物生发、夏气炎热而万物繁茂、长夏湿润而万物变化、秋气凉燥而万物收敛、冬气寒冷而万物闭藏的气候特点和物候特点。

木的特性：古人称"木曰曲直"。"曲直"实际上是指树木的生长形态，都是枝干曲直，向上向外周舒展。因而引申为具有生长、升发条达、舒畅等作用或性质的事物，均归属于木。

火的特性：古人称"火曰炎上"。"炎上"，是指火具有温热、上升的特性。因而引申为具有温热、升腾作用的事物，均归属于火。

土的特性：古人称"土爰稼穑"。"稼穑"，是指土有播种和收获农作物的作用。因而引申为具有生化、承载、受纳作用的事物均归属于土。故有"土载四行""万物土中生，万物土中灭"和"土为万物之母"

之说。

金的特性：古人称"金曰从革"。"从革"，是指"变革"的意思。引申为具有清洁、肃降、收敛等作用的事物，均归属于金。

水的特性：古人称"水曰润下"。"润下"，是指水具有滋润和向下的特性。引申为具有寒凉、滋润、向下运行等作用的事物，均归属于水。

五行学说是以五行的特性来推演和归类事物的五行属性的。所以事物的五行属性，并不等同于木、火、土、金、水本身，而是将事物的性质和作用与五行的特性相类比，而得出事物的五行属性。事物以五行的特性来分析、归类和推演络绎，把自然界的千变万化事物，归结为木、火、土、金、水的五行系统。对人体来说，也即是将人体的各种组织和功能，归结为以五脏为中心的五个生理病理系统，具体详见表2-1。

表2-1　五行归类表

自然界							五行	人体					
五音	五味	五色	五化	五气	五方	五季		五脏	六腑	五官	形体	五志	五液
角	酸	青	生	风	东	春	木	肝	胆	目	筋	怒	泪
徴	苦	赤	长	暑	南	夏	火	心	小肠	舌	脉	喜	汗
宫	甘	黄	化	湿	中	长夏	土	脾	胃	口	肉	思	涎
商	辛	白	收	燥	西	秋	金	肺	大肠	鼻	皮	悲	涕
羽	咸	黑	藏	寒	北	冬	水	肾	膀胱	耳	骨	恐	唾

五行学说并不是静止地、孤立地将事物归属于五行，而是以五行之间的相生和相克联系来探索和阐释事物之间相互联系、相互协调平衡的整体性和统一性。同时，还以五行之间的相乘和相侮，来探索和阐释事物之间的协调平衡被破坏后的相互影响，这就是五行生克乘侮的主要意义。

五行相生的次序是：木生火，火生土，土生金，金生水，水生木。

五行相克的次序是：木克土，土克水，水克火，火克金，金克木。

五行相乘：乘，有"以强凌弱"之义。五行相乘，是指五行中的一行对其所胜一行的过度克制，即相克太过。相乘的次序同相克。

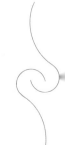

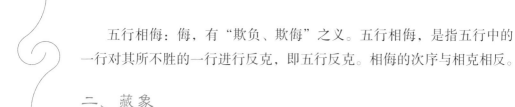

五行相侮：侮，有"欺负、欺侮"之义。五行相侮，是指五行中的一行对其所不胜的一行进行反克，即五行反克。相侮的次序与相克相反。

二、藏象

"藏象"一词，首见于《素问·六节藏象论》。藏，是指藏于体内的脏腑；象，是指表现于外的生理、病理现象。藏象，即指藏于体内的脏腑反映于外的生理、病理现象。藏象学说主要研究人体各脏腑的生理功能、病理变化及其相互关系，属中医基础理论的核心内容之一。

藏象学说是以脏腑为基础。脏腑是内脏的总称，根据生理功能特点的不同，又可分脏、腑、奇恒之腑三类。脏有五，即心、肝、脾、肺、肾，合称五脏。五脏生理功能的共同特点是化生和贮藏精气。腑有六，即胆、胃、小肠、大肠、膀胱、三焦，合称六腑。六腑生理功能的共同特点是受盛和传化水谷。奇恒之腑包括脑、髓、骨、脉、胆、女子胞。奇恒之腑在形态上中空，类似于腑；在功能上主贮藏精气，类似于脏，故名之。

藏象学说的基本特点是以五脏为中心的整体观。这一整体观主要体现在以下几个方面：一是体现在一脏与一腑相为表里，二是体现在五脏与形体诸窍密切相关、构成整体，三是体现在五脏生理功能与精神情志密切相关。可见，藏象学说以五脏为中心，将人体的六腑、形体、官窍和精神情志活动等均归属于五脏，形成以心、肺、脾、肝、肾为代表的五大生理病理系统。五大系统之间的相互促进、相互制约维持着机体内在环境的协调和平衡，体现了人体的整体性和统一性。

藏象学说中的心、肺、脾、肝、肾等脏腑的名称，虽与现代人体解剖学的脏器名称相同，但在生理病理的含义中，却不完全相同。中医藏象学说中一个脏腑的生理功能，可能包含着现代解剖生理学中几个脏器的生理功能；而现代解剖生理学中的一个脏器的生理功能亦可能分散在藏象学说的某几个脏腑的生理功能之中。

（一）五脏

心、肝、脾、肺、肾，合称五脏。五脏生理功能的共同特点是化生和贮藏精气。

1. 心

心位于胸腔，在膈膜之上、两肺之间，形似倒垂之莲蕊，外有心包护卫。心的生理功能主要有心主血脉和心主神志两方面。其系统联系是：在体合脉，开窍于舌，在志为喜，在液为汗，其华在面。

2. 肺

肺位于胸中，质地疏松，呈分叶状，左右各一。肺在脏腑中的位置最高，故肺有"华盖"之名。肺的主要生理功能为主气、司呼吸，主通调水道，朝百脉而主治节。其系统联系是：在体合皮、其华在毛，开窍于鼻、在液为涕，在志为悲（忧）。

3. 脾

脾位于上腹部，膈膜之下，左季胁的深部，胃的左上方。脾的生理功能主要有主运化、主升清和主统血三个方面。其系统联系是：在体合肌肉、主四肢，开窍于口、其华在唇，在志为思，在液为涎。

4. 肝

肝位于腹部，横膈之下，右胁之内，呈分叶状。肝的主要生理功能是肝主疏泄和肝主藏血。其系统联系是：在志为怒，在液为泪，在体为筋，其华在爪，开窍于目。

5. 肾

肾位于腰部，脊柱两旁，左右各一，形如豇豆。由于肾藏有"先天之精"，为脏腑阴阳之本、生命之源，故称其"先天之本"。肾的主要生理功能为藏精、主水和主纳气。其系统联系是：在志为恐，在液为唾，在体为骨，其华在发，开窍于耳及前后二阴。

（二）六腑

胆、胃、小肠、大肠、膀胱、三焦，合称六腑。六腑生理功能的共同特点是受盛和传化水谷。

1. 胆

胆位于右胁下，附于肝之短叶间，与肝相连。胆为六腑之一，又为奇恒之腑。胆与肝有经脉相互络属，互为表里。胆的主要生理功能是贮存和排泄胆汁，主决断。

2. 胃

胃位于膈下，上接食管，下通小肠。胃是机体对饮食物进行消化吸收的重要脏器。胃与脾同居中焦，脾在胃的左方，以膜相连，双方经脉相互络属，互为表里。胃的生理功能是已降为和、已通为顺，主受纳和腐熟水谷。

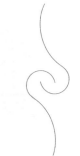

3. 小肠

小肠位于腹腔，上端接幽门与胃相通，下端通过阑门与大肠相连。小肠与心有经脉相互络属，互为表里。小肠的生理功能是主受盛和化物、主泌别清浊。

4. 大肠

大肠上口在阑门处与小肠相接，下口紧接肛门。大肠与肺通过经脉相互络属而互为表里。大肠的生理功能是主传化糟粕和吸收水分。

5. 膀胱

膀胱上有输尿管与肾相连，下有尿道，开口于前阴。膀胱与肾有经脉相互络属而互为表里。膀胱的生理功能是贮存尿液和排泄尿液。

6. 三焦

三焦是上焦、中焦、下焦的合称，为六腑之一。三焦的生理功能是通行元气和运行水液。现常用的上、中、下三焦，主要是对人体部位的划分，它的功能特点与上、中、下焦所包括的脏腑生理作用有关。上焦如雾，中焦如沤，下焦如渎。

三、气血津液

气、血、津液，均是构成人体和维持人体生命活动的基本物质。气是具有很强活力、极其精细的物质；血是运行于脉中的红色液体；津液是人体内正常水液的总称。人的脏腑、经络、形体官窍等组织器官，是由气血津液所构成，并依赖气血津液为物质基础，维持着各自的生理功能；而气血津液的新陈代谢过程，又要依赖于脏腑经络的功能活动才能实现。因此，在机体的整个生命过程中，气血津液与脏腑经络等组织器官之间，始终存在着相互依存、相互为用的密切关系。

（一）气

气表示身体的功能和机能，或者是支持身体机能运作的营养元素。因为肉眼看不见，所以我们就把内脏的功能和机能本身称为"气"。气是维持人体生命活动的根本，对机体具有十分重要的作用。气的生理功能主要体现在以下五个方面：推动、温煦、防御、固摄、气化。人体之气按其生成来源、分布部位及功能侧重的不同，可分为元气、宗气、营气、卫气及脏腑之气、经络之气。

（二）血

血是运行于脉中的富有营养和滋润作用的红色液体，也是构成人体和维持生命活动的基本物质之一。血与气相对而言，属性为阴，故又称"阴血"。血的功能是：营养和滋润作用，是神志活动的物质基础。血液正常运行，是在心、肺、脾、肝等脏功能的相互配合下，依靠气的推动作用和固摄作用相辅相成、协调制约而完成的。

（三）津液

津液是机体内一切正常水液的总称，也是构成人体和维持人体生命活动的基本物质。津液主要指脏腑组织内的液体及其代谢产物，包括涕、泪、唾等分泌液以及汗、尿等排泄液。津液是津和液的总称，两者在性状、分布和功能等方面有一定区别。一般来说，清稀者为津，流动性较大，布散于皮肤、肌肉和孔窍之中，主要起滋润作用；稠厚者为液，流动性较小，灌注于脏腑、骨节、脑、髓之内，主要起濡养作用。津液的功能包括濡润作用，是血液的组成部分，参与阴阳平衡的调节和协助废物排泄。

在"气""血""津液"中，"气"属于阴阳分类中的阳，"血"和"津液"则属于阴。"气"作为肉眼看不见的身体能量，是促进肉体和器官组织发挥各自功能的原动力。正是由于肉体和器官组织的正常运作，才使人们认识到了"气"的存在。"血"表示的不仅仅是血液，同时也是储藏于体内的营养物质，是进行各种生理功能活动的肉体和器官组织本身。正是由于气血的生理作用，人类才能进行正常的精神活动。而"津液"则起润滑的功效，能够帮助以"气"为能源活跃起来的"血"的功能更加顺利地进行。此外，津液还是人体自行调节体温时必不可少的物质，是滋润身体、保持青春的源头。像这样，在"气""血""津液"三种物质相辅相成、互相控制、紧密联系、互相配合的过程中，人体的生理机能得以顺利进行。中医学通过补充身体不足的物质，消除体内过剩淤积的物质，改善身体的平衡。

四、经络

（一）经络系统的组成

经络是运行全身气血、联络脏腑肢节、沟通上下内外的通道。经络，是经脉和络脉的总称。经络系统，由经脉和络脉组成，在内连属于脏腑，

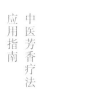

在外连属于筋肉、皮肤，所以《灵枢·海论》说它"内属于腑脏，外络于肢节。"整个经络系统详见表2-2。

经脉可分为正经和奇经两类。正经有十二，即手足三阴经和手足三阳经，合称"十二经脉"，是气血运行的主要通道。十二经脉有一定的起止、一定的循行部位和交接顺序，在肢体的分布和走向上有一定的规律，同体内脏腑有直接的络属关系。

奇经有八条，即督、任、冲、带、阴跷、阳跷、阴维、阳维，合称"奇经八脉"，有统率、联络和调节十二经脉的作用。十二经别是从十二经脉别出的正经，它们分别起自四肢，循行于体腔脏腑深部，上出于颈

表2-2 经络系统简表

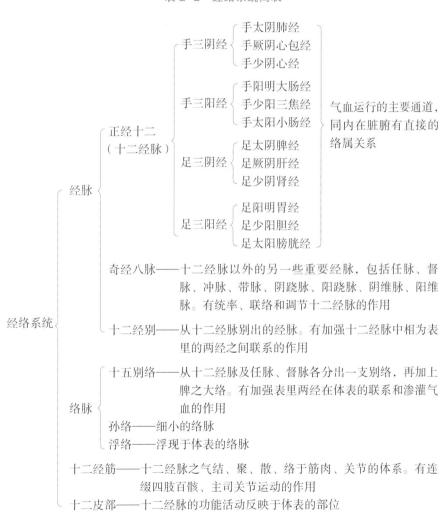

项浅部。阳经的经别从本经别出而循行体内后，仍回到本经；阴经的经别从本经别出而循行体内后，却与相为表里的阳经相合。

络脉是经脉的分支，有别络、浮络和孙络之分。别络是较大和主要的络脉。浮络是循行于人体浅表部位而常浮现的络脉。孙络是最细小的络脉。

经筋和皮部，是十二经脉与筋肉和体表的连属部分。

经络能通行气血和沟通机体各部分，其中有十二正经的协调阴阳和奇经八脉的溢蓄调节，使人的机能活动保持相对的平衡。当发生疾病时，出现气血不和及阴阳偏盛偏衰的证候，即可运用各种治疗方法，通过适当的穴位和运用适量的刺激，激发经络的调节自律作用。

经络是病邪传播的途径，也是反映内在病变的途径。经络学说可以阐释疾病的病理变化。同时通过分经辨证、按压俞穴，可以指导疾病诊断；通过循经取穴、分经用药指导临床治疗。

（二）十二经脉

十二经脉对称地分布于机体的左右两侧，分别循行于上肢或下肢的内侧或外侧，每一经脉分别属于一个脏或一个腑，手经循行于上肢；足经循行于下肢。阴经循行于四肢内侧，属脏；阳经循行于四肢外侧，属腑。大体上：太阴、阳明在前缘，少阴、太阳在后缘，厥阴、少阳在中线，详见表 2-3。

表 2-3　十二经脉名称分类表

手　足	阴经 属脏络腑 （行于内侧）	阳经 属腑络脏 （行于外侧）	循　行　部　位	
手	太阴肺经	阳明大肠经		前线
	厥阴心包经	少阳三焦经	上肢	中线
	少阴心经	太阳小肠经		后线
足	太阴脾经	阳明胃经		前线　中线
	厥阴肝经	少阳胆经	下肢	中线　前线
	少阴肾经	太阳膀胱经		后线

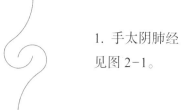

1. 手太阴肺经

见图 2-1。

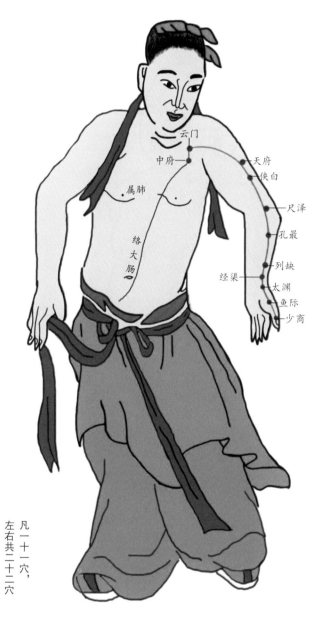

云门

中府

属肺

络大肠

天府
侠白
尺泽
孔最
列缺
经渠
太渊
鱼际
少商

凡一十一穴，
左右共二十二穴

图 2-1　手太阴肺经之图

第二章
中医基础理论与
芳香疗法

2. 手阳明大肠经

见图2-2。

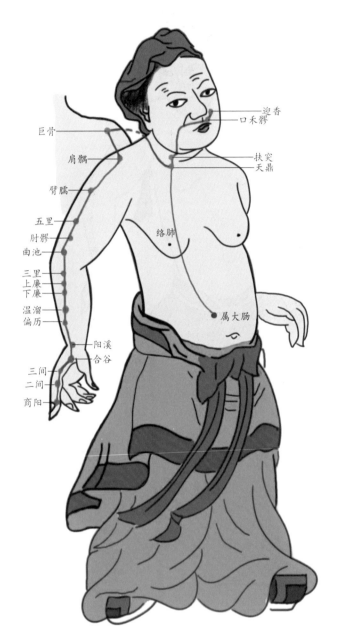

图2-2 手阳明大肠经之图

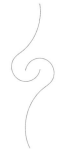

3. 足阳明胃经

见图 2-3。

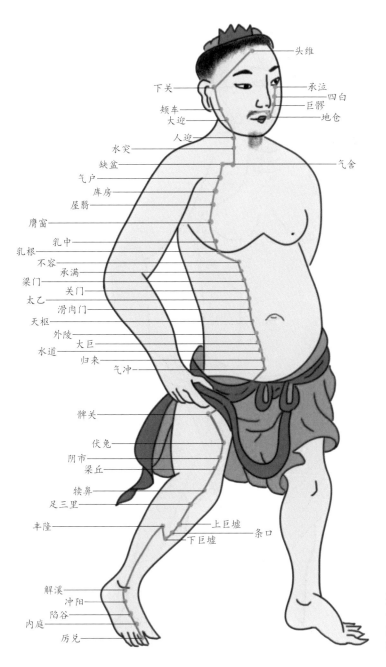

图 2-3　足阳明胃经之图

4. 足太阴脾经

见图 2-4。

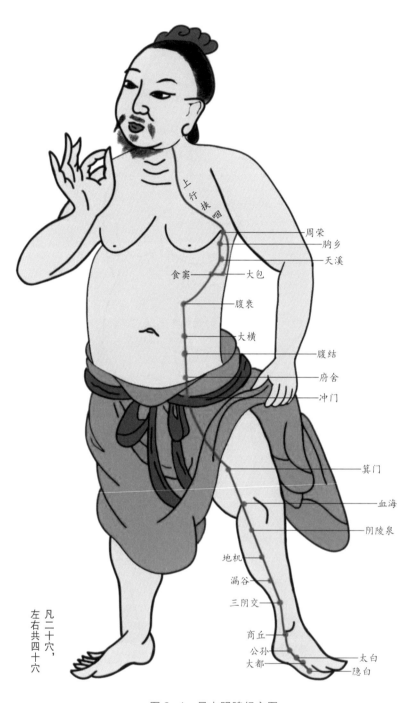

图 2-4　足太阴脾经之图

中医芳香疗法
应用指南

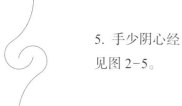

5. 手少阴心经

见图 2-5。

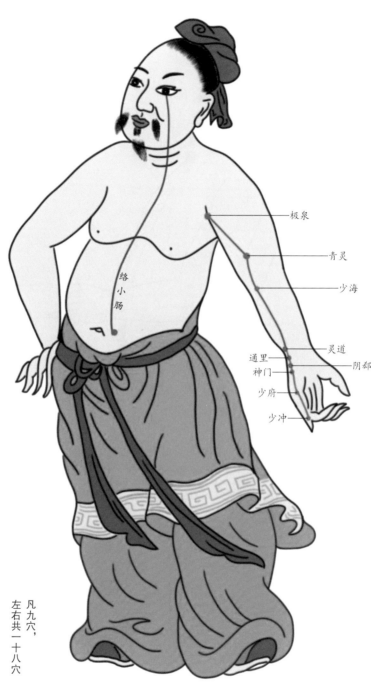

极泉

青灵

少海

灵道

通里

神门

阴郄

少府

少冲

络小肠

凡九穴，左右共一十八穴

图 2-5　手少阴心经之图

6. 手太阳小肠经

见图 2-6。

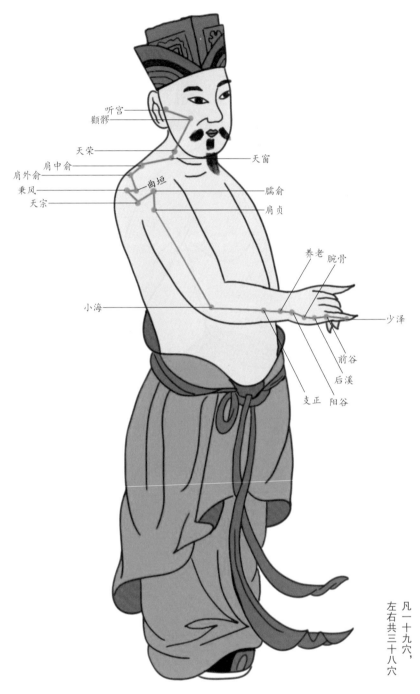

图 2-6　手太阳小肠经之图

凡一十九穴，
左右共三十八穴

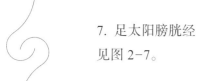

7. 足太阳膀胱经

见图 2-7。

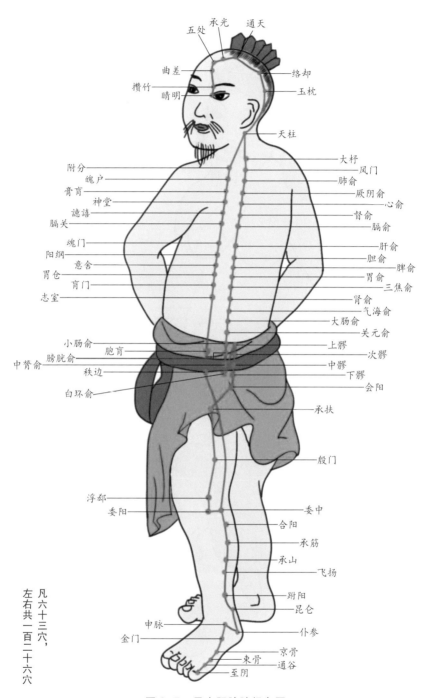

五处　承光　通天

曲差

攒竹
睛明

络却
玉枕

天柱

附分
魄户
膏肓
神堂
譩譆
膈关
魂门
阳纲
意舍
胃仓
肓门
志室

小肠俞　胞肓
中膂俞　膀胱俞
秩边
白环俞

大杼
风门
肺俞
厥阴俞
心俞
督俞
膈俞
肝俞
胆俞
脾俞
胃俞
三焦俞
肾俞
气海俞
大肠俞
关元俞
上髎
次髎
中髎
下髎
会阳

承扶

殷门

浮郄
委阳

委中
合阳
承筋
承山
飞扬

跗阳
昆仑

申脉
金门

仆参

京骨
束骨
通谷
至阴

凡六十三穴，
左右共一百二十六穴

图 2-7　足太阳膀胱经之图

8. 足少阴肾经

见图 2-8。

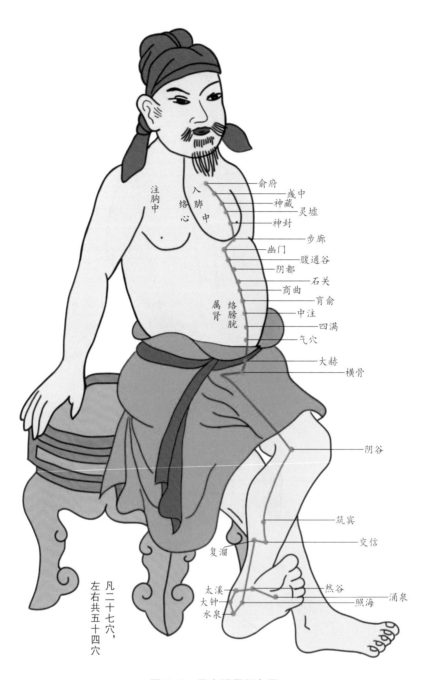

图 2-8 足少阴肾经之图

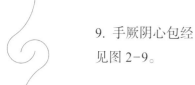

9. 手厥阴心包经

见图 2-9。

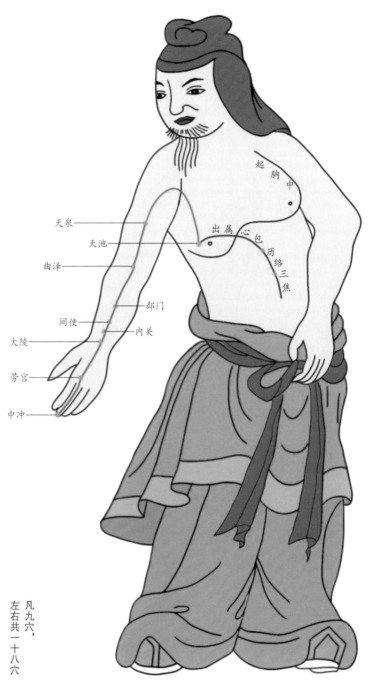

起 胸中

出属心包 历络三焦

天泉

天池

曲泽

郄门

间使

内关

大陵

劳宫

中冲

凡九穴，
左右共一十八穴

图 2-9　手厥阴心包经之图

10. 手少阳三焦经

见图 2-10。

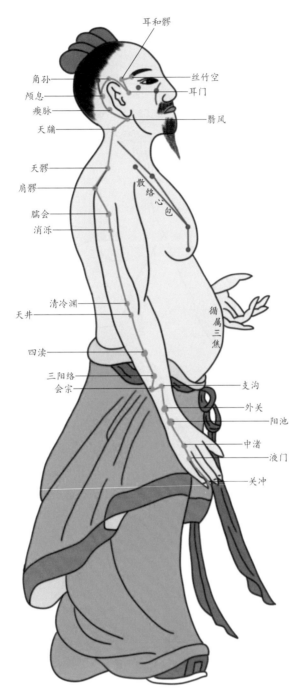

图 2-10 手少阳三焦经之图

中医芳香疗法
应用指南

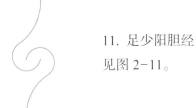

11. 足少阳胆经

见图 2-11。

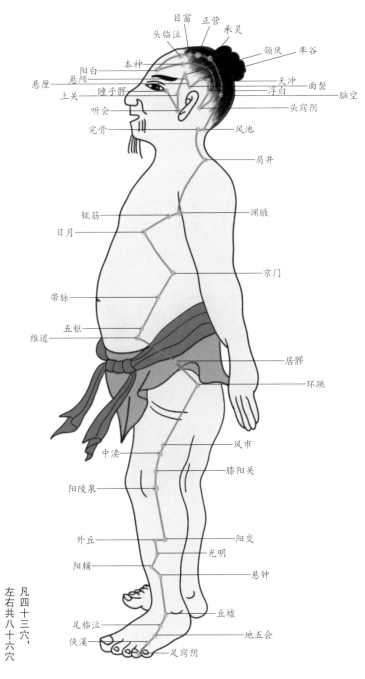

图 2-11　足少阳胆经之图

凡四十三穴，左右共八十六穴

12. 足厥阴肝经

见图 2-12。

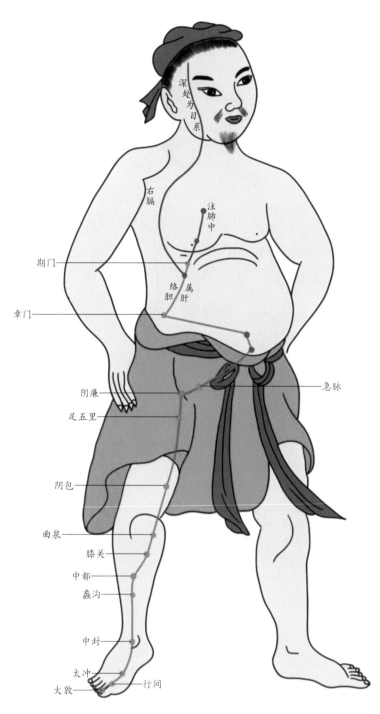

图 2-12　足厥阴肝经之图

（三）奇经八脉

奇经八脉是督脉、任脉、冲脉、带脉、阴跷脉、阳跷脉、阴维脉、阳维脉的总称，是经络系统中的重要组成部分。

1. 督脉

见图 2-13。督，有总督、督管、统帅的含义。它的主要功能有调节阳经气血，反映脑、髓和肾的功能，并与男子性功能有关。

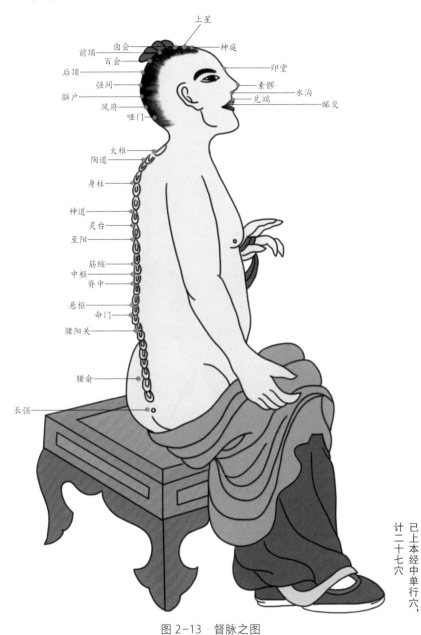

图 2-13　督脉之图

已上本经中单行穴，计二十七穴

第二章　中医基础理论与芳香疗法

〇四五

2. 任脉

见图 2-14。任，有担任、妊养的含义。它的主要功能有调节阴经气血，并与女子怀孕及妊娠有关，即"任主胞胎"。

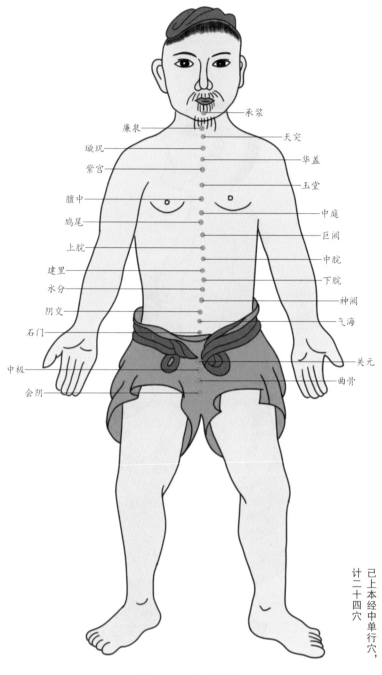

图 2-14　任脉之图

中医芳香疗法
应用指南

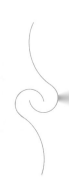

3. 冲脉

冲，有要冲的含义。它的主要功能是调节十二经气血，"冲为血海"。

4. 带脉

它的基本功能是约束全身纵行的各条经脉，以调节脉气，使之通畅而不下陷，主司妇女的带下。

5. 阴阳跷脉

跷，有跷捷轻健的含义。其主要功能是主肢节运动和司眼睑开合。

6. 阴阳维脉

维，有维系的意思。阳维、阴维有维系及联络全身阳经、阴经的作用，对气血盛衰起调节溢蓄作用。

经络能通行气血和沟通机体各部分，其中有十二正经的协调阴阳和奇经八脉的溢蓄调节，使人的机能活动保持相对的平衡。当发生疾病，出现气血不和及阴阳偏盛偏衰的证候时，即可运用针灸、推拿、气功等治疗方法，通过适当的穴位和运用适量的刺激，激发经络的调节自律作用。

（四）经络的生理功能和应用

经络的生理功能：以十二经脉为主体的经络系统，具有沟通联系、感应传导及运输、调节等基本功能。

1. 沟通联系作用

人体由脏腑、形体、官窍和经络构成。它们虽然各有不同的功能，但又共同组成了有机的整体。人体全身内外、上下、前后、左右之间的相互联系，脏腑、形体、官窍各种功能的协调统一，主要是依赖经络的沟通联系作用实现的。经络在人体内所发挥的沟通联系作用是多方位、多层次的，主要表现为：脏腑与体表的联系、脏腑与官窍之间的联系、脏腑之间的联系、经脉之间的联系。

2. 运输渗灌作用

经络运输渗灌气血的作用，体现为经脉作为运行气血的主要通道而具有运输气血的作用，以及络脉作为经脉的分支而具有布散和渗灌经脉气血到脏腑形体官窍及经络自身的作用。各脏腑形体官窍及经络自身，得到气血的充分濡养，则能发挥其各自的功能，强健机体，自能抵御外邪的侵袭。

3. 感应传导作用

感应传导，是指经络系统具有感应及传导针灸或其他刺激等各种信息的作用。如对经穴刺激引起的感应及传导，通常称为"得气"，即局部有酸、麻、胀的感觉及沿经脉走向传导，就是经络感应传导作用的体现。经络的感应传导作用，是通过运行于经络之中的经气对信息的感受负载作用而实现的。经气，是一身之气分布于经络者，具有感受、负载和传递信息的作用（是一身之气中介作用的体现）。通过经气对信息的感受和负载作用，各种治疗刺激及信息可以随经气到达病所，起到调整疾病虚实的作用。

4. 调节作用

经络系统通过其沟通联系、运输渗灌气血作用及其经气的感受和负载信息的作用，对各脏腑形体官窍的功能活动进行调节，使人体复杂的生理功能相互协调，维持阴阳动态平衡状态。经络的调节作用可表现出"适应原样效应"，即原来亢奋的，可通过它的调节使之抑制；原来抑制的，又可通过它的调节而使之兴奋。这是一种良性的双向调节作用，在针灸、推拿等疗法中具有重要意义。

经络学说不仅可以说明人体的生理功能，而且在阐释疾病病理变化，指导疾病诊断与治疗方面，也具有极为重要的价值。

（1）阐释病理变化。经络的功能正常，则联系调节、感应传导等功能正常，能运行气血，濡养脏腑组织，起着抗御外邪、保卫机体的作用。但在病理状态下，经络又是病邪传输的途径。通过经络，外邪可由表传里，体内病变可反映于外，脏腑病变可相互传变。

（2）指导疾病的诊断。经络循行起止有一定的部位，并属络相应脏腑，内脏的疾病可通过经络反映于相应的形体部位。根据经脉的循行部位和所属络脏腑的生理病理特点来分析各种临床表现，可推断疾病发生在何经、何脏、何腑，并且可根据症状的性质和先后次序来判断病情的轻重及发展趋势。

（3）指导疾病的治疗。经络学说被广泛用于指导临床各科疾病的治疗，是针灸、推拿及药物疗法的理论基础。利用经络的特性，用针灸、推拿等多种方式刺激俞穴，以达到调理经络气血及脏腑功能、扶正祛邪的治疗目的。中药口服和外用治疗，是以经络为通道，以气血为载体，通过经络的传输，到达病所而发挥治疗作用的。脏腑经络辨证论治方法、药物的四气五味理论及方剂的君臣佐使配伍，均与经络学说的关系十分密切。

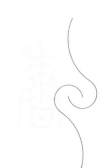

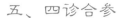

五、四诊合参

四诊即望、闻、问、切四种诊察疾病的方法。人体是有机的整体，局部病变可影响全身，全身的病变也可反映在局部。从诊察疾病反映在各方面的客观症状、体征，可以帮助了解疾病的原因、性质、部位，为辨证论治提供依据。四诊之间是互相联系的，必须把望、闻、问、切有机地结合起来即"四诊合参"才能全面系统地了解病情，做出正确判断。

（一）望诊

望诊，是运用视觉对人体全身和局部的一切可见征象以及排出物等进行有目的地观察，以了解健康或疾病状态。望诊的内容主要包括：观察人的神、色、形、态、舌象、络脉、皮肤、五官九窍等情况以及排泄物和分泌物的形、色、质、量等。面部色诊和舌诊虽属头面五官，但因面色、舌象反映内脏病变较为准确，实用价值较高，因而形成了望面色、望舌两项中医独特的传统诊法。

1. 望面色

望面色指观察就诊者面部皮肤的颜色光泽。颜色的变化可反映不同脏腑的病证和疾病的不同性质；光泽的变化即肤色的荣润或枯槁，可反映脏腑精气的盛衰。正常人面色微黄，红润而有光泽。

（1）面色红。为热证。血液充盈皮肤脉络则显红色。血得热则行，脉络充盈，所以热证多见红色。如满面通红，多是实热；若两颧绯红，多为阴虚火旺之虚热。

（2）面色白。为虚寒证或失血。血脉空虚，则面色多白。寒则凝，寒凝经脉，气血不荣或失则脉空虚。若面色苍白而虚浮多为气虚；面色苍白而枯槁多为血虚。

（3）面色黄。多为脾虚而水湿不化，或皮肤缺少气血之充养。若面目鲜黄为阳黄，多属湿热；面目暗黄为阴黄，多属寒湿；面色淡黄、枯槁无泽为萎黄，多为脾胃虚弱，营血不足；面色黄胖多为气血虚而内有湿。

（4）面色黑。多属寒证、虚证，常为久病、重病、阳气虚。阳虚则寒，水湿不化，气血凝滞，故多见于肾虚及血瘀证。

（5）面色青。多为寒证、痛证和肝病。为气血不通、脉络阻滞所致。

2. 望舌

舌诊是中医诊断疾病的重要方法。舌通过经络与五脏相连，因此人体脏腑、气血、津液的虚实，疾病的深浅轻重变化，都有可能客观地反映于舌象。

（1）舌质。舌质是指舌的本体，主要观察其色、形、态三方面。正常舌质为色泽淡红，含蓄荣润，胖瘦老嫩适中，运动灵活自如，表示气血充足。见于健康人，也可见于外感初起或内伤病情轻浅者。

① 舌色。淡舌：舌色较正常浅淡，主虚证、寒证，多见于血虚，为阳气衰弱、气血不足象。色淡而胖嫩为虚寒；胖嫩而边有齿痕为气虚、阳虚。红舌：舌色较正常深，呈鲜红色，主热证，多为里热实证。舌尖红是心火上炎；舌边红为肝胆有热；红而干为热伤津液或阴虚火旺。绛舌：舌色深红，为热盛，多为邪热深入营分、血分或阴虚火旺。红、绛舌颜色越深，表明热邪越重。瘀斑舌：舌上有青紫色瘀点或斑点，多为内有瘀血蓄积。青紫舌：全舌舌质呈现青紫，或为热极，或为寒证。舌质绛紫色深而干燥为热极，温热病者为病邪传入营分、血分；舌质淡黄紫或青紫而滑润者为阴寒证。

② 舌形：观察舌质的老嫩、胖瘦、芒刺、裂纹等。

③ 舌态：观察舌体有无震颤、歪斜、痿软、强硬等。

（2）舌苔。舌苔是胃之生气所现。正常的舌苔为薄白一层，白苔嫩而不厚，干湿适中，不滑不燥。观察舌苔内容为苔的颜色、厚薄及润燥。

① 苔色。白苔：常见苔色。白苔一般属肺，主表证、寒证。如薄白而润为风寒；薄白而燥为风热；寒湿之里证可见白而厚腻之苔。黄苔：一般而言，黄苔的颜色越深，则热邪越重。淡黄为微热，嫩黄热较重，深黄热更重，焦黄则为热结，黄而干为热伤津，黄而腻则为湿热。灰黑苔：多主热证，亦有寒湿或虚寒证。

② 厚薄。薄苔：多为疾病初起，病邪在表，病情较轻；厚苔多示病邪较盛，并已传里或有胃肠积滞；或有痰湿。苔越厚表示邪越盛，病情愈重。但舌苔的形成，反映了胃气的有无，舌苔虽厚，说明胃气尚存，而少苔常表示机体正气不足，无苔则是胃气大虚，缺乏生发之机。

③ 润燥：反映体内津液的情况。正常苔不干不湿、无苔干燥为体内津液已耗；舌苔湿润表明津液未伤；苔面水分过多伸舌欲下滴，称滑苔，则是体内有湿停留。腻苔：苔质致密、细腻如一层混浊光滑的黏液覆盖于舌面，不易擦去，多属痰湿内盛，亦见于胃中有宿食。

（二）闻诊

闻诊包括听声音和嗅气味两个方面的内容，是通过听觉和嗅觉了解由病体发出的各种异常声音和气味，以诊察病情。闻诊也是一种不可缺少的诊察方法，是获得客观体征的一个重要途径。

1. 听声音

听声音，主要是听就诊者言语气息的高低、强弱、清浊、缓急等变化，以及咳嗽、呕吐、呃逆、嗳气等声响的异常，以分辨病情的寒热虚实。例如呼吸气粗多属热属实，呼吸气微多属虚证。

2. 嗅气味

嗅气味，主要是嗅就诊者病体、排出物、病室等的异常气味，以了解病情，判断疾病的寒热虚实。例如咳吐浊痰脓血，有腥臭味，多是肺痈；若鼻出臭气、经常流浊涕，则为鼻渊证。

（三）问诊

问诊，是通过询问就诊者或陪诊者，了解疾病的发生、发展、治疗经过、现在症状和其他与疾病有关的情况，以诊察疾病的方法。问诊时要做到恰当准确，简要而无遗漏。问诊的内容主要包括：一般项目、主诉和病史、现在症状等。

1. 问一般项目

一般项目包括姓名、性别、年龄、民族、职业、婚否、籍贯、现单位、现住址等。询问和记录一般项目，可以加强医患联系，随访患者，对就诊者诊治负责，同时也可作为诊断疾病的参考。性别不同，则疾病不一。

2. 问主诉和病史

主诉：指就诊者就诊时陈述其感受最明显或最痛苦的主要症状及其持续的时间。主诉通常是就诊者就诊的主要原因，也是疾病的主要矛盾。准确的主诉可以帮助判断疾病的大致类别、病情的轻重缓急，并为调查、认识、分析、处理疾病提供重要线索，具有重要的诊断价值。

现病史：包括疾病（主诉所述的疾病）从起病之初到就诊时病情演变与诊察治疗的全部过程，以及就诊时的全部自觉症状。现病史是整个疾病史的主要组成部分，了解现病史，可以帮助医生分析病情，摸索疾病的规律，对确定诊断具有重要意义。

既往史：包括既往健康状况，曾患过何种主要疾病（不包括主诉中所陈述的疾病），其诊治的主要情况，现在是否痊愈，或留有何种后遗症，是否患过传染病，有无药物或其他过敏史。对小儿还应注意询问既往预防接种情况。既往的健康与患病情况常常与现患疾病有一定的联系，可作为诊断现有疾病的参考。

生活史：包括就诊者的生活习惯、经历、饮食嗜好、劳逸起居、工作情况等。生活经历，应询问出生地、居住地及时间较长的生活地区，尤其是注意有地方病或传染病流行的地区。还应询问精神状况如何，是否受到过较大精神刺激。并问其生活习惯、饮食嗜好，以及有无烟酒等其他嗜好。妇女应询问月经史及生育史。关于工作劳逸，应询问劳动性质、强度、作息时间是否正常等。

家族病史。指就诊者直系亲属或者血缘关系较近的旁系亲属的患病情况，是否有传染性疾病或遗传性疾病。

3. 问现在症状

症状是疾病的反映，是临床辨证的主要根据。通过问诊掌握就诊者的现在症状，可以了解疾病目前的主要矛盾，并围绕主要矛盾进行辨证，从而揭示疾病的本质，对疾病做出确切的判断。因此，问现在症状是问诊中重要的一环。为求问得全面准确、无遗漏，一般是以张景岳"十问歌"为顺序。《十问歌》即是："一问寒热二问汗，三问头身四问便，五问饮食六问胸，七聋八渴俱当辨，九问旧病十问因，再兼服药参机变；妇女尤必问经期，迟速闭崩皆可见；再添片语告儿科，天花麻疹全占验。"

作为一个芳香师，将要和压力及压力相关问题打交道，所以问诊要设计得能反映出就诊者的压力状况及潜在的问题。除了谨慎地询问之外，必须培养起敏锐的观察技巧——观察非语言线索，用自己观察到的来自就诊者的信息做出诊断，确定短期和长期的治疗目标和计划。

（四）切诊

切诊包括脉诊和按诊两部分内容，脉诊是按脉搏；按诊是在就诊者身躯上一定的部位进行触、摸、按压，以了解疾病的内在变化或体表反应，从而获得辨证资料的一种诊断方法。

1. 脉诊

脉诊，是以指腹按一定部位的脉搏诊察脉象。通过诊脉，体察就诊者不同的脉象，以了解病情，诊断疾病。它是中医学一种独特的诊断疾病的方法。诊脉的部位，普遍选用的切脉部位是寸口。寸口又称脉口、气口，其位置在腕后桡动脉搏动处，脏腑气血之盛衰都可反映于寸口，所以独取寸口可以诊察全身的病变。

脉为血府，贯通周身，五脏六腑的气血都要通过血脉周流全身。通过了解脉位的深浅、搏动的快慢、强弱（有力无力）、节律（齐否）、脉的形态（大小），以及血流的流利度等不同表现，可测知脏腑、气血的盛衰和邪正消长的情况以及疾病的表里、虚实、寒热。

切脉的方法：切脉时让患者取坐位或仰卧位，伸出手臂与心脏置于同一水平，手掌向上，前臂放平，以使血流通顺。

切脉时，以三指定位，先用中指按在高骨（桡骨茎突）部位的桡动脉定"关"，继续以食指在关前（远心端）定"寸"，然后用无名指在关后（近心端）定"尺"。三指应呈弓形斜按在同一水平，以指腹按触脉体。

切脉时运用三种指力，开始轻度用力，在皮肤为浮取，名为"举"；然后中等强度用力，在肌肉为中取，名为"寻"；再重度用力，在筋骨为沉取，名为"按"。根据临床需要，可用举、寻、按或相反的顺序反复触按，也可分部以一指直按的方法体会。寸、关、尺三部，每部有浮、中、沉三候，称为三部九候。

寸、关、尺分候脏腑，目前多以下列为准：左寸候心，右寸候肺；左关候肝胆，右关候脾与胃；左尺候肾，右尺候肾与命门。

在中医学有关脉学的专著中所记载的病脉有 28 种，然而根据脉位、脉率、脉力、脉形、脉流的流利度及节律等划分的脉象往往是混合构成，有些病脉是两个以上单一脉复合组成的脉。限于篇幅，不作赘述。

2. 按诊

按诊，就是用手直接触摸、按压就诊者体表某些部位，以了解局部的异常变化，从而推断疾病的部位、性质和病情的轻重等情况的一种诊病方法。临床上以按肌肤、按手足、按胸腹、按俞穴等为常用。

按肌肤：目的是探明全身肌表的寒热、润燥以及肿胀等情况。凡阳气盛的身多热，阳气衰的身多寒。

按手足：目的是探明寒热，以判断病证性质属虚属实，在内在外，以及预后。凡疾病初起，手足俱冷的，是阳虚寒盛，属寒证；手足俱热的，多为阳盛热炽，属热证。

按胸腹：根据病情的需要，有目的地对胸前区、胁肋部和腹部进行触摸、按压，必要时进行叩击，以了解其局部的病变情况。胸腹各部位的划分如下：膈上为胸、膈下为腹。侧胸部从腋下至十一、十二肋骨的区域为胁。腹部剑突下方位置称为心下。胃脘相当于上腹部。大腹为脐上部位，小腹在脐下，少腹即小腹之两侧。

按俞穴：按压身体上某些特定穴位，通过这些穴位的变化与反应来推断内脏的某些疾病。俞穴的变化主要是出现结节或条索状物，或者出现压痛及敏感反应。据临床报道，肺病就诊者，有些可在肺俞穴能摸到结节，有些在中府穴出现压痛；肝病就诊者可出现肝俞或期门穴压痛；胃病在胃俞和足三里有压痛；肠痈时阑尾穴有压痛。

第二节　中医辨证论治在芳香疗法中的应用

一、八纲辨证

八纲，即阴、阳、表、里、寒、热、虚、实，是辨证论治的理论基础之一。通过四诊，掌握了辨证资料之后，根据病位的深浅，病邪的性质，人体正气的强弱等多方面的情况，进行分析综合，归纳为八类不同的证候，称为八纲辨证。

（一）表里

表里是辨别疾病病位内外和病势深浅的一对纲领。表里辨证，在外感病辨证中有重要的意义。可以察知病情的轻重，明确病变部位的深浅，预测病理变化的趋势。表证病浅而轻，里证病深而重。表邪入里为病进，里邪出表为病退。

1. 表证

指六淫疫疠邪气经皮毛、口鼻侵入时所产生的证候。多见于外感病的初期，一般起病急，病程短。表证有两个明显的特点：一是外感时邪，表证是由邪气入侵人体所引起；二是邪病轻，表证的病位在皮毛肌腠，病轻易治。

【临床表现】恶寒、发热、头身疼痛，舌苔薄白，脉浮，兼有鼻塞、流涕、咳嗽、喷嚏、咽喉痒痛等证。

2. 里证

是疾病深在于里（脏腑、气血、骨髓）的一类证候。它与表征象对

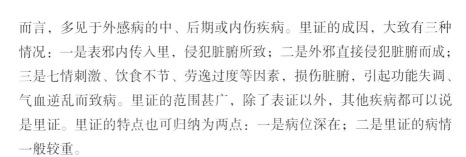

而言，多见于外感病的中、后期或内伤疾病。里证的成因，大致有三种情况：一是表邪内传入里，侵犯脏腑所致；二是外邪直接侵犯脏腑而成；三是七情刺激、饮食不节、劳逸过度等因素，损伤脏腑，引起功能失调、气血逆乱而致病。里证的范围甚广，除了表证以外，其他疾病都可以说是里证。里证的特点也可归纳为两点：一是病位深在；二是里证的病情一般较重。

【临床表现】里证病因复杂，病位广泛，症状繁多，常以或寒或热、或虚或实的形式出现。

人体的肌肤与脏腑，是通过经络的联系、沟通而表里相通的。疾病发展过程中，在一定的条件下，可以出现表里证错杂和相互转化，如表里同病、表邪入里、里邪出表等。

（二）寒热

寒热是辨别疾病性质的两个纲领。寒证与热证反映机体阴阳的偏盛与偏衰。阴盛或阳虚表现为寒证；阳盛或阴虚表现为热证。

1. 寒证

寒证是疾病的本质属于寒性的证候，可以由感受寒邪而致，也可以由机体自身阳虚阴盛而致。根据寒证的病因与病位不同，又可分别出几种不同的证型。如感受寒邪，有的侵犯肌表，有的直中内脏，故有表寒、里寒之别。内寒的成因有寒邪入侵或自身阳虚，故又有实寒和虚寒之分。这里仅就寒证的共性进行分析。

【临床表现】各类寒证的临床表现不尽一致，但常见的有：恶寒喜暖，面色㿠白，肢冷蜷卧，口淡不渴，痰涎、涕清稀，小便清长，大便稀溏，舌淡苔白润滑，脉迟或紧等。

2. 热证

热证是疾病的本质属于热性的证候，可以由感受热邪而致，也可以由机体自身阴虚阳亢而致。根据热证的病因与病位的不同，又可分别出几种不同的证型。如外感热邪或热邪入里，便有表热、里热之别。里热的成因有实热之邪入侵或自身虚弱，故有实热和虚热之分。这里仅就热证的共性进行分析。

【临床表现】各类热证的证候表现也不尽一致，但常见的有：恶热喜冷，口渴喜冷饮，面红目赤，烦躁不宁，痰、涕黄稠，吐血、衄血，小便短赤，大便干结，舌红苔黄而干燥，脉数等。

寒证和热证虽有本质的不同，但又相互联系，它们既可以在同一患者身上同时出现，表现为寒热错杂的证候，又可以在一定的条件下互相转化，出现寒证化热、热证化寒。在疾病发展过程中，特别是危重阶段，有时还会出现假寒或假热的现象。

（三）虚实

虚实是辨别邪正盛衰的两个纲领。虚指正气不足；实指邪气盛实。虚证反映人体正气虚弱而邪气也不太盛。实证反映邪气太盛，而正气尚未虚衰，邪正相争剧烈。虚实辨证，可以掌握病者邪正盛衰的情况，为治疗提供依据，实证宜攻，虚证宜补。只有辨证准确，才能攻补适宜，免犯虚虚实实之误。

1. 虚证

虚证是对人体正气虚弱各种临床表现的病理概括。虚证的形成，有先天不足、后天失养和疾病耗损等多种原因。

【临床表现】各种虚证的表现极不一致，很难全面概括，常见有的：面色淡白或萎黄，精神萎靡、身疲乏力，心悸气短，形寒肢冷，自汗，大便滑脱，小便失禁，舌淡胖嫩，脉虚沉迟，或为五心烦热，消瘦颧红，口咽干燥，盗汗潮热，舌红少苔，脉虚数。

2. 实证

实证是对人体感受外邪，或体内病理产物堆积而产生的各种临床表现的病理概括。实证的成因有两个方面：一是外邪侵入人体，一是脏腑功能失调以致痰饮、水湿、瘀血等病理产物停积于体内所致。随着外邪性质的差异，致病之病理产物的不同，而有各自不同的证候表现。

【临床表现】由于病因不同，实证的表现亦极不一致，而常见的表现为：发热，腹胀痛拒按，胸闷，烦躁，甚至神昏谵语，呼吸气粗，痰涎壅盛，大便秘结，或下利，里急后重，小便不利，淋沥涩痛，脉实有力，舌质苍老，舌苔厚腻。

【芳香疗法】虚证，适用的精油有甜橙、薰衣草、香馥草、茶树、天竺葵、迷迭香、甜马郁兰等，具有补益气血、补充能量、滋养脾胃、强壮骨骼的作用。

（四）阴阳

阴阳是八纲辨证的总纲。在诊断上，可根据临床上证候表现的病理性质，将一切疾病分为阴阳两个主要方面。阴阳，实际上是八纲的总纲，

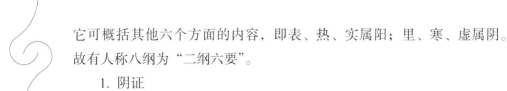

它可概括其他六个方面的内容，即表、热、实属阳；里、寒、虚属阴。故有人称八纲为"二纲六要"。

1. 阴证

凡符合"阴"的一般属性的证候，称为阴证。如里证、寒证、虚证概属阴证范围。

【临床表现】不同的疾病，所表现的阴性证候不尽相同，各有侧重，一般常见的有：面色暗淡，精神萎靡，身重蜷卧，形寒肢冷，倦怠无力，语声低怯，纳差，口淡不渴，大便稀溏，小便清长，舌淡胖嫩，脉沉迟，或弱或细涩。

2. 阳证

凡符合"阳"的一般属性的证候，称为阳证。如表证、热证、实证，概属阳证范围。

【临床表现】不同的疾病，所表现的阳性证候也不尽相同。一般常见的有：面色红赤，恶寒发热，肌肤灼热，神烦，躁动不安，语声粗浊或詈骂无常，呼吸气粗，喘促痰鸣，口干渴饮，大便秘结，奇臭，小便涩痛，短赤，舌质红绛，苔黄黑生芒刺，脉象浮数，洪大，滑实。

【芳香疗法】阴性精油包括：天竺葵、依兰香、突厥蔷薇、花梨木、迷迭香等，具有镇静安神、滋润身体、降内火、放松身心的作用，用于阳证；阳性精油包括迷迭香、马郁兰、生姜、茶树、杜松梅等，具有强壮体魄、振奋精神、活化筋骨、保持体温的作用，用于阴证。

二、病因辨证

病因辨证是以中医病因理论为依据，通过对临床资料的分析，识别疾病属于何种因素所致的一种辨证方法。病因辨证的主要内容，概括起来可分为六淫疫疠、七情、饮食劳逸以及外伤四个方面。

（一）六淫、疫疠证候

六淫包括风、寒、暑、湿、燥、火六种外来的致病邪气。六淫的致病特点：一是与季节和居住环境有关，如夏季炎热，患暑病的人多；久居潮湿之地，易感受湿邪；二是六淫属外邪，多经口鼻、皮毛侵入人体，病初常见表证；三是六淫常相合致病，而在疾病发展过程中，又常常相互影响或转化。疫疠为自然界一种特殊的病邪，其致病具有传染性强并迅速蔓延流行的特点。

第二章　中医基础理论与芳香疗法

〇五七

1. 风淫证

风淫证是指因感受风邪而引起的一类病证。因风为百病之长，其性轻扬开泄，善行数变，故具有发病急、消退快、游走不定的特点。

【临床表现】发热恶风，头痛，汗出，咳嗽，鼻塞流涕。苔薄白，脉浮缓；或肢体颜面麻木不仁，口眼歪斜；或颈项强直，四肢抽搐；或皮肤瘙痒。

2. 寒淫证

寒淫证是指因感受寒邪引起的一类病证。因寒为阴邪，其性清冷，凝滞收引，故易伤人阳气，阻碍气血运行。

【临床表现】恶寒发热，无汗，头痛，身痛，喘咳，鼻塞，苔白薄，脉浮紧；或手足拘急，四肢厥冷，脉微欲绝；或腹痛肠鸣，泄泻，呕吐等。

3. 暑淫证

暑淫证是指夏季感受暑邪所致的一类病证。因暑性炎热升散，故为病必见热象，最易耗气伤津，且暑多挟湿，常与湿邪相混成病。

【临床表现】伤暑，感热，汗出，口渴，疲乏，尿黄，舌红，苔白或黄，脉象虚数。中暑，发热，猝然昏倒，汗出不止，口渴，气急，甚或昏迷惊厥，舌绛干燥，脉濡数。

4. 湿淫证

湿淫证是指感受湿邪所致的一类病证。因湿性重着、黏滞，易阻碍气机、损伤阳气，故其病变常缠绵。

【临床表现】伤湿，则头胀而痛，胸前作闷，口不作渴，身重而痛，发热体倦，小便清长，舌苔白滑，脉濡或缓。冒湿，则首如裹，遍体不舒，四肢懈怠，脉来濡弱，湿伤关节，则关节酸痛重着，屈伸不利。

5. 燥淫证

燥淫证是指感受燥邪所致的一类病证。燥性干燥，容易伤津液，临床有凉燥与温燥之分。

【临床表现】凉燥，恶寒重，发热轻，头痛，无汗，咳嗽，喉痒，鼻塞，舌白而干，脉象浮。温燥，身热，微恶风寒，头痛少汗，口渴心烦，干咳痰少，甚或痰中带血，皮肤及鼻咽干燥，舌干苔黄，脉象浮数。

6. 火淫证

火淫证是指广义火热病邪所致的一类病证。因火热之邪，其性燔灼

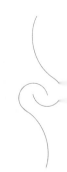

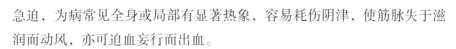

急迫，为病常见全身或局部有显著热象，容易耗伤阴津，使筋脉失于滋润而动风，亦可迫血妄行而出血。

【临床表现】壮热，口渴，面红目赤，心烦，汗出，或烦躁谵妄，衄血，吐血，斑疹，或躁扰发狂，或见痈脓，舌质红绛，脉象洪数或细数。

7. 疫疠

疫疠是指由感染瘟疫病毒而引起的传染性病证。疫疠致病的一个特点是有一定的传染源和传染途径。其传染源有二：一是自然环境，即通过空气传染；二是人与人互相传染，即通过接触传染，其传染途径是通过呼吸道与消化道。疫疠致病的另一特点是传染性强、死亡率高。

【临床表现】病初恶寒发热俱重，继之壮热，头身疼痛，面红或垢滞，口渴引饮，汗出，烦躁，甚则神昏谵语，四肢抽搐，舌红绛，苔黄厚干燥或苔白如积粉，脉数有力。

（二）情志致病

七情，即喜、怒、忧、思、悲、恐、惊七种情志活动。当精神刺激超越了患者自身的调节能力时，便可发生疾病。七情证候均见于内伤杂病。

情志致病有三个特点：一是由耳目所闻，直接影响脏腑气机，致脏腑功能紊乱，气血不和，阴阳失调。如怒则气上，恐则气下，惊则气乱，悲则气消，思则气结，喜则气缓。二是与个人性格、生活环境有关。如性格急躁者，易被怒伤；而性格孤僻者，常被忧思所伤。三是不同的情志变化，所影响的内脏也不同。如喜伤心、怒伤肝、思伤脾、悲伤肺、恐伤肾。

临床实践证明，情志所伤，能够影响内脏的功能，这是肯定的，至于具体伤哪一内脏，引起何种气机变化，并不一定如前文所说的那样机械，只有详细审察病情，才能做出更为准确的诊断。

【临床表现】喜伤，可见精神恍惚，思维不集中，甚则神志错乱，语无伦次，哭笑无常，举止异常，脉缓；怒伤，则见头晕或胀痛，面红目赤，口苦，胸闷，善叹息，急躁易怒，两胁胀满或窜痛，或呃逆，呕吐，腹胀，泄泻，甚则呕血，昏厥，脉弦；思伤，可见头晕目眩，健忘心悸，倦怠，失眠多梦，食少，消瘦，腹胀便溏，舌淡，脉缓；忧伤，则情志抑郁，闷闷不乐，神疲乏力，食欲不振，脉涩；悲伤，见面色惨淡，时时吁叹饮泣，精神萎靡不振，脉弱；恐伤，少腹胀满，遗精滑精，二便失禁；惊伤，则情绪不安，表情惶恐，心悸失眠，甚至神志错乱，语言举止失常。

（三）饮食、劳逸

饮食、劳逸是人类生存的需要，但不知调节，也能成为致病因素。

1. 饮食所伤证

饮食所伤证是指饮食不节而致脾、胃肠功能紊乱的一类病证。

【临床表现】饮食伤在胃，则胃痛，恶闻食臭，食纳不佳，胸膈痞满，吞酸嗳腐，舌苔厚腻，脉滑有力。饮食伤在肠，则见腹痛泄泻，若误食有毒食品，则恶心呕吐，或吐泻交作，腹痛如绞，或见头痛、痉挛、昏迷等。

2. 劳逸所伤证

劳逸所伤证是指因体力或脑力过度劳累，或过度安逸所引起的一类病证。

【临床表现】过劳，则倦怠乏力，嗜卧，懒言，食欲减退；过逸，则体胖行动不便，动则喘喝，心悸短气，肢软无力。

3. 房室所伤证

房室所伤证是指性生活过度，或早婚、产育过多，导致肾亏而表现为生殖系统疾患的证。

【临床表现】头晕耳鸣，腰膝酸软，形体消瘦。男子遗精，早泄，阳痿；女子梦交，宫寒不孕，经少经闭，带下清稀量多。

（四）外伤证候

外伤证候，是指外受创伤，如金刃、跌打、兽类咬伤及毒虫蜇伤所引起的局部症状及整体所反映的证候。外伤致病主要伤及皮肉筋骨，导致气血瘀滞；其次为染毒，毒邪入脏，神明失主，甚至危及生命。

【芳香疗法】轻微受伤用芳香疗法治疗的效果很好，遇到较为严重的伤势，在接受医护人员治疗之前，可以先用芳香疗法做初步急救。芳香疗法适合治疗的外伤有：破皮（刀伤、烫伤等），扭伤，关节拉伤及肌肉拉伤等。针对各种不同的外伤，精油的使用方法也不同。如果患者的伤势很严重，一般人无法处理，千万不要移动伤者，否则可能导致二次骨折而使伤势更严重。受伤后经常会休克，即使伤势轻微（例如摔倒时的擦伤），也有可能会引起休克。因此，最好准备些精油，以备不时之需。

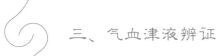

三、气血津液辨证

气血津液辨证，是运用脏腑学说中气血津液的理论，分析气、血、津液所反映的各种病证的一种辨证诊病方法。

（一）气病辨证

《素问·举痛论篇》说："百病生于气也"，指出了气病的广泛性。根据临床表现，可概括为气虚、气陷、气滞、气逆四种。

1. 气虚证

气虚证是指脏腑组织机能减退所表现的证候。常由久病体虚、劳累过度、年老体弱等因素引起。

【临床表现】少气懒言，神疲乏力，头晕目眩，自汗，活动时诸症加剧，舌淡苔白，脉虚无力。

【芳香疗法】需要采取改善饮食生活、适量运动、调整生活节奏、补充睡眠等对策。在中医芳香疗法中，应选用能够补充能量、增强体力的精油来进行治疗。补气的精油有甜橙、薰衣草、香蜂草、茶树、天竺葵等。

2. 气陷证

气陷证是指气虚升举无力反而下陷的证候。多见于气虚证的进一步发展，或劳累用力过度，损伤某一脏器所致。

【临床表现】头晕目花，少气倦怠，久痢久泄，腹部有坠胀感，脱肛或子宫脱垂等。舌淡苔白，脉弱。

3. 气滞证

气滞证是指人体某一脏腑或某一部位气机阻滞、运行不畅所表现出的证候。多由情志不舒，或邪气内阻，或阳气虚弱，温运无力等因素导致气机阻滞而成。

【临床表现】胀闷，疼痛，攻窜阵发。

【芳香疗法】对于"气滞"，由于压力积累过多，体内的"气"循环不畅导致淤积状态。极易引发抑郁、失眠和肠胃不畅等问题，需要选择有效减压、高度放松的精油进行治疗。帮助调节"气"的精油有佛手柑、南欧丹参、罗马洋甘菊、薰衣草、薄荷等。

4. 气逆证

气逆证是指气机升降失常、逆而向上所引起的证候。临床以肺胃之气上逆和肝气升发太过的病变为多见。

【临床表现】肺气上逆，则见咳嗽喘息；胃气上逆，则见呃逆、嗳气、恶心、呕吐；肝气上逆，则见头痛、眩晕、昏厥、呕血等。

（二）血病辨证

血的病证表现很多，因病因不同而有寒热虚实之别，其临床表现可概括为血虚、血瘀、血热、血寒四种证候。

1. 血虚证

血虚证是指血液亏虚，脏腑百脉失养，表现全身虚弱的证候。血虚证的形成，有禀赋不足；或脾胃虚弱，生化乏源；或各种急慢性出血；或久病不愈；或思虑过度，暗耗阴血；或瘀血阻络新血不生；或因患肠寄生虫病而致。

【临床表现】面白无华或萎黄，唇色淡白，爪甲苍白，头晕眼花，心悸失眠，手足发麻，妇女经血量少色淡，经期错后或闭经，舌淡苔白，脉细无力。

血虚脑髓失养，睛目失滋，所以头晕眼花。心主血脉而藏神，血虚心失所养则心悸，神失滋养而失眠。经络失滋致手足发麻，脉道失充则脉细无力。女子以血为用，血液充盈，月经按期而至，血液不足，经血乏源，故经量减少，经色变淡，经期迁延，甚则闭经。

【芳香疗法】血虚需要注意补血，尽量保持营养充足并且规律饮食。此外，正如"气为血之帅"的说法一样，只有"气"发挥作用才能使"血"的功能活跃起来，因此中医芳香疗法会使用具有补气功能的精油来促进血液循环。补血的精油有薰衣草、天竺葵、迷迭香、甜马郁兰、甜橙等。

2. 血瘀证

血瘀证是指因瘀血内阻所引起的一些证候。形成血瘀证原因有：寒邪凝滞，以致血液瘀阻，或由气滞而引起血瘀；或因气虚推动无力，血液瘀滞；或因外伤及其他原因造成血液流溢脉外、不能及时排出和消散所形成。

【临床表现】疼痛和针刺刀割，痛有定处，拒按，常在夜间加剧。肿块在体表者，色呈青紫；在腹内者，紧硬按之不移，称为积证。出血反复不止。色泽紫暗，中夹血块，或大便色黑如柏油。面色黧黑，肌肤甲错，口唇爪甲紫暗，或皮下紫斑，或肤表丝状如缕，或腹部青筋外露，或下肢青筋胀痛等。妇女常见经闭。舌质紫暗，或见瘀斑、瘀点，脉象细涩。

【芳香疗法】血瘀是血液循环不良引起的症状，疾病从轻到重，在不同的阶段会表现出不同的症状，因此最重要的是在平时就注意预防。在中医芳香疗法中，会使用具有改善血液循环功效的精油。改善血液循环的精油有佛手柑、丝柏、罗马洋甘菊、乳香、突厥蔷薇等。

3. 血热证

血热证是指脏腑火热炽盛、热迫血分所表现的证候。本证多因烦劳、嗜酒、恼怒伤肝、房事过度等因素引起。

【临床表现】咯血、吐血、尿血、衄血、便血、妇女月经先期、量多、血热、心烦、口渴、舌红绛，脉滑数。

4. 血寒证

血寒证是指局部脉络寒凝气滞、血行不畅所表现的证候，常由感受寒邪引起。

【临床表现】手足或少腹冷痛，肤色紫暗发凉，喜暖恶寒，得温痛减。妇女月经延期，痛经，经色紫暗，夹有血块，舌紫暗，苔白，脉沉迟涩。

（三）气血同病辨证

气血同病辨证，是用于既有气的病证，同时又兼见血的病证的一种辨证方法。

气和血具有相互依存、相互滋生、相互为用的密切关系，因而在发生病变时，气血常可相互影响，既见气病，又见血病，即为气血同病。气血同病常见的证候，有气滞血瘀、气虚血瘀、气血两虚、气不摄血、气随血脱等。

（四）津液病辨证

津液病辨证，是分析津液病证的辨证方法。津液病证一般可概括为津液不足和水液停聚两个方面。

1. 津液不足证

津液不足证是指由于津液亏少，失去其濡润滋养作用所出现的以燥化为特征的证候，多由燥热灼伤津液，或因汗、吐、下及失血等所致。

【临床表现】口渴咽干，唇燥而裂，皮肤干枯无泽，小便短少，大便干结，舌红少津，脉细数。

阴性功能不足，也就是"阴虚"的人经常出现的症状，治疗方法与治疗阴虚的办法相同。

由于身心过于疲劳或老化，将会导致体液过分消耗。在中医芳香疗法中，会使用提高身体滋润度的精油进行治疗。

2. 水液停聚证

水液停聚证泛指水液输布、排泄失常所引起的痰饮水肿等病证。凡外感六淫、内伤脏腑皆可导致本证发生。

（1）水肿：是指体内水液停聚、泛滥肌肤所引起的面目、四肢、胸腹甚至全身水肿的病证。临床将水肿分为阳水、阴水两大类。

阳水：发病较急，水肿性质属实者，称为阳水。多因外感风邪，或水湿浸淫等因素引起。

【临床表现】眼睑先肿，继而头面，甚至遍及全身，小便短少，来势迅速，皮肤薄而光亮，兼有恶寒发热、无汗、舌苔薄、脉象浮紧；或兼见咽喉肿痛、舌红、脉象浮数。或全身水肿，来势较缓，按之没指，肢体沉重而困倦，小便短少，脘闷纳呆，呕恶欲望，舌苔白腻，脉沉。

阴水：发病较缓、水肿性质属虚者，称为阴水。多因劳倦内伤、脾肾阳衰、正气虚弱等因素引起。

【临床表现】身肿，腰以下为甚，按之凹陷不易恢复，脘闷腹胀，纳呆食少，大便溏稀，面色㿠白，神疲肢倦，小便短少，舌淡，苔白滑，脉沉缓；或水肿日益加剧，小便不利，腰膝冷痛，四肢不温，畏寒神疲，面色白，舌淡胖，苔白滑，脉沉迟无力。

【芳香疗法】水分代谢不顺畅，体内多余的水分处于淤积状态。因为受寒而引起的病证，与由于暴饮暴食导致内火过剩而引发的病证，这两种情况的治疗方法是完全不同的。寒性体质的人要注意避免过量摄取生冷食物，而热性体质的人要注意避免过度饮酒和过量摄取甜食。同时，治疗时所使用的精油也各不相同。寒性体质消除多余水分和寒证的精油有杜松梅、雪松、迷迭香、生姜等；热性体质消除多余水分和内火的精油有丝柏、西柚、柠檬、白檀、天竺葵等。

（2）痰饮：痰和饮是由于脏腑功能失调以致水液停滞所产生的病证。

痰证：痰证是指水液凝结，质地稠厚，停聚于脏腑、经络、组织之间而引起的病证。常由外感六淫、内伤七情，导致脏腑功能失调而产生。

【临床表现】咳嗽咯痰，痰质黏稠，胸脘满闷，纳呆呕恶，头晕目眩；或神昏癫狂，喉中痰鸣；或肢体麻木，见瘰疬、瘿瘤、乳癖、痰核等，苔白腻，脉滑。

饮证：饮证是指水饮质地清稀、停滞于脏腑组织之间所表现的病证，多由脏腑机能衰退等障碍引起。

【临床表现】咳嗽气喘，痰多而稀，胸闷心悸，甚或倚息不能半卧；或脘腹痞胀，水声漉漉，泛吐清水；或头晕目眩，小便不利，肢体水肿，沉重酸困，苔白滑，脉弦。

四、经络辨证

经络辨证是以经络学说为理论依据，对患者的若干症状体征进行分析综合，以判断病属何经、何脏、何腑，从而进一步确定发病原因、病变性质、病理机转的一种辨证方法，是中医诊断学的重要组成部分。经络是人体经气运行的通道，又是疾病发生和传变的途径。其分布周身、运行全身气血，联络脏腑肢节，沟通上下内外，使人体各部相互协调，共同完成各种生理活动。故当外邪侵入人体，经气失常，病邪会通过经络逐渐传入脏腑；反之，如果内脏发生病变，同样也循着经络反映于体表，在体表经脉循行的部位，特别是经气聚集的俞穴之处，出现各种异常反应，如麻木、酸胀、疼痛，对冷热等刺激的敏感度异常，或皮肤色泽改变，或见脱屑、结节等。

（一）十二经脉病证

十二经脉，包括手足三阴经和三阳经。它们的病理表现有三个特点：一是经脉受邪，经气不利出现的病证与其循行部位有关，如膀胱经受邪，可使腰背、腋窝、足跟等处疼痛；二是与经脉特性和该经所属脏腑的功能失调有关，如肺经为十二经之首，易受外邪侵袭而致气机壅塞，故见胸满、咳喘气逆等肺失宣降的症状；三是一经受邪常影响其他经脉，如脾经患病可是胃脘疼痛、食后作呕等胃经病证。

1. 手太阴肺经病证

手太阴肺经病证是指手太阴肺经经脉循行部位及肺脏功能失调所表现的临床证候。肺主气，司呼吸、连喉系，属于手太阴经。

【临床表现】咳嗽、气喘、咯血、咽喉肿痛、外感伤风，本经循行部位寒冷疼痛或活动受限。

【芳香疗法】肺主皮毛，宣发津液，滋润皮肤，温煦肌肤，适合用马乔莲、薰衣草、尤加利、洋甘菊、茶树等精油。

2. 手阳明大肠经病证

手阳明大肠经病证是指手阳明大肠经经脉循行部位及大肠功能失调所表现的临床证候。大肠禀燥化之气，主津液所生的疾病，属手阳明经。

【临床表现】腹痛、肠鸣、泄泻、便秘、齿痛、鼻流清涕或出血，本经循行部位疼痛、热肿及寒冷麻木。

【芳香疗法】大肠排泄糟粕，促进津液代谢，清理体内环境，大肠经循行脸部，若经络受阻，会引发面部出现粉刺、面瘫、面游风，适合用罗勒、丝柏、薰衣草、丁香等精油。

3. 足阳明胃经病证

足阳明胃经病证是指足阳明胃经经脉循行部位及胃腑功能失调所表现的临床证候。脾与胃相连，以脏腑而言，均属土；以表里而言，脾阴而胃阳；以运化而言，脾主运而胃主化。

【临床表现】肠鸣、腹胀、水肿、胃痛、呕吐、口眼歪斜，本经循行部位疼痛、热病、狂躁。

【芳香疗法】胃是六腑通降之首，对促进代谢、排泄糟粕有重要作用。胃经起于面颊部，气血经络积滞很容易引起面部皮肤及形体美容问题。胃经对脾胃生化功能具有双向调节作用，是重要的美容芳疗经络。适合用茴香、生姜、绿薄荷、肉豆蔻、玫瑰等精油。

4. 足太阴脾经病证

足太阴脾经病证是指足太阴脾经经脉循行部位及脾脏功能失调所表现的临床证候。脾为胃行其津液，为十二经脉的根本，属足太阴经。

【临床表现】胃脘痛、嗳气、便溏、黄疸、身重无力、厥冷。

【芳香疗法】脾为气血生化之源泉，是后天之本；脾主肌肉四肢，其华在唇；脾主运化水湿。脾经异常，可引起肌肉消瘦，唇色苍白，湿盛肥胖。适合用欧白芷、胡萝卜子、迷迭香、丁香、玫瑰、柠檬等精油。

5. 手少阴心经病证

手少阴心经病证是指手少阴心经经脉循行部位及心脏功能失调所表现的临床证候。手少阴心经气少血多，十二经之气皆感而应心，十二经之精皆贡而养心，故为生之本，神之居，血之主，脉之宗。

【临床表现】心痛、咽干、口渴、目黄、胁痛、手心发热。

【芳香疗法】心血虚，心经热盛，易引发烦躁、失眠、面色无华、皮肤油腻、长粉刺，适合用牛膝草、橙花、柠檬香蜂草、佛手柑、薰衣草等精油。

6. 手太阳小肠经病证

手太阳小肠经病证是指手太阳小肠经经脉循行部位及小肠功能失调表现出的临床证候。小肠为受盛之官，化物出焉，与心为表里，居太阳经，少气多血。

【临床表现】腰脊痛引起睾丸痛、耳聋、目黄、颊肿、咽喉肿痛。

【芳香疗法】小肠经循行于面颊、手部，心与小肠相表里。刺激小肠经可达到清泻心火目的，对粉刺、面瘫、黧黑斑、面肌痉挛有疗效。适合用香茅、丁香、杜松、绿薄荷、葡萄柚、檀香等精油。

7. 足太阳膀胱经病证

足太阳膀胱经病证是指足太阳膀胱经经脉循行部位及膀胱功能失调所表现的临床证候。膀胱为州都之官，藏津液，居太阳经，少气而多血。

【临床表现】小便不通、遗尿、癫狂、疟疾、目痛、见风流泪、鼻塞多涕，本经循行部位、项、背、股、臀部及下肢后侧疼痛。

【芳香疗法】五脏六腑所对应于膀胱经的背俞穴具有美容保健功能。本经起于眼部，上行头部，善于调养精神，治眼病。适合用月桂叶、天竺葵、快乐鼠尾草、薄荷、罗马洋甘菊、胡萝卜子等精油。

8. 足少阴肾经病证

足少阴肾经病证是指足少阴肾经经脉循行部位及肾脏功能失调所表现的临床证候。

【临床表现】咯血、气喘、舌干、水肿、便秘、泄泻、腰痛，下肢内后侧痛、痿弱无力。

【芳香疗法】肾主精，其华在发，生髓通脑，是人体阴阳之本。保持青春容貌，减缓衰老，肾经是关键，适合用罗马洋甘菊、杜松、乳香、迷迭香、天竺葵、丝柏、葡萄柚等精油。

9. 手厥阴心包经病证

手厥阴心包经病证是指手厥阴心包经经脉循行部位及心包络功能失常所表现的临床证候。

【临床表现】胸闷、心悸、心烦、腋肿、肘臂挛痛、掌心发热。

【芳香疗法】调节心血（血瘀、血虚、血热），养心神（情绪、睡眠），适合用薰衣草、安息香、依兰、橙花、佛手柑、玫瑰等精油。

10. 手少阳三焦经病证

手少阳三焦经病证是指手少阳三焦经脉循行部位及三焦功能失调所表现的临床证候。

【临床表现】腹痛、水肿、遗尿、尿滞、耳聋耳鸣、目赤肿痛、颊肿及耳后、肩臂肘外侧疼痛。

【芳香疗法】经脉行于头面，促进代谢、清热排毒、排泄糟粕，适合用柠檬、松针、杜松、茴香、乳香、广藿香、大蒜、生姜等精油。

11. 足少阳胆经病证

足少阳胆经病证是指足少阳胆经经脉循行部位及胆腑功能失常所表现的临床证候。

【临床表现】口苦、目眩、疟疾、头痛、颌痛、盆骨肿痛、腋下肿，胸胁、股及下肢外侧、足外侧痛。

【芳香疗法】清胆经之热，调理情志。适合用薰衣草、薄荷、尤加利、橙花、迷迭香、天竺葵、罗勒、花梨木、茉莉等精油。

12. 足厥阴肝经病证

足厥阴肝经病证是指足厥阴肝经经脉循行部位及肝脏功能失调所表现的临床证候。

【临床表现】腰痛、胸满、呃逆、遗尿、疝气、小腹肿、妇科疾病。

【芳香疗法】肝主疏泄、主藏血，肝郁血瘀可致面色晦暗、生斑，肝经连目系、上颌部，若肝火上炎可引发头面、神志的病变，调节本经脉，可疏肝理气、清热利胆。适合用葡萄柚、玫瑰、鼠尾草、迷迭香、薄荷、杜松、百里香、当归、柠檬、丝柏等精油。

（二）奇经八脉病证

奇经八脉为十二正经以外的八条经脉，除其本经循行与体内器官相连属外，并通过十二经脉与五脏六腑发生间接联系，尤其是冲、任、督、带四脉与人体的生理、病理都存在着密切的关系。奇经八脉具有联系十二经脉、调节人体阴阳气血的作用。

1. 督脉病证

督脉病证是指督脉循行部位及与其相关的脏腑功能失调所表现的临床证候。督脉起于会阴，循背而行于身之后，为阳脉的总督，故又称为"阳脉之海"，其别脉和厥阴脉会于巅，主身后之阳。

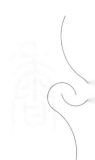

【临床表现】腰骶脊背痛，项背强直，头重眩晕。大人癫痫，小儿风痫。

【芳香疗法】督脉为阳脉之海、升补清阳之气，疏通头面血脉，利五官、强体质，为美容保健常用经脉。适合用玫瑰、柠檬、檀香、天竺葵、薰衣草、马乔莲、薄荷等精油。

2. 任脉病证

任脉病证是指任脉循行部位及与其相关脏腑功能失调所表现的临床证候。任脉起于中极之下，循腹而行身之前与冲脉主身前之阴，又称"阴脉之海"。任脉又主胞胎。

【临床表现】腹、胸、头面和相应的内脏器官症状，疝气、带下、腹中结块症。

【芳香疗法】任脉为阴脉之海，调理冲任，可促进消化、强壮补虚，适合用罗马洋甘菊、茴香、薰衣草、马乔莲、薄荷、没药、乳香等精油。

3. 冲脉病证

冲脉病证是指冲脉循行部位及其相关脏腑功能失调所表现的临床证候。冲脉起于气街，与少阴之脉挟脐上行，有总领诸经气血的功能，能调节十二经气血，故又称为"血海""经脉之海"，与任脉同主身前之阴。

【临床表现】气逆里急，或气从少腹上冲胸咽、呕吐、咳嗽；男子阳痿，女子经闭不孕或胎漏。

【芳香疗法】冲脉能调节十二经气血，故称为十二经脉之海。适合用佛手柑、丝柏、罗马洋甘菊、乳香、突厥蔷薇等精油。

4. 带脉病证

带脉病证是指带脉循行部位及其相关脏腑功能失调所表现的临床证候。带脉起于季胁，绕腰一周，状如束带，总约十二经脉及其他七条奇经。

【临床表现】腰酸腿痛，腹部胀满，赤白带下，或带下清稀，阴挺、漏胎。

【芳香疗法】用芳香疗法调理带脉，重在补益带脉能量，增强带脉的约束功能。适合用黑胡椒、甜茴香、芫荽、欧芹子、岩兰草相互调和，沿带脉循行方向进行按摩、敲击，适当点按带脉穴、章门穴，可以起到温肾、行气、补益生殖系统、改善脂肪囤积的作用。

五、脏腑辨证

脏腑辨证是根据脏腑的生理功能、病理表现对疾病证候进行归纳，借以推究病机，判断病变的部位、性质、正邪盛衰情况的一种辨证方法，是临床各科的诊断基础，是辨证体系中的重要组成部分。脏腑辨证包括脏病辨证、腑病辨证及脏腑兼病辨证。

（一）肝与胆病辨证

肝位于右胁，胆附于肝，肝胆经脉相互络属，肝与胆相表里，肝主疏泄，主藏血，在体为筋，其华在爪，开窍于目，其气升发，性喜条达而恶抑郁。胆贮藏、排泄胆汁，以助消化，并与情志活动有关，因而有"胆主决断"之说。

肝的病证有虚实之分，虚证多见肝血，肝阴不足。实证多见于风阳妄动，肝火炽盛，以及湿热寒邪犯扰等。肝的病变主要表现在疏泄失常、血不归藏、筋脉不利等方面。直开窍于目，故多种目疾都与肝有关。肝的病变较为广泛和复杂，如胸胁少腹胀痛、窜痛，情志活动异常，头晕胀痛，手足抽搐，肢体震颤，以及目痿、女性月经不调、男性睾丸胀痛等，常与肝有关。胆病常见口苦发黄、失眠和胆怯易惊等情绪的异常。

1. 肝脏活力不足或者肝脏功能减弱

【临床表现】脸色苍白、肌肉不发达、有神经质倾向、反应迟钝、容易忧郁、容易贫血、眼神呆滞。

【芳香疗法】适用甜橙、西柚、柑橘精油。

2. 肝脏机能过剩

【临床表现】透过皮肤可以看到静脉、眉间有怒纹，肌肉结实，体力充沛，食欲旺盛，烦躁不安，肩膀酸痛，经期之前胸闷胸痛、眼睛充血。

【芳香疗法】适用佛手柑、罗马洋甘菊、德国洋甘菊精油。

肝型人如果表现出体力充沛、食欲旺盛、思想强势等特征，多半属于肝脏功能过剩，有烦恼、易怒的倾向。如果体力较差，但是体质还不错，就有可能属于肝脏机能不足，对于这种状况，应培养良好的生活和饮食习惯，在精神上有张有弛，保证良好的睡眠质量，每天在23:00之前睡觉，让肝脏有充分的休息时间，芳香疗法通过柑橘类和菊科系列的精油来改善人体的气血循环，缓解自主神经系统疲劳。

（二）心与小肠病辨证

心居胸中，心包络围护于外，为心主的宫城。其经脉下络小肠，两者相为表里，心主血脉，又主神明，开窍于舌。小肠分清泌浊，具有化物的功能。

心的病证有虚实。虚证多由久病伤正、禀赋不足、思虑伤心等因素，导致心气心阳受损，心阴、心血亏耗；实证多由痰阻、火扰、寒凝、瘀滞、气郁等引起。

1. 心脏活力不足或者肝脏功能减弱

【临床表现】脸色苍白，心悸、气喘，失眠、多梦，健忘，眩晕，舌头和嘴唇的颜色很淡，有贫血的倾向，胸口憋得难受，有倦怠感、无力感，出虚汗，情绪不安。

【芳香疗法】适用迷迭香、依兰香、茉莉精油。

2. 心脏功能过剩

【临床表现】性急、胸闷失眠，多梦，脸部经常发红发热，经常陷入混乱状态，嘴角易发炎，舌头很红，脉搏较快，烦躁不安，容易动怒，胸口经常感到压迫感和疼痛，从胸口到咽喉部有灼热感，左侧肩胛骨周围肌肉僵硬，口渴。

【芳香疗法】适用薰衣草、突厥蔷薇、苦橙花精油。

心型人有精力充沛、行动性强的特征，与五行中"火"的性质一样。对于心型的人来说，最重要的就是保证晚上有充足的睡眠时间。不过哪怕是午饭后短短10分钟的补眠，也能够防止心脏功能的消耗。夏季因经常出汗，很容易消耗体力，而且光照又很强，所以请注意避免紫外线，防止晒伤，为自己创造一个能够战胜酷暑的好身体。

（三）脾与胃病辨证

脾胃共处中焦，经脉互为络属，具有表里的关系。脾主运化水谷，胃主受纳腐熟，脾升胃降，共同完成饮食物的消化吸收与输布，为气血生化之源、后天之本；脾又具有统血、主四肢肌肉的功能。脾胃病证，皆有寒热虚实之不同。脾的病变主要反映在运化功能的失常和统摄血液功能的障碍，以及水湿潴留、清阳不升等方面；胃的病变主要反映在食不消化、胃失和降、胃气上逆等方面。脾病常见腹胀腹痛、泄泻便溏、水肿、出血等症。胃病常见胃脘痛、呕吐、嗳气、呃逆等症。

1. 脾脏活力不足或者肝脏功能减弱

【临床表现】食欲不振，饭后经常腹胀、腹泻，没有精力，全身倦怠，过瘦或者虚胖，脸色蜡黄，看起来很疲劳，舌苔颜色比较淡，舌苔较厚，舌头厚实，轻咬会留下牙印。

【芳香疗法】适用甜马郁兰、香馥草、柠檬精油。

2. 脾脏功能过剩

【临床表现】头痛，舌苔呈黄色，口腔内既干燥又黏糊，胃功能障碍，食欲过盛或者食欲不振，恶心，呕吐，腹痛，泥状便，女性白带较多，水肿。

【芳香疗法】适用薄荷、乳香、白檀精油。

脾型属于五行中的"土"。脾型人拥有能够包涵一切的、深沉的容忍力。他们不仅需要控制饮食，更重要的是要采取措施，保证自己脾脏功能的健康正常。脾型人即使想要减肥，也不能不吃早饭，因为肠胃的功能是在上午 7:00 至 11:00 这段时间迎来运作的高峰时期，需要在肠胃最有活力的时间段充分地进食，以补充身体所必需的各种能量。另外注意，不能过食甜食和乳制品。

（四）肺与大肠病辨证

肺居胸中，经脉下络大肠，与大肠相为表里。肺主气，司呼吸，主宣发肃降，通调水道，外合皮毛，开窍于鼻。大肠主传导，排泄糟粕。

肺的病证有虚实之分，虚证多见气虚和阴虚，实证多为风寒燥热等邪气侵袭或痰湿阻肺所致。

1. 肺脏活力不足或者肝脏功能减弱

【临床表现】气喘，轻微、连续性的咳嗽，容易发热，肤色白皙，脸颊泛红，易出汗，经常盗汗，皮肤脆弱，虽然总是感到口渴，但是喝不了太多水，脸部和全身水肿，慢性腹泻或者便秘。

【芳香疗法】适用南欧丹参、丝柏、白树精油。

2. 肺脏功能过剩

【临床表现】经常咳嗽，鼻塞，胸口疼痛，有黄色黏痰，咽喉疼痛，便秘，有血便，容易生痔疮、发热，容易出鼻血。

【芳香疗法】适用茶树、蓝桉、欧洲赤松精油。

肺型属于五行中的"金"。肺型人身体防御功能较弱，因此大部分人都属于虚弱型体质。他们很容易感冒，也经常受到鼻炎、花粉症等过敏

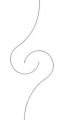

症状的困扰。对于肺型的人来说，也像宝石越磨越闪亮一样，只要能够彻底改善体质，便能提高身体的免疫力。

（五）肾与膀胱病辨证

肾左右各一，位于腰部，其经脉与膀胱相互络属，故两者互为表里。肾藏精，主生殖，为先天之本，主骨生髓充脑，在体为骨，开窍于耳，其华在发。又主水，并有纳气功能。膀胱具有贮尿排尿的作用。肾藏元阴元阳，为人体生长发育之根、脏腑功能活动之本，一有耗伤，则诸脏皆病，故肾多虚证。膀胱多见湿热证。

肾的病变主要反映在生长发育、生殖功能、水液代谢的异常方面，临床常见症状有腰膝酸软而痛、耳鸣耳聋、发白早脱、齿牙动摇、阳痿遗精、精少不育、女子经少经闭，以及水肿、二便异常等。膀胱的病变主要反映为小便异常及尿液的改变，临床常见尿频、尿急、尿痛、尿闭以及遗尿小便失禁等症。

1. 肾脏活力不足或者肝脏功能减弱

【临床表现】手脚冰冷、畏寒、无力感、下肢水肿、五更泄泻、消化不良、精力减退、不孕症、骨质疏松。

【芳香疗法】适用杜松梅、生姜、肉桂精油。

2. 肾脏功能过剩

【临床表现】眩晕，耳鸣，失眠，心悸，更年期障碍，手脚、脸部发热，腰腿无力，盗汗，口渴，牙槽脓肿，长期疲劳，傍晚开始发低烧。

【芳香疗法】适用天竺葵、花梨木、雪松精油。

肾型属于五行中的"水"。肾型人就像流水一样，没有什么固定的形式，总是自由自在地变化，非常具有灵活性。肾型人经常会不辞辛劳、竭尽全力地帮助别人。他们在冬季寒冷的季节比较容易生病，从傍晚至夜里的时间段尤其容易出现发热等症状。比较容易进入肾脏经络的味道是咸味，但是过度摄取盐分的话又会引发体内水分代谢异常，最好通过食用海带和裙带菜等海藻类食物来摄取盐分。另外，肾脏方面的问题大多是慢性疾病，所以请慢慢地调整自己的身体状态吧。

（六）脏腑兼病辨证

人体每一个脏腑虽然有它独自的特殊功能，但它们彼此之间却是密切联系的，因而在发病时往往不是孤立的，而是相互关联的。常见有脏病及脏、脏病及腑、腑病及脏、腑病及腑。

凡两个或两个以上脏器相继或同时发病者，即为脏腑兼病。一般来说，脏腑兼病在病理上有着一定的内在规律，只要具有表里、生克、乘侮关系的脏器，兼病较常见，反之则为较少见。因此在辨证时应注意辨析发病脏腑之间的因果关系，这样在治疗时才能分清主次、灵活运用。脏腑兼病，证候极为复杂，但一般以脏与脏、脏与腑的兼病常见。

第三章

中医芳香疗法常用植物

第一节　中医芳香疗法常用介质

中医芳香疗法是指选用天然植物成分对人体的生理、心理和情绪进行调理的治疗方法，常用的介质有芳香药饮片、精油、纯露和基础油等。

一、芳香药饮片

芳香药饮片是选用芳香药根据需要进行炮制处理后可直接用于中医芳香疗法的芳香药。

芳香植物根据需求选用不同植物部位，经炮制加工成为一定的形状，根据芳香药的性质和中医芳香疗法的需要，把芳香药切成薄片、厚片、斜片、丝状、段状、块状、粉状等一定的规格，使芳香挥发油成分易于溶出，并便于进行其他炮制、储藏或调剂等。

一味植物药经过不同的炮制方法，其药性和功效会变得不同，"酒制升提，姜制发散，入盐走肾，醋入肝，米泔水制去燥和中，乳制滋润助生阴血，蜜炙甘缓，土炮补脾，麸皮制酸，甘草渍曝而降毒"，在不同变化的背后，有着深刻的科学内涵。通过不同的炮制法可以起到改变药性、减轻毒性、提高疗效的目的。

芳香药饮片通常用于浸泡、熏蒸、熨烫、嗅吸、艾灸、敷贴等治疗方法。

二、精油

精油是从芳香植物中萃取出来的具有挥发性的有机化合物，经光合作用而生成，精油的成分按照化学结构可以分为脂肪族、芳香族、萜类等三大类，以及醇、醛、酮、酸、醚、酯、内脂等含氧衍生物等，是中医芳香疗法的主要介质，也是香水、调味料、化妆品等工业的重要产品。

精油通常从芳香植物的花、叶、根、种子、果实、树皮、树脂、木心等部位通过不同的萃取方式获得，根据萃取部位的不同，可选用蒸馏法、冷压榨法、脂吸法、溶剂提取法、超临界二氧化碳萃取等方法。

精油具有很强的挥发性，具有油溶性，也可以溶于醇类中，如酒等，但不溶于水，而且纯度很高，因此需要稀释到安全比例使用。

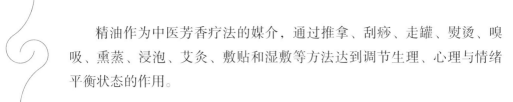

精油作为中医芳香疗法的媒介，通过推拿、刮痧、走罐、熨烫、嗅吸、熏蒸、浸泡、艾灸、敷贴和湿敷等方法达到调节生理、心理与情绪平衡状态的作用。

三、纯露

纯露是芳香植物经由水蒸气蒸馏法萃取而成冷凝水溶液，通常从芳香植物的花、叶、根、种子、果实、树皮、树脂、木心等部位获得，常常与精油同时萃取，萃取液静置一段时间后出现油水分离现象，因密度不同，浮于上层的油性液体是精油，沉淀下层水性液体就叫纯露。

纯露中含有许多植物体内的水溶性物质，其含有精油所缺乏的矿物养分（如单宁酸及类黄酮），同时含有0.3%～0.5%的精油水溶性成分，因此仍具有精油的芳香和部分疗效。

纯露因其低浓度和温和的特性可以直接使用于肌肤，也更容易被皮肤所吸收，因此既可以与精油配制一起使用，也可以直接作为中医芳香疗法的媒介直接使用。

纯露通常可用于推拿、刮痧、走罐、熨烫、嗅吸、熏蒸、浸泡、敷贴和湿敷等疗法，达到疗愈作用。

四、基础油

中医芳香疗法中使用的基础油均为植物油，从植物来源获得的油脂，通常存在于植物种子、根茎或果实中。一般采用低于60℃的冷压法萃取，以更多地保留天然活性。

基础油的主要成分是甘油和一系列的脂肪酸，具有稳定性、不挥发性、油润性和皮肤渗透性等特性，其对皮肤的油润和延展的特性是中医芳香适宜技术中作为媒介的首选，常常配合精油用于推拿、刮痧、走罐、熨烫、敷贴和湿敷等疗法。

第二节　中医芳香疗法原料的储存

中医芳香疗法除了选用新鲜的植物原料外，还会选用芳香药饮片、精油、纯露和基础油等原料。新鲜植物需冷链保存，立即使用外，其他原料根据炮制和萃取方法不同，储存方式和时间也各不相同。

一、饮片的储存

饮片需放置于干燥的容器内，放置在阴凉干燥通风处，每逢雨季需取出翻晒，预防发霉、虫蛀或变质。一般花类、枝叶类芳香药最好当季使用，木质类和根类芳香药可存放 1～2 年，有些香料类的芳香药如檀香、沉香等则可存储较长时间。

二、精油的储存

精油具有挥发性，需要放在密封性能很好的深色玻璃瓶中，放在阴凉通风处，与芳香饮片不同，精油需要避免阳光直射或暴晒、避免高温，远离火源。

芳疗师们常常会选用深色的精油分装瓶储存精油。常见精油分装瓶的瓶口会安装一个滴口塞，可以阻止打开瓶盖时空气与精油的大面积接触，减少精油的挥发和氧化。

精油的存储期限长短不一，一般来说，启封的精油需在 9 个月内使用完，而树脂类、木质类等精油存储期限可适当延长至 1 年。

三、纯露的储存

纯露因含有微量精油，因此也需要存放在密封性较好的深色玻璃瓶中，同样需要放置在阴凉通风处，避免阳光直射与暴晒，避免高温，启封后需放置在冰箱储存，并尽快用完。

四、基础油的储存

冷压基础油因含有丰富的活性物质，需存放在具有密封性的深色玻璃瓶或塑料瓶存储，并放置在阴凉通风处，避免高温和暴晒，同样启封后尽快用完。

第三节　中医芳香疗法常用植物

一、解表

（一）薄荷

【中文名】薄荷

【别名】银单草、野薄荷、夜息香、南薄荷、野薄荷

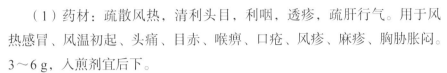

【部位】全草或叶

【性味与归经】辛，凉。归肺、肝经。

【功效主治】

（1）药材：疏散风热，清利头目，利咽，透疹，疏肝行气。用于风热感冒、风温初起、头痛、目赤、喉痹、口疮、风疹、麻疹、胸胁胀闷。3～6 g，入煎剂宜后下。

（2）精油：清咽润喉、消除口臭、消除胀气、缓解胃痛及胃灼热、减轻疼痛、偏头痛、退热、祛风、防腐、消炎、镇痛、止痒[1]。可清新空气，稀释 10% 使用；按摩，3～5 滴滴入按摩底油；吸入，5～8 滴滴于棉花片放入鼻前吸入使用等。

（3）纯露：软化和清洁角质层、醒脑提神、清洁皮肤、消毒抗菌、避免感染。可用作爽肤水、喷雾、沐浴、室内喷洒等。

此外，以上各种形态均可用于情绪管理，可安抚人的愤怒、歇斯底里与恐惧的情绪，能使人精神提振，给予心灵自由的舒展空间。

【注意】阴虚血燥，肝阳偏亢，表虚汗多者忌服。

【芳香小贴士】

关于薄荷名称的来历有一个传说：在古希腊，冥王的妻子佩瑟芬妮听说冥王哈得斯爱上了俊俏的精灵曼茜，她感到非常生气，被嫉妒冲昏了头脑的佩瑟芬妮为了让冥王忘记曼茜，于是将曼茜变成了路边一株任人践踏的小草。尽管如此，内心坚强善良的曼茜身上却拥有一股令人舒服的清凉迷人的芬芳，越是被摧折踩踏就越浓烈，她也因此被越来越多的人所喜爱。后来人们把这种草取名为薄荷[2]。

薄荷的香味能给人一种沁入心扉的清凉感，这源于薄荷茎叶中的那种含量最高的特殊挥发油物质——薄荷醇。新鲜的薄荷叶片中富含有数十种挥发油物质，薄荷醇更是在其中占到了 77%。薄荷醇中含有特殊的左旋薄荷醇结构，除了具有令人愉悦的、轻盈微甜的气味外，它还能给人带来清凉感受——这要得益于薄荷醇对口腔和皮肤神经末梢上专门感知寒冷的受体发挥了刺激作用，从而使得神经中枢接收到类似寒冷的感觉。这也就是为什么当我们在揉碎或是咀嚼新鲜薄荷叶片时，皮肤或口腔会有凉飕飕的感觉了。

【文献摘引】

[1]徐佳馨，王继锋，颜娓娓，等 . 薄荷的药理作用及临床应用［J］. 食品与药品，2019，21（1）：81-84.

[2]陈日益 . 清凉祛邪话薄荷［J］. 中南药学（用药与健康），2016，10：56-57.

（二）白芷

【中文名】白芷

【别名】芷、芳香、苻蓠、泽芬、白臣

【部位】干燥根

【性味与归经】辛，温。归胃、大肠、肺经。

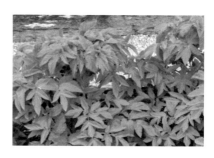

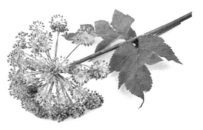

【功效主治】

（1）药材：解表散寒，祛风止痛，宣通鼻窍，燥湿止带，消肿排脓。用于感冒头痛、眉棱骨痛、鼻塞流涕、鼻鼽、鼻渊、牙痛、带下、疮疡肿痛。内服煎汤，3～10 g；或入丸、散。外用适量，研末撒或调敷。

（2）精油：排毒，祛风湿，缓解胀气，助消化，除皱，消肿消炎，减压，舒缓神经，美白护肤，改善皮肤色素沉着和淡斑，头面部疼痛，鼻炎，抗惊厥，平喘[1]。可室内熏香；外用，稀释5%使用；吸入，睡前1～2滴滴于枕上。

（3）纯露：改善消化不良、胀气、反胃不适、胃溃疡和绞痛。祛痰、呼吸急促、头痛、偏头痛。可口服，稀释2%使用；温水泡浴，稀释1%使用。

此外，以上各种形态均可用于情绪管理，可使人疲惫的心灵和摇摆不定的情绪重现生机，迅速消除身体的压力和精疲力竭之感，带来平衡的感觉。

【注意】宜低剂量使用，外用时避免阳光照射。

【芳香小贴士】

白芷味香色白，其性辛、温，归胃、大肠、肺经。中医五行学说认

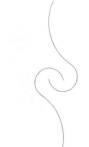

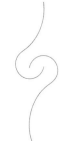

为：肺金之色为白，肾水之色为黑。面黑之症主要病因可以归结为肾水不足，在治疗中除了补肾之外，亦可以采用"虚则补其母"的方法，化用白芷这类以色白为特征的药物，通过益肺来达到补肾的目的。从经络循行的角度来说，白芷归胃、大肠、肺经，而面部是阳明经循行交汇的部位，因此以白芷这味可入足阳明胃经和手阳明大肠经的药物来治疗面部疾病，是再合适不过的了。此外，白芷作为芳香类药物，还有疏表散邪、化湿健脾、理气解郁、活血化瘀等功效，从诸多古代美容古方中可以看出，白芷在古代就被用于驻颜抗衰，其对于中医美容学及现代中医抗衰老具有很好的研究价值，对日化药物及化妆品的研究开发有很高的价值[2]。

历史上白芷的炮制品种多达 16 种，主要分为净制、焙、清炒、煨、加辅料炒、浸、与药物同用 7 个方面。净制主要是除去非药用部分和杂质，保证疗效，现代沿用了该方法；微焙有益于样品的快速干燥，与现代的烘干相似；炒制白芷主要作用是使白芷易于粉碎，但是白芷本身粉碎并不困难，故可弃之不用；石灰制在《本草纲目》中记载是为了防止白芷生虫，并且石灰制的白芷色泽较好，而《本草乘雅半偈》则记载说石灰制白芷燥性增强，不利于白芷作用的发挥，由此可见石灰制亦有不足之处，现代白芷用石灰埋藏，主要是为了白芷药材的快速干燥，和古代白芷的炮制目的不太相同；煨制、醋制、酒制、米泔制、萝卜制、黄精制、斑蝥制分别是针对不同的病症，体现中医药辨证施药用药的原则，有益于白芷药效作用的发挥[3]。

【文献摘引】

[1] 任星宇，罗敏，邓才富，等.白芷挥发油提取方法及药理作用的研究进展[J].中国药房，2017，28（29）：4167-4170.

[2] 贾申科，徐丽莉.驻颜有术话白芷[J].中医药文化，2014，9（1）：54-56.

[3] 金洁，金传山，吴德玲，等.白芷炮制历史沿革及其炮制品的现代研究进展[J].安徽医药，2012，16（1）：4-7.

（三）紫苏

【中文名】紫苏

【别名】古名荏，又名苏、白苏、桂荏（《尔雅》）、荏子、赤苏、红

苏、水升麻、野藿麻、聋耳麻、孜珠、兴帕夏噶（藏语）

【部位】"夏采茎叶，秋采实"：夏秋采茎，大暑前后采叶，"九月半枯时收子"。阴干，生用。夏秋季开花前分次采摘，除去杂质，晒干。

【性味与归经】① 紫苏子：辛，温。归肺经。② 紫苏叶、紫苏梗：辛，温。归肺、脾经。

【功效主治】

（1）药材：① 紫苏叶的功能主治：发散风寒，行气和胃。用于风寒感冒、头痛、咳嗽、胸腹胀满，有一定解鱼蟹毒功能。紫苏叶使用方法：煎服，用量 5～10 g，不宜久煎。② 紫苏梗的功能主治：可宽胸利膈，顺气安胎。适用于胸膈痞闷、胃脘疼痛、嗳气呕吐、胎动不安等。紫苏梗使用方法：煎服，用量 5～10 g，不宜久煎。③ 紫苏子的功能主治：降气化痰，止咳平喘，润肠通便。应用于咳喘痰多、肠燥便秘。紫苏子使用方法：煎服，用量 3～10 g。

（2）精油：具有良好的抗氧化、抗炎、抗菌、抗抑郁和舒张血管作用及解除急性中毒的作用[1]。可用于按摩、吸入、熏香等，稀释 10% 使用。

（3）纯露：可净化解毒，镇静消炎，控油补水，收敛毛孔，使皮肤清洁细腻。可用于湿敷、喷雾护肤、熏香等，稀释 10% 使用。

此外，以上各种形态均可用于情绪管理，使人精神放松，减少紧张和亢奋的情绪，并且使注意力更为集中，减少人体的消极情绪，提高记忆力。

【注意事项】温病及气弱表虚者忌食紫苏叶。阴虚久咳、脾虚便溏者慎用紫苏子。

【芳香小贴士】

中国古代最早的词典《尔雅》中记载："苏，桂荏。"可以知道紫苏原名"苏"，又名"桂荏"，此处"桂荏"即是指气味辛香如桂的荏类。直至唐代《新修本草》仍以"苏"为正名，同时期《食疗本草》及五代时期《日华子本草》等著作中才开始以"紫苏"为正名。宋代《开宝本草》云："今俗呼为紫苏。"可见"紫苏"一名在宋代已较为常用。

我国是紫苏的原产国。早在两千年前，《尔雅》中就有描述紫苏的词句："取（紫苏嫩茎叶）研汁煮粥，良，长服令人体自身香。"而紫苏作

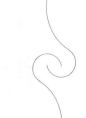

为佐餐配料、成为鱼生的指定调味品可以追溯到汉代枚乘在其名赋《七发》中"鲤鱼片缀紫苏"的佳肴。据《本草纲目》记载，在北宋宋仁宗时期，紫苏茶甚至被评为"汤饮第一"，紫苏水为世人所推崇。

【文献摘引】

[1] 钟萍，汪镇朝，刘英孟，等. 紫苏叶挥发油化学成分及其药理作用研究进展[J]. 中国实验方剂学杂志，2021，27（13）：215-225.

（四）防风

【中文名】防风

【别名】铜芸（《本经》），茴芸、茴草、百枝、闾根、百蜚（《吴普本草》），屏风（《别录》），风肉（《药材资料汇编》）[1]

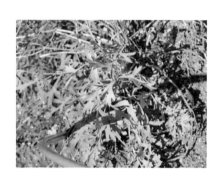

【部位】本品为伞形科植物防风的干燥根。春、秋二季采挖未抽花茎植株的根，除去须根及泥沙，晒干。

【性味与归经】辛、甘，微温。归膀胱、肝、脾经。

【功效主治】

（1）药材：解表祛风，胜湿，止痉。用于外感表证，风湿痹痛，风疹瘙痒，破伤风证。防风饮片使用方法：煎服，5～10 g；或入丸、散。外用适量，煎水熏洗。

（2）精油：主要具有解热、镇痛、镇静、抗炎、抗菌、抗肿瘤、提高机体免疫功能[2]、抗过敏、抗凝血[3]等药理作用。可用于芳香按摩、熏香等，稀释10%使用。

此外，以上各种形态均可用于情绪管理，对虚弱的精神有振奋效果[4-5]，可以让人不过于激动，使人主观感到舒适、明快、自然，还可以缓解抑郁情绪[6-7]。

【注意事项】阴血亏虚、热病动风引起的头痛及阴虚盗汗、阳虚自汗、阴虚火旺者慎用。

【芳香小贴士】

传说古时大禹治水，当"江河顺畅"时，他在会稽大会诸侯，论功行赏、共商治国大计，史称"执玉帛者万国"。但在治水中贡献良多的防风氏却没有按时赶到。大禹认为防风氏居功自傲。因此，在第二天防风氏赶到会稽山时，大禹一怒之下杀了防风氏。但防风氏的头颅中却喷出一股股白血，大禹觉得奇怪，便命人剖开防风氏的肚皮，却看到防风氏满腹都是野草，这才知道错怪了他。原来是因为防风氏在赶往会稽的途中，经过苕溪和钱塘江时发现苕溪又发大水，处理完毕后日夜兼程赶往会稽，却还是迟到了。

大禹追悔莫及。从防风氏头颅喷出的一股股白血散落到地上，山野中便长出伞形羽叶状的小草。当乡民为治水受了风寒而头昏脑胀、浑身酸痛时，有人梦到防风氏要他们服用这种药草。乡民们一试，果然药到病除。为了纪念防风氏，人们就将这种草命名为"防风"。

【文献摘引】

［1］史磊，孟祥才，曹思思，等.防风的本草溯源［J］.现代中药研究与实践，2021，35（4）：93-97.

［2］窦红霞，高玉兰.防风的化学成分和药理作用研究进展［J］.中医药信息，2009，26（2）：15-17.

［3］吉力，徐植灵，潘炯光.防风挥发油的GC-MS分析［J］.天然产物研究与开发，1995，4：5-8.

［4］陈雨秋，张涛，陈长宝，等.防风的化学成分、提取工艺及药理作用研究进展［J］.江苏农业科学，2021，49（9）：43-48.

［5］KIM C W, SUNG J H, KWON J E, et al. Toxicological Evaluation of Saposhnikoviae Radix Water Extract and its Antihyperuricemic Potential［J］. Toxicological Research, 2019, 35(4): 371-387.

［6］刘双利，姜程曦，赵岩，等.防风化学成分及其药理作用研究进展［J］.中草药，2017，48（10）：2146-2152.

［7］SUN X, ZHANG T, ZHAO Y, et al. Panaxynol attenuates CUMS-induced anxiety and depressive-like behaviors via regulating neurotransmitters, synapses and the HPA axis in mice.［J］. Food Function, 2020, 11(2):1235-1244.

（五）山鸡椒

【中文名】山鸡椒

【别名】山苍子、澄茄子、荜澄茄、山香椒、山香根、豆豉姜、木姜子

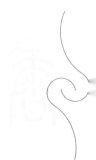

【部位】本品为樟科木姜子属植物山鸡椒的干燥果实。秋季果实成熟时采收，除去杂质，晒干。

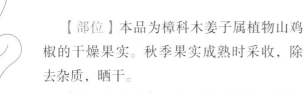

【性味与归经】味辛、苦，性温。归脾、胃经。

【功效主治】

（1）药材：温中散寒，行气止痛。用于胃寒呕逆，脘腹冷痛，寒疝腹痛，寒湿郁滞，小便浑浊。1～3 g，煎汤内服。

（2）精油：有抗真菌、抗细菌及广谱抗菌作用，除此之外，还有消毒防霉、抗虫作用，抗心血管疾病作用，可扩张气管、平喘镇咳，有助于治疗支气管炎和气喘，还可以改善口腔的鹅口疮[1]。可用于芳香按摩、熏香、吸入和喷洒等，稀释 5% 使用。

（3）纯露：调节肌肤油脂分泌平衡性，保持皮肤清洁；其紧实和收敛的特性，可在油性皮肤和油性发质上发挥平衡的作用。可用于熏香、涂抹、湿敷等，稀释 5% 使用。

此外，以上各种形态均可用于情绪管理，可以激励人的身体，使之重现活力，缓解低落的状态[2]，还可以帮助人们集中注意力。

【注意事项】孕妇慎用。

【芳香小贴士】

（1）现代药理学研究显示，山鸡椒具有止痛、消炎、镇咳除痰、调节胃肠道平滑肌运动、抗心肌缺血等功效，有研究表明，山鸡椒叶子和果实的挥发油成分对人的肺、肝、口腔等癌细胞均有抑制作用。而在苗族医学中，因山鸡椒果实具有强烈的特异性窜透性香气，常被用于治疗脘腹冷痛、呕吐腹泻、食欲不振等[3]。

（2）山鸡椒的食用价值：在湖北西部地区，新鲜的山鸡椒会被人们制成泡菜，因其刺激又富有层次的酸辛口味，无论是单独食用或是作为炒菜调料，山鸡椒泡菜都备受当地人民的欢迎。但更多时候山鸡椒是作为食品调料为人们所使用，其更是湖南怀化地区特色美食"芷江鸭"的"灵魂"调料。

【文献摘引】

［1］闫佳旭，刘慧，杜漠，等．荜澄茄药学研究概况［J］．安徽农业科学，2013，

41（18）：7765-7767.

［2］邹顺，王华南，李玮，等．苗族常用香药本草的整理研究［J］．中国民族民间医药，2013，22（12）：4-5.

［3］雷丹，刘志勇．温中散寒中药抗肿瘤作用的研究进展［J］．时珍国医药，2021，32（1）：170-173.

（六）辛夷

【中文名】辛夷

【别名】望春花、紫玉兰、木笔花、迎春花、毛辛夷[1]

【部位】干燥花蕾

【性味与归经】辛，温。归肺、胃经。

【功效主治】

（1）药材：散风寒，通鼻窍。用于风寒头痛，鼻塞流涕，鼻渊。3～10 g，包煎，或入丸、散。外用适量。

（2）精油；抗菌消炎，抗过敏[2-3]，减轻充血、水肿、坏死和炎细胞浸润等炎性反应。用于鼻炎、鼻渊、急性炎症、过敏性皮肤病[4]。可熏蒸、涂抹、洗浴、芳香按摩，稀释 10% 使用。

此外，以上各种形态均可用于情绪管理，提高记忆力、提神醒脑、缓解抑郁[5-6]。

【注意事项】辛夷有毛，易刺激咽喉，入汤剂宜用纱布包煎。辛夷精油孕期慎用，阴虚火旺者慎用。

【芳香小贴士】

宋代开始对辛夷的来源有了南北之分，南方人称之为迎春花，北方人称之为木笔花，并对其不同来源的植物形态有了详细的描述；北宋时期则明确地将辛夷的来源分为两种：望春花与玉兰，并开始出现栽培品；直至清代武当玉兰开始入药，其中望春花入药历史最久。

《药材资料汇编》记载辛夷："主产于伏牛山区的栾川、南召、卢氏、洛阳陕西商洛一带，以往多经河南禹县集散，故称'会春花'。会春花茸毛浓厚，具有鲜艳光泽，品质较优。"随着社会的发展，辛夷在河南地区的种植及交易规模越来越大。2011 年 10 月，中国中药博览会认定南召辛夷为道地药材，并颁发了《道地药材认定书》。2013 年南召县被中国林学会正式授予"中国玉兰之乡"，南召辛夷成为国家地理标志产品，而今药材市场上所售的辛夷绝大多数也是来源于河南南召的望春花。

【文献摘引】

［1］万楷杨．辛夷基源与产地变迁本草考证［J］．亚太传统医药，2020，16（3）：74-77．

［2］张行．辛夷化学成分及其抗过敏活性研究［D］．上海：上海中医药大学，2019．

［3］王文魁，沈映君，齐云．辛夷精油的抗炎作用［J］．陕西中医学院学报，2000，2：40-42．

［4］王书平，吴涛，陆玉建．几种芳香植物精油的抑菌活性研究［J］．安徽农学通报，2018，24（2）：20-24．

［5］CHEN CH, CHEN HC, CHANG WT, et al. Magnoliae Flos Essential Oil as an Immunosuppressant in Dendritic Cell Activation and Contact Hypersensitivity Responses［J］. The American Journal of Chinese Medicine, 2020, 48(3): 17.

［6］贺利敏．自闭症小鼠神经行为学观察及辛夷挥发油对其学习记忆行为影响研究［D］．合肥：安徽医科大学，2016．

（七）附篇·白玉兰

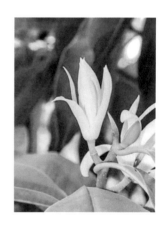

【中文名】白玉兰

【别名】白兰花、白缅花、白兰

【部位】花、籽

【性味与归经】性温，味苦、辛。归肺经、胃经。

【功效主治】

（1）药材：止咳、化浊。用治胸闷腹胀、中暑、咳嗽、慢性支气管炎、前列腺炎、妇女白带。10～15 g，煎服或泡服。

（2）精油：宣肺通窍、止咳化痰、抗菌消炎[1-2]、抗肿瘤、平衡皮脂分泌、调节心率、镇静，对咳嗽、支气管炎、肺炎、肺癌、胃癌、粉刺、高血压、心悸、呼吸急促、神经紧张[3-4]有改善作用。可香薰、泡浴、芳香按摩、蒸汽吸入，稀释 10% 使用。

此外，以上各种形态均可用于情绪管理，振奋情绪、增强自信心[5]。

【注意事项】尚不明确，谨慎使用。

【芳香小贴士】

玉兰属木兰科的木兰属，此属有90种，我国有30种，其中最有名的是玉兰。之所以有名是因其花白净，花形可爱。玉兰又叫白玉兰，是早春落叶性观赏花木。早春先花后叶，花朵大而单生于枝顶。

白玉兰在我国的栽培历史十分悠久。在《大理府志》中就有记述："五代时，南湖建烟雨楼，楼前玉兰花洁莹清丽，与翠柏相掩映，挺出楼外亦是奇观。"在北京颐和园乐寿堂前还有一株古玉兰树，作为清乾隆时代的遗物，这株至少有三百多年的白玉兰躲过了1860年英法联军占领北京清漪园（即今颐和园）的"虎口"，如今仍枝繁叶茂，每年春天准时向世人展现它的美丽。除此以外，北京海淀区大觉寺也有一株清乾隆间植的玉兰。

和玉兰近缘的另一种为紫玉兰，又叫木兰，也称辛夷或木笔花。一般为灌木状，也可成乔木。其花色为紫色，花尚未开时，似饱蘸紫红色颜料的毛笔，支支光直挺秀，宛如笔林，故又名木笔花。《休笔花》中云："谁信花中原有笔，毫端方欲吐春霞。"其香气兼有莲、兰之香，足见人们体会之深。唐代诗人白居易诗云："腻如玉脂涂朱粉，光似金刀剪紫霞，从此时时春梦里，应添一树女郎花。"因此紫玉兰又名"女郎花"。

【文献摘引】

［1］邱书梅．药食两用植物提取物及抗氧化性能的研究［D］．青岛：青岛大学，2014.

［2］侯冠雄．白兰花化学成分及其挥发油抗菌拒食活性研究［D］．昆明：云南中医学院，2018.

［3］张伟．白兰花挥发油的提取及其香气组分的研究［D］．广州：华南理工大学，2020.

［4］李军集，孟忠磊，黎贵卿．广西白玉兰花和叶片挥发油化学成分的GC/MS分析［J］．西南林业大学学报，2012，32（6）：102-106.

［5］王菁，陈光英，宋小平，等．几种植物挥发油的抗肿瘤活性研究［A］．中国化学会、国家自然科学基金委员会．中国化学会第9届天然有机化学学术会议论文集［C］．中国化学会、国家自然科学基金委员会：中国化学会，2012：1.

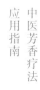
中医芳香疗法
应用指南

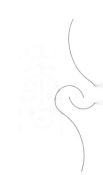

二、清热

（一）青蒿

【中文名】青蒿

【别名】草蒿、臭蒿、臭青蒿、香丝草、酒饼草

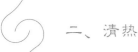

【部位】干燥地上部分

【性味与归经】苦、辛，寒。归肝、胆经。

【功效主治】

（1）药材：清虚热，除骨蒸，解暑热，截疟，退黄。用于温邪伤阴，夜热早凉，阴虚发热，骨蒸劳热，暑邪发热，疟疾寒热，湿热黄疸。6～12 g，入煎剂，宜后下。

（2）精油：有治疗痤疮、抑制流感病毒、消炎、抗溃疡、缓解局部刺激、强心、解热、止咳、祛痰、平喘和镇痛的功效[1]。可护肤，需稀释10%使用。

（3）纯露：清热镇痛，缓解中暑症状，缓解肠胃不适；皮肤消炎，促进伤口愈合；促进体液循环，排出多余水分。可口服，稀释10%使用；外用，需稀释10%使用。

此外，以上各种形态均可用于情绪管理，可舒达肝气、平静心绪，调节抑郁情绪。

【注意】青蒿性寒，体寒者口服需注意剂量。

【芳香小贴士】

2015年，屠呦呦被授予诺贝尔生理学或医学奖，以表彰她在研制抗疟疾药方面作出的贡献，也使得抗疟疾药中的青蒿素（artemisinin）成为人们关注的焦点。"青蒿素"是从中文名为"黄花蒿"（*Artemisia annua* L.，日文名"粪人参"kusoninjin）的植物中发现的，这种含青蒿素的黄花蒿实际上是《肘后方》和《本草纲目》中记载的"青蒿"，中日两国都有长久的研究历史。有研究称日本人错将"青蒿"与"黄花蒿"弄混，后又将黄花蒿的近缘种 *Artemisia apiacea* Hance "原人参"（kawaraninjin）错认为青蒿。考虑到这一点，从1985年版《中华人民共和国药典》开始，药用"青蒿"即被视为黄花蒿 *A. annua* L. 的一种。然

而植物分类学中 *A. apiacea*、*A. annua* 仍被分别当作青蒿和黄花蒿的学名继续使用。论述时如果只说"青蒿",不标拉丁名,便无法判断究竟是何种类。若不了解药用青蒿即植物分类学中黄花蒿这一事实,很容易将药用青蒿叫作 *A. apiacea*[2]。

【文献摘引】

[1] 李玲玲.青蒿精油的提取及抑菌性能研究[J].贵州师范大学学报(自然科学版),2020,38(5):9-13+34.
[2] 久保辉幸,刘文俊.日本对青蒿的引进及鉴定——综观中日本草学之青蒿与黄花蒿[J].自然辩证法通讯,2018,40(8):71-78.

（二）茉莉

【中文名】茉莉

【别名】抹厉(见《洛阳名园记》),没利(见《王梅溪集》),末利(见《朱子集》),末丽(见《洪景卢集》)

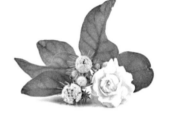

【部位】为木犀科植物茉莉的花、叶、根。

【性味与归经】辛、甘、凉。

【功效主治】

（1）药材:① 茉莉花的功效主治:理气止痛,辟秽开郁。主治湿浊中阻,胸膈不舒,泻痢腹痛,头晕头痛,目赤,疮毒。② 茉莉叶的功效主治:疏风解表,消肿止痛。具有疏风解表,消肿止痛之功效。用于外感发热,泻痢腹胀,脚气肿痛,毒虫蜇伤。③ 茉莉根的功效主治:具有麻醉、止痛之功效。用于跌打损伤及龋齿疼痛,亦治头痛,失眠。内服:花、叶 3～6 g,根 3～6 g。外用:花适量,煎水洗眼;根适量,捣烂敷患处。

（2）精油:改善睡眠[1],抗氧化,抑菌,对调理干燥及敏感肌肤,淡化妊娠纹与瘢痕,增加皮肤弹性,延缓皮肤衰老效果显著[2-3]。还可以减轻女性经期疼痛,改善经前期综合征,强化子宫收缩,催产,减轻产后忧郁症;可改善男性前列腺肥大症,增强性功能,增加精子数量,适用于男性不育、阳痿、早泄。可用于芳香按摩、熏香、洗浴等,稀释 10% 使用。

中医芳香疗法应用指南

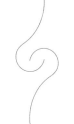

（3）纯露：可促进皮肤新陈代谢，使皮肤柔软、有弹性，改善小细纹，并且使皮肤细嫩明亮，具有优越的保湿、抗老化效果。可用于湿敷、熏香、洗浴等，稀释30%使用。

此外，以上各种形态均可用于情绪管理，有助于安抚神经，抚慰情绪，可增强自信心。抗抑郁，稳定情绪，增加自信。

【注意事项】火热内盛、燥结便秘者忌用。茉莉根有毒，内服宜慎。

【芳香小贴士】

制作生产茉莉花茶的经典工艺已有相当久远的历史，宋时的赵希鹄就曾经在其编写的《调燮类编》一书中对其制作全程做了相当详尽的记述。茉莉花茶是把茶叶以及新鲜的茉莉作特定程度的拼合与窨制，令茶叶能够尽最大可能吸收到茉莉花香，由此而成。茉莉花茶所运用到的茶叶又被称为茶坯，通常多为绿茶，此外有极少的情形是红茶以及乌龙茶。

中医在古时的创新，从某种程度上来讲，促进了茉莉花茶的出现，宋时的中医局之中的方学派不论是对香气，还是对茶的药用价值都有相当成熟的认知度。人们发现茉莉有着安神、解抑郁、中和下气的功效，引发香茶热，诞生了数十种香茶。在明代的时候，茉莉花茶的制作工艺已取得了相当大的进步。郑和在七下西洋的时候曾经到过福州，那时就采购了大批的茉莉花茶，并将其带至各个国家做贸易交流。在清朝咸丰时期，因福州在实际对外交流这一点上有着相当高的地位，加上慈禧特别喜欢茉莉，因而使得茉莉花茶也升为"贡茶"，开始扬名全国。福州当时最为重要的特产茉莉与茶的相互结合，终于成为名扬全国的福州茉莉花茶，到现在已经有超过千年的历史了[4]。

【文献摘引】

[1] 邝晓聪，孙华，秦箐，等.茉莉花挥发油调控睡眠质量的实验研究［J］.时珍国医国药，2011，22（1）：26-28.

[2] 邹静，蒋力群，俞源，等.茉莉花挥发油清除自由基活性的研究［J］.海峡药学，2016，28（7）：31-34.

[3] 孙达，夏兵.三种植物精油的成分分析及其抑菌活性比较［J］.现代食品科技，2020，36（11）：104-113.

[4] 张梦格.中国茉莉花文化研究［D］.咸阳：西北农林科技大学，2018.

（三）白茶

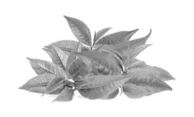

【中文名】白茶

【别名】白毫、大白茶

【部位】山茶科茶属植物茶的嫩叶或嫩芽。

【功效主治】

（1）药材：白茶在抗氧化、抗炎抗菌、抗细胞突变及抗癌、降血糖、降血压、降血脂等方面具有良好的保健功效，对抵御肥胖也有积极作用。具有解酒醒酒、清热润肺、平肝益血、消炎解毒、降压减脂、消除疲劳等功效。取适量，煎服。

（2）精油：有杀菌消炎，收敛毛孔，治疗伤风感冒、咳嗽、鼻炎、哮喘和改善痛经、月经不调及生殖器感染等功效[1-2]。可用于吸入、芳香按摩、熏香等，稀释10%使用。

（3）纯露：去火、消炎、杀菌，能中和并清除肌肤中的自由基，有效抵御肌肤氧化，抚平细纹，延缓肌肤衰老，滋养润泽肌肤。可用于湿敷、喷雾护肤、熏香等，稀释10%使用[3]。

此外，以上各种形态均可用于情绪管理，使头脑清醒，恢复活力，抗沮丧。

【注意事项】脾胃虚寒及肾阴虚者不宜服用，空腹不宜服用。

【芳香小贴士】

白茶的制法特异，传统的白茶加工不炒不揉，基本工艺流程是萎凋（包括并筛、拣剔）、晒干或低温烘干。工艺虽然简单，但对鲜叶来源、阳光强弱和晾晒时间要求严格。其中，萎凋过程是茶叶内含物发生活跃变化的过程，是形成白茶色、香、味的关键，且长时间的萎凋，叶脉出现红筋，使白茶又有"红装素裹"之美誉。新工艺白茶与传统白茶制法的主要区别在于萎凋适度后增加堆积微发酵、轻揉捻再行烘干。白茶制作工艺的总体要求是既不破坏酶的活性，又不促进氧化作用，保持品种特性。

福建白茶有芽茶和叶茶之分，单芽制成的茶称为"银针"，芽叶连朵称为"白牡丹"；由一芽一、二叶制成的茶称为"贡眉"；叶片或一芽三、四叶制成的茶称为"寿眉"；根据茶树品种不同分为大白、小白和水仙白。

传说古时福鼎竹栏头自然村有一个叫陈焕的大孝子，虽终年劳作奔波，但限于当地贫瘠的土壤条件，也没办法让父母过上温饱的生活，对此，陈焕十分愧疚。直到有一次刚过完年，陈焕要按传统持斋三天，因此他便带上了干粮、登上太姥山，乞求太姥娘娘"托梦"，希冀来年温饱度日。陈焕焚香礼拜完毕后昏昏欲睡，在梦中见到太姥娘娘手指一棵树并对他说，"此山中佳木，系老妪亲手所植，群可分而治之，当能富有"。陈焕大喜，第二天便走遍太姥山，历经辛劳，最终在鸿雪洞找到一丛茶树，随即用锄头分出一株带回家悉心养护。百日过去，该树果然如太姥娘娘所言长得生机勃勃，而其树异于常种，入茶极佳，陈焕也因其变得富足，他的父母也因此可以颐养天年了。这茶就是如今所说的"福鼎大白茶"[4]。

【文献摘引】

[1] 戴伟东，解东超，林智.白茶功能性成分及保健功效研究进展[J].中国茶叶，2021，43（4）：1-8.

[2] 严云玉，张迎阳，赵丞.白茶主要成分在疾病防治方面的研究进展[J].福建茶叶，2021，43（4）：76-77.

[3] 陈椽.茶药学[M].北京：中国展望出版社，1987.

[4] 蒋宾，鄢远珍，刘琨毅，等.云南和福建白茶差异比较研究[J].西南大学学报（自然科学版），2021，43（4）：62-72.

（四）金银花

【中文名】金银花

【别名】忍冬花、金银藤、鹭鸶花、银花、双花、二花、金藤花、双苞花、金花、二宝花

【部位】本品为忍冬科植物忍冬的干燥花蕾或带初开的花。夏初花开放前采收，干燥。

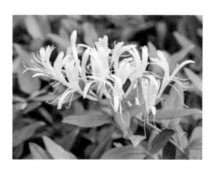

【性味与归经】甘，寒。归肺、心、胃经。

【功效主治】

（1）药材：清热解毒，疏散风热。用于痈肿疔疮、喉痹、丹毒、热毒血痢、风热感冒、温病发热。6～15 g，煎服。

（2）精油：有促进人体新陈代谢、调节人体功能、提高免疫力和抗炎、抗菌、抗病毒、抗氧化、保肝、抗肿瘤等作用，还可以润肤祛斑、延缓衰老，平衡皮脂及水分分泌，排泄水分[1]。可用于熏香、芳香按摩、洗浴等，稀释10%使用。

（3）纯露：有清散肌肤之表风热，改善红肿性粉刺，修复晒后肌肤等作用，还可以预防婴幼儿暑热痱子的发生。可用于洗浴、熏香、喷雾护肤、湿敷等，稀释10%使用。

此外，以上各种形态均可用于情绪管理，以增强记忆，舒缓心情。

【注意事项】脾胃虚寒及气虚疮疡脓清者忌用。

【芳香小贴士】

在诸葛亮七擒孟获的战役中，很多蜀军都中了山雾瘴气，或因水土不服而导致战斗力大打折扣。他们行军途中经过一个小村寨，诸葛亮见村民都面黄肌瘦、食不果腹，起了恻隐之心，吩咐士兵发放军粮赈灾。村民们因此获救，非常感谢诸葛亮和他所带领的队伍。有村民得知这支队伍为"热毒病"所困扰时，让自己的孪生孙女——金花、银花，去采摘仙药为蜀军排忧解难。但三天过去，姐妹却还没有回来。大伙去寻找，却只在一处陡峭的山崖边发现了两个采满了草药的药篓，篓边还有野狼的足迹和两姐妹的衣物碎片。蜀军吃了姐妹采的草药获救了，而金花、银花两姐妹却无法再回来了，为了纪念她们，人们就把这种草药开出的花称为"金银花"。

金银花的不同炮制方法及功效[2]。

（1）金银花：取原药材，拣去残留梗叶及杂质，筛去灰屑。生品用于清热解毒、疏风解表。

（2）炒金银花：取净金银花，置热锅内，用文火拌炒，至黄色为度，取出摊开晾凉。炒金银花用于清热解表、和胃止呕。

（3）金银花炭：取拣净的金银花，置锅内，用中火炒至表面焦褐色，喷淋清水少许，灭火星，炒干，取出晾透。金银花炭用于清热解毒、凉血止痢。

【文献摘引】

[1] 王亚丹，杨建波，戴忠，等.中药金银花的研究进展[J].药物分析杂志，2014，34（11）：1928-1935.

[2] 李晓娅.金银花采收加工及质量评价方法研究[D].开封：河南大学，2019.

应用指南 中医芳香疗法

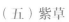

（五）紫草

【中文名】紫草

【别名】大紫草、茈草、紫丹、地血、鸦衔草、紫草根、山紫草、硬紫草、红石根[1]

【部位】根

【性味与归经】甘、咸，寒。归心、肝经。

【功效主治】

（1）药材：清热凉血，活血解毒，透疹消斑。用于血热毒盛，斑疹紫黑，麻疹不透，疮疡，湿疹，水火烫伤。5～9克，水煎服。

（2）精油：具有杀菌、抑菌、消炎、活血收敛、去腐生肌，斑疹、痘疮、烧伤、皮肤炎症、湿疹、紫癜、压疮[2-3]的功效。可芳香按摩、涂抹、香薰、泡浴，稀释10%使用。

此外，以上各种形态均可用于情绪管理、缓解紧张情绪、改善精神状况、减轻主观自觉疼痛或瘙痒症状。

【注意事项】胃肠虚寒便溏者禁用。

【芳香小贴士】

《证类本草》引陶弘景云："今出襄阳，多从南阳新野来，彼人种之，即今染紫者，方药都不复用。"原书附图3幅：紫草、东京紫草、单州紫草（东京即今辽宁辽阳，单州即今山东单县及安徽砀山一带）。李时珍《本草纲目》记载："此草花紫根紫。可以染紫。故名。《尔雅》作茈草。瑶、侗人呼为鸦衔草。春社前后采根阴干，其根头有白毛如茸。"并附图，根据产地和附图，基本与现在商品硬紫草一致，古人取其作为染料，而今同等入药。

我国软紫草资源在20世纪80年代尚十分充足，全新疆蕴藏量达16 000吨，年收购约130吨。但因大量采挖，产量急剧下降，因此近年来我国通过进口巴基斯坦、吉尔吉斯斯坦等国家的紫草以填补国内需求缺口，金世元教授认为这些外来商品亦属于软紫草。进口紫草一般品质较高，往往也称为新疆紫草，不做区分。

【文献摘引】

[1] 张历元，李元文，张丰川，等. 紫草的古今炮制与应用[J]. 世界中医药，2017，12（9）：2186-2189+2194.

［2］陈娜. 紫草油疗效分析［J］. 科技风，2015，2：87.

［3］任雪雯. 复方紫草油治疗慢性剥脱性唇炎（脾胃湿热证）的临床疗效研究［D］. 北京：北京中医药大学，2021.

（六）牡丹籽

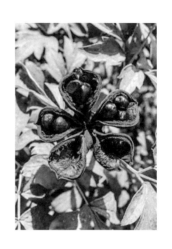

【中文名】牡丹籽

【别名】牡丹种子

【部位】双子叶植物纲、芍药科、芍药属植物的种子。

【功效主治】

精油：调节血脂、降低胆固醇、预防梗死、降低血液黏稠度、预防糖尿病、预防心血管疾病抗氧化、降血压、减肥、抗癌、抗炎症[1-2]。可内服，空腹使用5～8 g；护肤，稀释10%使用。

此外，以上各种形态均可用于情绪管理、调节情绪、保护视力、益智健脑、延缓衰老。

【注意事项】一般人群均适宜。皮肤过敏者慎用。

【芳香小贴士】

据《神农本草经》记载："牡丹味辛寒，一名鹿韭，一名鼠姑，生山谷。"在甘肃省武威县发掘的东汉早期墓葬中，发现医学简数十枚，其中有牡丹治疗血瘀病的记载。牡丹原产于中国的长江流域与黄河流域诸省山间或丘陵中，人们发现了它的药用价值和观赏价值，而变野生为家养。

根据用途的不同，可将牡丹分为两类：观赏牡丹和油用牡丹。油用牡丹产的牡丹籽油被誉为"液体黄金"，成分结构合理，营养价值极高。牡丹籽油无明显毒性，食用安全性较高。牡丹籽含油量约20%，远高于大豆的15%。2011年，牡丹籽油被卫生部（现国家卫健委）列为新资源食品。经多家专业机构检验，牡丹籽油中不饱和脂肪酸含量超过90%，尤其是亚麻酸的含量超过40%，是橄榄油的140倍。因此，牡丹籽油被营养学家称为"世界上最好的油"。

2013年9月，由菏泽与菏泽牡丹产业化龙头企业立项制定的《牡丹籽油行业标准》首次对牡丹籽油的技术要求、生产流程、检验方法等方

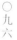

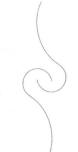

面进行了量化规范，该标准的建立统一规范了牡丹籽油的生产与使用，起到了"标杆"作用。

【文献摘引】

［1］王文月，刘华敏，汪学德，等．牡丹籽油制取技术研究进展［J/OL］．河南工业大学学报（自然科学版），2021，4：123-131［2021-10-11］．

［2］卢艳慧，李迎秋．牡丹籽油的研究进展及应用［J］．江苏调味副食品，2020，4：8-10+36．

（七）冬青

【中文名】冬青

【别名】四季青（冬青叶），救必应、白木香、羊不吃、观音柴（冬青皮），乌尾丁、痈树、六月霜（冬青根）

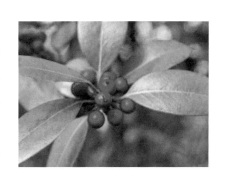

【部位】冬青科植物冬青的干燥叶、树皮和根。

【性味与归经】四季青味苦、涩，性凉，归肺、大肠、膀胱经；救必应苦，寒，归肺、胃、大肠、肝经；毛冬青味微苦甘，性平。

【功效主治】

（1）药材：① 四季青：清热解毒，消肿祛瘀。用于肺热咳嗽，咽喉肿痛，痢疾，胁痛，热淋；外治烧烫伤，皮肤溃疡。② 救必应：清热解毒，利湿止痛。用于暑湿发热，咽喉肿痛，湿热泻痢，脘腹胀痛，风湿痹痛，湿疹，疥疮，跌打损伤。③ 毛冬青：风热感冒，肺热喘咳，咽痛，乳蛾，痢疾，牙龈肿痛，胸痹心痛，中风偏瘫，血栓闭塞性脉管炎，丹毒，烧烫伤，痈疽，中心性视网膜炎。

冬青中药饮片使用方式：① 四季青：内服15～60 g，浓煎成流浸膏服用，外用适量，水煎外涂。② 救必应：内服煎汤，9～30 g，外用适量，煎浓汤涂敷患处。③ 毛冬青：内服煎汤，10～30 g，外用适量，煎汁涂或浸泡。

（2）精油：具有抗菌、消炎、治疗烧烫伤、溃疡等作用；对心血管系统也有显著的药理作用，可改善心肌缺血，预防心肌梗死，提高心肌耐缺氧能力；还有抗肿瘤、抑菌抗炎、保肝的作用[1]。可用于熏香、洗浴、芳香按摩，稀释 5% 使用。

（3）纯露：具有杀菌、利尿、激励、抗风湿、促进血液循环的特性。有明显保湿功效，可软化角质，调节皮肤油脂分泌，让皮肤变得水嫩、细滑而有弹性[2]。可用于湿敷、熏香、芳香按摩等，稀释 5% 使用。

此外，以上各种形态均可用于情绪管理，以缓解燥热的天气带来的厌烦和不安，其清凉舒爽的气息，可以驱散懒散的气氛，振奋精神。

【注意事项】孕妇及有出血性疾病者慎用。

【芳香小贴士】

1. 冬青的园林价值

铁冬青的树叶厚而密，树木粗壮健康，树形古朴美观，是理想的园林观赏树种。园林应用习惯称之为万紫千红、白银树及红子儿。万紫千红得名于其叶子深绿色，枝条紫色，果实鲜红色，寓意满堂红，是旺家旺业的好意头树种。白银树得名于其树身长着灰白色的斑，寓意财富。红子儿则得名于其秋后果实累累，红若丹珠，赏心悦目，寓意旺儿女。

2. 苦丁茶

苦丁茶在中国古代被称为"皋卢茶"，至今已有两千多年的饮用历史。除了是药食两用的珍品外，苦丁茶还是我国作为世界上最早种培茶叶地区的主要证据之一。早在东汉时期就有记载，"南方有瓜卢木（即皋卢），亦似茗，至苦涩，取为屑，茶饮。而交广最重，客来先设，乃加毛茸"。

李时珍对苦丁茶的药用疗效也有详细记载："苦，平，无毒……煮饮，止渴明目，除烦，令人不睡，消痰利水，通小肠，治淋，止头痛烦热，噙咽，清上膈。"不难看出，早在古代，我国人民就有了饮用苦丁茶的习惯，并对其药用效果有了较好的认知[3]。

【文献摘引】

[1] 廖立平，毕志明，李萍，等 . 四季青挥发油化学成分的研究 [J]. 中草药，2003，11：27-28.

[2] 甄汉深，李生茂，董佳梓 . 四季青化学成分及药理作用研究进展 [J]. 中医药信息，2007，6：18-20.

[3] 陆小鸿 ."药王奇树"铁冬青 [J]. 广西林业，2014，5：28-29.

应用指南 中医芳香疗法

三、补益

（一）红枣

【中文名】红枣

【别名】大枣、干枣、美枣、良枣、枣

【部位】成熟果实

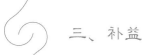

【性味与归经】甘，温。归脾、胃、心经。

【功效主治】

（1）药材：补中益气，养血安神。用于脾虚食少，乏力，便溏，妇人脏躁。6～15克，水煎服。

（2）精油：抗菌消炎、疏通血脉、健脾和胃，可用于患心血管疾病、胃炎，以及脾胃虚弱、免疫力低下者[1]。可用于香薰、泡浴、蒸气吸入、芳香按摩，稀释10%使用。

此外，以上各种形态均可用于情绪管理，缓解焦虑情绪，改善睡眠，抗抑郁。

【注意事项】凡湿盛、痰凝、食滞、虫积及龋齿作痛，痰热咳嗽者慎用。

【芳香小贴士】

大枣在《神农本草经》中被列为上品。《神农本草经》称其"味甘平，主心腹邪气，安中养脾，助十二经，平胃气，通九窍，补少气、少津液、身中不足，大惊，四肢重，和百药久服轻身长年。"

大枣，历代以来被公认为养生保健之佳品，素有"一日食三枣，终生不显老"之誉，男女老幼皆宜，可长期食用。同时，又是中医辅助治疗最常配用的药物。不同历史时期大枣的药用既具有特色，又有承接性[2]。汉代重在健脾养血和营，缓和药性，疗营卫不和，脏躁；唐宋时期主以补脾益肺，治脾虚证、咳嗽；金元明清时期，补中益气，养血安神，缓和药性，虚证、神志异常多用；近现代，补虚扶正，养血保肝，肝病多用。补中益气常与人参、黄芪、白术等配伍；养血安神常与当归、酸枣仁等配伍；和中调营则常与生姜共用；峻猛和有毒之品，亦常佐以大枣，以缓和药性[3]。

【文献摘引】

[1] 李艳芳，高文强，武娜. 吕梁红枣精油提取工艺探究 [J]. 广东化工，2017，44（24）：125−126.

[2] 刘西建，张艳. 大枣药用历史沿革 [J]. 陕西中医，2011，32（3）：352−353.

[3] 李莲芳，杨芬，李云东，等. 大枣不同炮制方法的比较 [J]. 中国民族民间医药，2020，29（1）：55−58.

（二）人参

【中文名】人参

【别名】神草、吉林参、棒槌、土精、黄参、血参、地精、金井玉阑、孩儿参

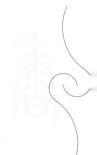

【部位】根

【性味与归经】甘、微苦，微温。归脾、肺、心、肾经。

【功效主治】

（1）药材：大补元气，复脉固脱，补脾益肺，生津养血，安神益智。用于体虚欲脱，肢冷脉微，脾虚食少，肺虚喘咳，津伤口渴，内热消渴，气血亏虚，久病虚羸，惊悸失眠，阳痿宫冷。3～9 g，另煎兑服；研粉吞服，一次 2 g，一日 2 次。

（2）精油：抗炎、抗肿瘤、抗氧化，可用于肺癌、肝癌、乳腺癌、心肌缺血；补水保湿、促进血液循环和新陈代谢、增加肌肤细胞的营养和光泽、延缓肌肤衰老、提升紧致、缩小毛孔[1-3]。可香薰、泡浴、芳香按摩、涂抹、面膜，稀释 5% 使用。

此外，以上各种形态均可用于情绪管理，镇静安神、缓解恐惧情绪、抗心理应激。

【注意事项】实热证、湿热证及正气不虚者禁服。不宜与茶同服，不宜与藜芦、五灵脂同用。人参精油孕期、哺乳期、生理期慎用，阴虚火旺者慎用。

【芳香小贴士】

人参已有 4 000 多年的历史，汉代有关于人参的最早记载，见于《春秋运斗枢》云："摇光星散为人参，废江淮山渎之利，则摇光不明，

人参不生。"但这只是因人参的形态似人形而引起的神秘联想。首次对人参药用价值的记载则是在东汉末年张仲景所著的《伤寒杂病论》中，书中共记载了113个药方，其中有21个药方用到人参。李时珍的《本草纲目》记载："参渐长成者，根如人形，有神，故谓之人参神草。"《医学启源》描述："治脾胃阳气不足及肺气促，短气、少气，补中缓中，泻肺脾胃中火邪。"《主治秘要》云："补元气，止泻，生津液。"中国是世界上最早应用人参并用文字记载人参的国家[4]。

目前人参炮制品有生晒参、红参、糖参、白干参、掐皮参、大力参等种类。《中华人民共和国药典（2020年版）》（以下简称《中国药典》）收录生晒参和红参，其相应的炮制方法分别为晒干和蒸制[5]。

【文献摘引】

［1］张维玲，杨悦武，孙艳，等．人参挥发油化学成分比较研究［J］．中药材，2019，42（4）：813-817.

［2］彭雪，李超英．人参挥发油研究［J］．吉林中医药，2017，37（1）：71-74.

［3］张晓文，宋清，徐志伟．人参茎叶总皂苷对心理应激荷瘤小鼠肿瘤生长及化疗效果的影响［J］．现代食品科技，2010，26（4）：348-350.

［4］鹿扩建，曹欢，笔雪艳，等．基于人参炮制历史沿革探讨中国药典中红参炮制规范［J］．中国中医药信息杂志，2020，27（8）：27-29.

［5］杨建宇，刘冠军，刘白云，等．中华中医药道地药材系列汇讲（16）道地药材人参的研究近况［J］．现代医学与健康研究电子杂志，2020，4（16）：107-110.

（三）芝麻

【中文名】芝麻

【别名】芝麻、胡麻

【部位】成熟种子

【性味与归经】甘，平。归肝、肾、大肠经。

【功效主治】

（1）药材：补肝肾，益精血，润肠燥。用于精血亏虚，头晕眼花，耳鸣耳聋，须发早白，病后脱发，肠燥

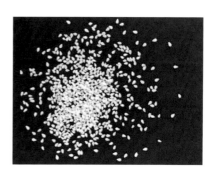

便秘。9～15 g，水煎服或入丸散。

（2）精油：润滑剂及赋形剂。内服：润肠、润肺、促进胆固醇的代谢、抗氧化、抗癌，促进食欲、帮助消化、预防心血管疾病、预防衰老、肝癌、肠癌[1-3]。外用为软膏及硬膏基质，可滋润皮肤、防治皲裂、抗衰老、行气活络，预防肌肤衰老、免疫力低下、心血管疾病。常作为基础油与其他精油使用[4-5]。内服芝麻油每次2～4 g即可。外用芝麻油作为基础油适量使用。

此外，以上各种形态均可用于情绪管理，缓解疲劳情绪，抗抑郁，提高记忆力，改善睡眠[6]。

【注意事项】便溏者禁服。易过敏者、炎症急性期者慎用。

【芳香小贴士】

芝麻始载于《神农本草经》："胡麻，味甘，平。主伤中虚羸，补五内，益气力，长肌肉，填脑髓。久服，轻身不老。一名巨胜。"《梦溪笔谈》中记载："胡麻直是今油麻，更无他说。余已于《灵苑方》论之。其角有六棱者，有八棱者。中国之麻，今谓之大麻是也，有实为苴麻，无实为枲麻，又名牡麻。张骞始自大宛得油麻之种，亦谓之麻，故以'胡麻'别之，谓汉麻为'大麻'也。"

黑芝麻自古以来就被认为是养生保健的佳品，古代医药学家陶弘景评价黑芝麻为："八谷之中，唯此为良"。黑芝麻可益肝，补肾，养血，乌发，美容。历代本草医家在临床应用中多将其炮制后入药，以达到"生熟异用、药食平衡"的目的。

【文献摘引】

[1] 崔微，鞠成国，刘政扬，等.黑芝麻炮制历史沿革及现代应用研究[J].中国现代中药，2019，21（5）：673-676.

[2] 文莎莎，郭蕊，于修烛.芝麻叶功能成分提取及其开发应用研究进展[J].中国油脂，2020，45（10）：100-105.

[3] 盛芳，原晓红.鲜芝麻叶治疗急慢性咽炎[J].山东中医杂志，2003，4：241.

[4] 高秀娟.芝麻酚对脑缺血再灌注损伤的保护作用及机制研究[D].济南：山东大学，2017.

[5] 刘学波，刘小宁，原田，等.芝麻酚的神经保护作用及分子机制[J].中国食品学报，2017，17（10）：1-7.

[6] 胡佑志.黑芝麻调蜂蜜治健忘失眠[J].蜜蜂杂志，2021，41（4）：45.

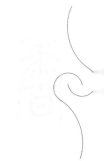

（四）沙棘

【中文名】沙棘

【别名】醋柳果、醋刺柳、酸刺

【部位】成熟果实、种子。

【性味与归经】酸、涩、温。归脾、胃、肺、心经。

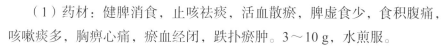
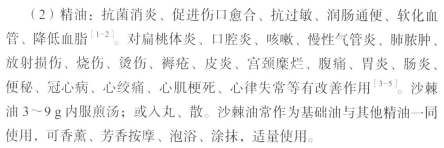

【功效主治】

（1）药材：健脾消食，止咳祛痰，活血散瘀，脾虚食少，食积腹痛，咳嗽痰多，胸痹心痛，瘀血经闭，跌扑瘀肿。3～10 g，水煎服。

（2）精油：抗菌消炎、促进伤口愈合、抗过敏、润肠通便、软化血管、降低血脂[1-2]。对扁桃体炎、口腔炎、咳嗽、慢性气管炎、肺脓肿、放射损伤、烧伤、烫伤、褥疮、皮炎、宫颈糜烂、腹痛、胃炎、肠炎、便秘、冠心病、心绞痛、心肌梗死、心律失常等有改善作用[3-5]。沙棘油3～9 g内服煎汤；或入丸、散。沙棘油常作为基础油与其他精油一同使用，可香薰、芳香按摩、泡浴、涂抹，适量使用。

此外，以上各种形态均可用于情绪管理，缓解焦虑情绪，抗抑郁[6-7]。

【注意事项】出血性疾病、泌尿系统结石、消化道溃疡以及服用维生素K者不宜食用。

【芳香小贴士】

在我国古代，沙棘（果）常被用作民族药物。在希腊，沙棘叶和树枝一直被用于喂养动物，使动物体重增加、皮毛发亮。在北方地区，沙棘树枝和树叶提取物被用于治疗人和动物的结肠炎；沙棘叶被用于治疗胃肠道、皮肤疾病，并且以外敷的形式用于治疗类风湿关节炎。

中国是世界上最早记载沙棘医用的国家。西藏雅鲁藏布江流域的藏民经过长期的摸索和临床实践逐渐发现了沙棘的治疗作用，并将沙棘融入了藏族医药体系。在公元8世纪上半叶，我国现存最早的藏医学古典名著《月王药诊》问世，《月王药诊》是藏医药学的理论基础和起源之一。在这本书中著录了沙棘的药用价值，书中的第112章"药物的性味功效"中对沙棘有如下记载："沙棘医治培根、增强体阳、开胃舒胸、饮食爽口、容易消化。"到公元8世纪下半叶，著名藏医学家宇妥·元丹贡布总结民间的治疗经验和《月王药诊》等著作的基本理论，编著成《四部医典》，《四部医典》共4卷156章，其中约有30章记载了沙棘具有祛痰止咳、利肺、化湿、壮阴、升阳的作用，有 60 余处记载了沙棘健脾养胃与破病治血等功效，而且还有沙棘的汤、散、丸、青、酥、灰、酒 7 种制剂与 84 种沙棘的配方。

【文献摘引】

［1］闫昌誉，余桂媛，贺晓静，等.沙棘叶的研究进展与产业化应用［J］.今日药学，2021，31（7）：481-492.

［2］李月，刘青，王悦，等.沙棘叶的应用及现代研究进展［J］.中国中药杂志，2021，46（6）：1326-1332.

［3］张高娃.关于沙棘药用的历史记载与研发现状［J］.健康之路，2017，16（1）：254.

［4］高兴华，侯殿东，齐瑞群，等.一种沙棘籽油提取物及其应用［P］.辽宁省：CN111419890A，2020-07-17.

［5］王峰，王海平，刘金凤，等.试分析沙棘的综合价值及研究进展［J］.农业与技术，2018，38（8）：70.

［6］史文斌.沙棘籽油配伍酸枣仁油抗抑郁作用实验研究［J］.中国药物与临床，2019，19（24）：4254-4256.

［7］王海亮.沙棘多糖对神经系统相关疾病的药效学研究［D］.长春：吉林大学，2019.

（五）核桃

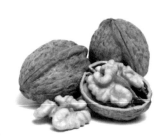

【中文名】核桃

【别名】胡桃、羌桃

【部位】成熟种子

【性味与归经】甘，温。归肾、肺、大肠经。

【功效主治】

（1）药材：补肾，温肺，润肠，肾阳不足，腰膝酸软，阳痿遗精，虚寒喘嗽，肠燥便秘。6～9 克，水煎服或入丸散。

（2）精油：消炎、抗氧化、抗过敏、镇痛、润肠、降低胆固醇、改善血液循环，对肌肤松弛、皮肤衰老、皮肤创伤、免疫力低下、便秘、腹痛、冠心病、心绞痛有改善作用[1-2]。可香薰、芳香按摩、蒸气吸入、涂抹，稀释 10% 使用。

此外，以上各种形态均可用于情绪管理、抗抑郁、减轻社会压力。

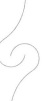

【注意事项】阴虚火旺及大便溏泻者慎用，肺有痰火及内有积热者慎用，不可与浓茶同服。

【芳香小贴士】

核桃，原名胡桃，又被称为羌桃、万岁子、长寿果，属于胡桃科乔木植物。在《名医别录》中有记载："此果出自羌湖，汉时张骞出使西域，始得终还，移植秦中，渐及东土……"张骞将它引进中原地区时，因其为外来物种，故取名为"胡核"。直到公元 319 年，晋国大将石勒占据中原，建立后赵，因避讳"胡"字，故将"胡桃"改名为如今脍炙人口的"核桃"，这个名字一直到今天也还在使用。

核桃虽好，饮食禁忌也不少。核桃性热，而酒也属甘辛大热，《开宝本草》有记载："饮酒食核桃令人咯血。"可见二者同食，易致血热。因此有体质大热或是有咯血病史、支气管扩张、肺结核的患者更应注意，不宜饮酒，更不应该以核桃佐酒同食。除此之外，核桃也不能与野鸡肉、鸭肉一起食用。

核桃属于高脂肪类食物，多食会影响消化，甚至引起腹泻，所以食用核桃需要适度。此外，有的人为了追求口感，在食用时喜欢把核桃仁表面的褐色薄皮剥掉，但其实这样会造成核桃营养的损失，是错误的。痰火喘咳、阴虚火旺、便溏腹泻的患者不宜食用核桃。

【文献摘引】

［1］索朗欧珠.一种核桃精油的制备方法［P］.西藏：CN107937138A，2018-04-20.
［2］核桃药用价值高［J］.湖南中医杂志，2017，33（5）：117.

四、温中

（一）肉桂

【中文名】肉桂

【别名】菌桂、牡桂、桂、大桂、筒桂、辣桂、玉桂

【部位】干燥树皮

【性味与归经】辛、甘，大热。归肾、脾、心、肝经。

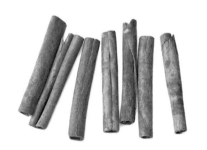

【功效主治】

（1）药材：补火助阳，引火归原，散寒止痛，温通经脉。用于阳痿宫冷，腰膝冷痛，肾虚作喘，虚阳上浮，眩晕目赤，心腹冷痛，虚寒吐泻，寒疝腹痛，痛经经闭。煎汤，2～5 g，不宜久煎；研末，0.5～1.5 g；或入丸剂。外用适量、研末、调敷；浸酒，涂擦。

（2）精油：收敛皮肤、促进血液循环，抗衰老；清除疣类皮肤；对痛经、月经量过少、经前下腹闷滞有用；对胃痉挛、消化不良、恶心胀气亦有效。可香薰，3～5 滴滴于香薰炉中；外用，需稀释到 1% 以下。

（3）纯露：改善肠胃问题，如消化不良；促进血液循环；调节神经系统。外用，稀释至 15% 以下。加入饮品，稀释至 10% 以下。

此外，以上各种形态均可用于情绪管理，对精疲力竭和虚弱、沮丧的安抚效果绝佳。

【注意】孕妇及女性经期禁用。

【芳香小贴士】

作为药材、食材的肉桂在生活中常见，有 300 多种中药方剂中含有肉桂，比如活血丹、活血风寒膏、桂苓甘露饮等。肉桂也是一种常用的香料，古代追求延年益寿、长生不老，桂皮更被视为一种长生药，得到了王公贵族的追捧，因而被大量使用，《本草纲目》引《神农本草经》说肉桂的药用价值为："主百病，养精神，和颜色，为诸药先聘通使，久服轻身不老。百生光华，媚好常如童子。"早在千年以前，肉桂就是中国、印度、土耳其、埃及之间的重要贸易商品，它也可能是人类最早使用和最有价值的香料之一，且它不仅是一种香料，还被作为贡品。由于肉桂用途多样且疗效显著，阿拉伯人曾经将肉桂的种子珍藏了好几个世纪，不让它流传于外[1]。

随着科学发展和生活水平的提高，在近代开始出现肉桂精油、肉桂膏等产品，可用于配制烟酒、化妆品和香皂等产品，也是调配食品饮料和高级香料的原材料。

【文献摘引】

[1] 段一凡，王贤荣.从"圭"到"桂"：月中"桂"新考——"桂"文化的起源与演化［J］.南京林业大学学报（人文社会科学版），2011，11（2）：39-43.

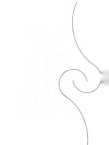

（二）艾草

【中文名】艾草

【别名】艾叶、艾蒿、家艾

【部位】干燥叶

【性味与归经】辛、苦，温；有小毒。

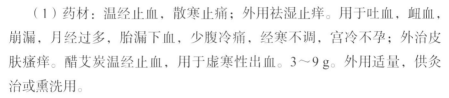

归肝、脾、肾经。

【功效主治】

（1）药材：温经止血，散寒止痛；外用祛湿止痒。用于吐血，衄血，崩漏，月经过多，胎漏下血，少腹冷痛，经寒不调，宫冷不孕；外治皮肤瘙痒。醋艾炭温经止血，用于虚寒性出血。3～9 g。外用适量，供灸治或熏洗用。

（2）精油：理气血，温经脉，逐寒湿；温经，止血，安胎。治心腹冷痛，泄泻转筋，久痢，吐衄，下血，月经不调，崩漏，带下，胎动不安，痈疡，疥癣，抗菌消炎，镇咳化痰。可用于泡脚泡浴、护肤，稀释2%使用。

（3）纯露：散寒止痛，温经止血，能温中、逐冷、除湿，治疗口腔溃疡、牙龈炎、咽喉肿痛、牙周炎、中耳炎等。可用于护肤，直接使用；沐浴，加入适量使用；室内喷洒，稀释30%使用。

此外，以上各种形态均可用于情绪管理，能镇静安神，提高睡眠质量。

【注意】阴虚血热者慎用。有小毒，不可过量服用。用艾草叶泡脚需要注意频率，一周2～3次即可。

【芳香小贴士】

艾草是中国传统的中药植物，除了作为常用的药物外，艾草在食品制作、文化习俗中也扮演着重要的角色，同时也是文人墨客笔下的赋诗传情之物，慢慢就衍化出了"艾草文化"。

艾草最早可追溯到作为引取"天火"的材质，在西汉中，《淮南万毕术》记载了："削冰令圆，举而向日，以艾承其影，则生火。"在古人眼里，艾草是神圣的。当时人们常将艾草作为祭祀之物来用，巫师用"天火"驱赶邪气，用艾草占卜。据考证，殷商以前，艾草常作为占卜工具，预测吉凶。例如，在古时的北方，巫术掌握在萨满手中，"蒿草卜"便是萨满运用蒿草秆预测吉凶的占卜术之一。

此外，每逢端午，新鲜的艾叶不仅是门口悬挂的驱邪避祟之物，也是时令美食的好材料。艾粄、艾米果、青团，全国各地都将艾叶做成不同的美食，还有的地区煮鸡蛋时放入艾叶，以此来暖宫、理气血、调养身体[1]。

【文献摘引】

[1] 聂韡，刘畅，单承莺．艾草的本草考证及资源分布［J］．中国野生植物资源，2019，38（4）：93-95+105.

（三）黑胡椒

【中文名】黑胡椒

【别名】黑川、胡椒

【部位】成熟果实

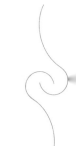

【性味与归经】辛，热。归胃、大肠经。

【功效主治】

（1）药材：温中散寒，下气，消痰。用于胃寒呕吐、腹痛泄泻、食欲不振、癫痫痰多。0.6~1.5 g，研粉吞服。外用适量。

（2）精油：有镇静、温中散寒、下气、健胃、止痛、消炎、解毒、降血脂等功能，可治疗消化不良、寒痰、积食、肠炎、支气管炎、感冒和风湿病等[1]。可用于泡澡，加入5~6滴；按摩时，和其他精油搭配，稀释10%使用。

（3）纯露：安神、活血化瘀、抗菌、促进食欲、驱退胀气、止吐。可内服、护肤，稀释10%使用。

此外，以上各种形态均可用于情绪管理，避免因超负荷工作而产生的呆滞、精神疲倦、无精打采、反应迟钝等现象发生。缓解因精神紧张而造成的偏头痛、眩晕、心理疲乏等。

【注意】阴虚有火者忌服。不宜多服。

【芳香小贴士】

在黑胡椒的诸多的功效之中，值得注意的是治疗心腹痛，特别是运用胡椒作为佐料用于药膳方中。在《本草纲目》中附有关于"心腹冷痛"的17个药方。如"胡椒，心腹冷痛，酒吞三七粒""心气疼痛：绿豆廿一粒，胡椒十四粒"。还有治疗牙痛的验方，在诸多著作中均有体现。关于胡椒解毒的记载在我国的文献中为"杀一切鱼肉菰蕈之毒"，但是在印度的医学典籍《医理精华》中记载的阿加陀药，药用为解一切毒，而其中胡椒作为其主要成分发挥了重要作用。我国文献中记载解鱼肉毒的功效是来源于印度医学，还是胡椒与我国饮食文化相互适应过程之中发掘的功效，还有待于进一步研究[2]。

中医学认为，颜色黑的食物入肾，因此，黑胡椒温补脾肾的作用明显，可以治疗由脾肾虚寒造成的"鸡鸣泻"（指经常在早晨拉肚子）。黑胡椒味道比白胡椒更为浓郁，于是厨师们别出心裁地把它应用于烹调菜肴，使之达到香中带辣、美味醒胃的效果。

由于胡椒的热性高，吃了很容易让人体内阳气升发，所以每次不能多吃，在0.3～1克比较适宜。另外，有炎症和阴虚火旺的人禁吃胡椒，否则更容易动火伤气。

【文献摘引】

[1] 谢敏华.超临界CO_2萃取黑胡椒精油的研究[J].中国调味品，2012，37（11）：103-105.

[2] 姜雨微，程伟.胡椒药用考[J].辽宁中医药大学学报，2020，22（5）：161-164.

（四）丁香

【中文名】丁香

【别名】丁子香、支解香、雄丁香、公丁香（古人将丁香花蕾称为"公丁香"或"雄丁香"，而将丁香果实称为"母丁香""雌丁香""鸡舌香"）

【部位】干燥花蕾

【性味与归经】辛，温。归脾、胃、肺、肾经。

【功效主治】

（1）药材：温中降逆，补肾助阳。用于脾胃虚寒，呃逆呕吐，食少吐泻，心腹冷痛，肾虚阳痿。1～3 g，内服或研末外敷。

（2）精油：具有抗菌、消炎、镇痛以及对消化系统的保护作用。可治疗牙痛、支气管炎、神经痛、胃灼

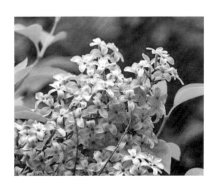

热，减轻痢疾所造成之不适与疼痛，可改善衰弱体质与贫血，驱虫，促进血液循环，治疗皮肤溃疡及伤口发炎，治疗疥癣，改善粗糙肌肤[1-2]。可用于熏香、芳香按摩等，稀释10%使用。

（3）纯露：有效舒缓较轻微的疼痛，并能帮助预防抗发炎，对于缓解牙痛也有很好的效果，还可用于肠胃保健，解决腹部绞痛、胃痛、消化不良、胀气等消化系统问题。可用于熏香、洗浴、湿敷等，稀释10%使用。

此外，以上各种形态均可用于情绪管理，以舒缓因情绪郁结而产生的不快或胸闷感。

【注意事项】不宜与郁金同用，热病及阴虚内热者禁服。

【芳香小贴士】

宋代《太平御览》记载：汉桓帝时期侍中刁存因年老患有口臭，"帝赐以鸡舌香，令含之"。刁存不懂药性，对丁香特性更不了解，不知皇帝所赐何物，置于口中有辛辣刺舌感，遂未含。皇帝怒而赐毒药，刁存全家哀泣不止。有一识者验查后方知是丁香，才知道皇帝所赐为香口之药[3]。

丁香的品质主要以其挥发油含量高低为评定标准，以个大、粗壮、色红棕、油性足、能沉于水、香气浓郁、无碎末者为佳。丁香通常在阳历9月至次年3月间，当花蕾由绿转红、花瓣尚未开放时采收，采收后晒干即可。

【文献摘引】

[1] 美丽，朱懿敏，罗品，等．丁香化学成分、药效及临床应用研究进展［J］．中国实验方剂学杂志，2019，25（15）：222-227.

[2] 张昊东．五味代表性香药本草古籍考释［D］．银川：宁夏医科大学，2020.

[3] 常晖，马存德，王二欢，等．经典名方中丁香药材的考证［J］．华西药学杂志，2021，36（3）：341-350.

（五）小茴香

【中文名】小茴香

【别名】怀香（《药性论》），小茴香（《千金方》），土茴香（《本草图经》），野茴香（《履巉岩本草》），大茴香（《朱氏集验医方》），谷茴香、

谷香（《现代实用中药》），香子（《中国药植志》）

【部位】成熟果实

【性味与归经】辛，温。归肝、肾、脾、胃经。

【功效主治】

（1）药材：散寒止痛，温中止呕。适宜于治疗胃寒腹痛、胃寒呕吐。3～6 g，煎服；外用适量。

（2）精油：对人体内脏系统、中枢神经系统、心血管系统、内分泌系统、免疫系统及化学治疗方面均具有一定的作用，包括调节胃肠功能、镇痛、抗炎、抗肝肾毒性、降血脂、降血糖、抗氧化、抗菌、抗病毒、抗肿瘤、调节雌激素水平等活性[1]。可用于芳香按摩、熏香等，稀释5%使用，面部按摩时浓度为1%，全身按摩时浓度为2%。孕妇、儿童、癫痫者不宜使用，避免在眼周使用。

（3）纯露：可舒缓肠胃，改善肌肤松垮和毛孔粗大，有紧实肌肤、除细纹、保湿的作用。可用于湿敷、熏香等，稀释5%使用。

此外，以上各种形态均可用于情绪管理，具有温暖和兴奋作用，其高度的激励效果对疲乏萎靡的状态有正面的影响，还具有平衡荷尔蒙、增加乳腺分泌、净化皮肤、排除烦恼与忧郁等功效，下腹部的按摩则有助于经前症候缓解。

【注意事项】禁止单独用于热性病、津液耗伤类疾病以及小茴香过敏者使用。

【芳香小贴士】

清朝末年，国外富商米哈伊洛夫乘船游览杭州西湖，正当他尽情欣赏秀丽风光之时，突然疝气发作，痛得他捧腹大叫。这时，随行的医生束手无策，幸好船夫向他推荐了一位老中医。老中医用中药小茴香一两，研成粗末，让米哈伊洛夫用二两浙江绍兴黄酒送服，大约过了20分钟，他的疝痛竟奇迹般地减轻，并很快消失。得知自己的疼痛是被小茴香治好，米哈伊洛夫大呼神奇，此事一时也被传为佳话[2]。

不同的炮制过程会导致活性成分的变化，且药性也随之变化，临床上根据不同病症则会选择相应的炮制品入药。小茴香有多种辅料炮制方法，生小茴香辛散理气作用较强，长于温胃止痛；盐制后辛散作用稍缓，引药下行，擅长温肾祛寒，疗疝止痛；醋制能缓和药性引药入肝，增强止痛作用；酒制具有活血通络作用，而姜汁制能温脾暖胃[3]。

【文献摘引】

[1] 王金金，毋启桐，时博，等. 小茴香炮制历史沿革、化学成分及药理作用研究进展[J]. 中国实验方剂学杂志，2020，26（20）：178-190.

[2] 王孝涛. 历代中药炮制法汇典[M]. 南昌：江西科学技术出版社，1986：229.

[3] 李臻，张帆，张刚. 小茴香炮制历史沿革及进展[J]. 新疆中医药，2008，4：52-53.

（六）生姜

【中文名】生姜

【别名】姜皮、姜、姜根、百辣云

【部位】姜科植物姜的新鲜根茎。秋、冬二季采挖，除去须根和泥沙。

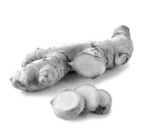

【性味与归经】辛，微温。归肺、脾、胃经。

【功效主治】

（1）药材[1]：解表散寒，温中止呕，化痰止咳，解鱼蟹毒。用于风寒感冒，胃寒呕吐，寒痰咳嗽，鱼蟹中毒。3～10 g，煎汤内服；或捣汁冲。外用：适量，捣敷；或炒热熨；或绞汁调搽。

（2）精油：抗氧化、抗炎抑菌、抗凝血、防血栓、保护胃黏膜和抗溃疡，用于调节血脂和防治动脉粥样硬化[2]。可用于芳香按摩、沐浴、泡脚等，稀释2%使用。

（3）纯露：镇痛，用于缓解偏头痛；抗衰老、减少脂褐素沉积、促进痤疮愈合，用于肌肤管理、祛斑美白；抗菌消炎，泡脚可去脚臭；保护头皮，治疗头皮屑过多。可用于湿敷、熏香等，稀释10%使用。

此外，以上各种形态均可用于情绪管理，还可以提振心情，创造一种温暖和充满活力的效果。

【注意事项】阴虚火热者及胃溃疡患者不宜服用生姜。

【芳香小贴士】

生姜在食疗方面的运用[3]：

姜可与各种食物配伍，具有很好的食疗作用。如：生姜粥：鲜生姜

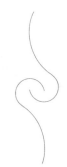

5 g，红枣 6 枚，胡桃肉 10 g，粳米 60 g，加水煮粥。常吃有除风散寒、防治感冒、恶心厌食、寒湿腹泻等功效，生姜饴糖饮可治脾胃虚弱及因寒邪引起的呕吐、胃痛等。还有生姜羊肉粥、姜附烧狗肉、姜韭牛奶羹等都是很好的姜味食疗方。

此外，由于姜独特的保健功能，近些年还开发了多种生姜食品，如姜汁茶、甘草酸梅姜等。

【文献摘引】

［1］国家药典委员会．中华人民共和国药典：一部［S］．北京：中国医药科技出版社，2020：105.

［2］葛毅强，倪元颖，张振华，等．生姜精油的研究新进展［J］．中国调味品，2004（9）：3-9.

［3］李雨露．姜的功能特性及在食品中的开发应用［J］．食品研究与开发，2002，23（4）：49-50.

（七）桂花

【中文名】桂花

【别名】木樨、九里香、岩桂、金桂、银桂、月桂

【部位】木樨科木樨属植物，以花、果实及根入药。秋季采花；冬季采果；四季采根，分别晒干。

【性味与归经】味辛，性温；归肺、脾、肾经。

【功效主治】

（1）药材：① 花：散寒破结，化痰止咳。用于牙痛，咳喘痰多，经闭腹痛。② 果：暖胃，平肝，散寒。用于虚寒胃痛。③ 根：祛风湿，散寒。用于风湿筋骨疼痛，腰痛，肾虚牙痛。桂花中药饮片使用方式：内服，可煎汤，3～9 g；或泡茶、浸酒。外用适量，煎汤含漱或蒸热外熨。

（2）精油：有抗氧化、降血糖血脂、抗衰老、抑菌、护肝、净化空气，能散寒祛风湿，对牙痛、咳嗽多有疗效。此外，还有美容、美白肌

肤，排解体内毒素及通便等功效[1]。可用于芳香按摩、熏香、洗浴等，稀释 10% 使用。

（3）纯露：可改善皮肤油光满面、局部干燥、黯淡无光和粗糙肤质，去除黑头粉刺；改善口气，驱寒暖胃，缓解胃寒胃痛；还有化痰止咳，明目和改善闭经腹痛的作用。可用于熏香、湿敷、喷雾护肤等，稀释 10% 使用。

此外，以上各种形态均可用于情绪管理，对情绪有较好的引导作用，是极佳的情绪振奋剂。对疲劳、头痛、生理痛等有一定的减缓功效，有一定的催情效果。

【注意事项】内服切不可过量，以免出现不良反应。

【芳香小贴士】

"嫦娥奔月"的传说最早出自一部战国初年的上古典籍《归藏》，说嫦娥偷食西王母长生不老之药，遂奔月化为月之精灵。后来《淮南子》等典籍中又增加了嫦娥变金蟾等故事，因此月亮又称"蟾宫"。"蟾宫折桂"的典故源于《晋史》，据说有一位名叫郤诜的人善对策，武帝与他对话时，他曾说："臣今为天下第一，犹桂林一枝。"后来桂花就成为科举高中前三名的代称，状元是红（丹桂）、榜眼为黄（金桂）、探花郎为白（银桂）[2]。

桂花酒发源于战国时期，在《楚辞》中记载为"桂酒""桂浆"。古人常用其敬神祭祖、敬献长辈或馈赠宾客，代表长久富贵之意。中医学认为，桂花辛温，能化痰辟秽、温肺暖胃，所以桂花酒具保健功效也是其流传至今的原因之一。现代桂花酒有产于北京的中华牌桂花陈酒，选用上等白葡萄酒为酒基，配以江苏省吴县（今苏州市吴中区）的桂花酿制而成。酒液色泽金黄，晶莹明澈，优雅的桂花清香和葡萄酒醇香融为一体。此外，江苏常熟的王四桂花酒是著名的地方佳酿，选用上等糯米和秋后虞山的晚桂花酿制而成，有百余年的历史[3]。

【文献摘引】

[1] 薛婷婷，臧华玉，李娟，等.桂花挥发油体外抗氧化活性研究［J］.中国调味品，2014，39（4）：18-20.

[2] 刘玉莲.桂花品种分类及木樨属种质资源的利用［J］.植物资源与环境，1993，2：44-48.

[3] 刘冰.花类本草养疗应用研究［D］.广州：广州中医药大学，2015.

中医芳香疗法应用指南

五、祛湿（附篇）

（一）豆蔻

【中文名】豆蔻

【别名】白豆蔻、白蔻、白蔻仁、多骨、壳蔻

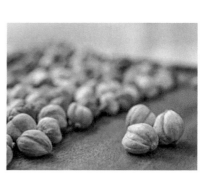

【部位】干燥成熟果实

【性味与归经】辛，温。归肺、脾、胃经。

【功效主治】

（1）药材：化湿行气，温中止呕，开胃消食。用于湿浊中阻，不思饮食，湿温初起，胸闷不饥，寒湿呕逆，胸腹胀痛，食积不消。煎剂，3～6 g，后下。

（2）精油：帮助胃液分泌，促进肠胃蠕动，祛胀气，健胃，除异味，增强抵抗力，抗痉挛，止咳，利尿。可用于扩香，3～4滴于扩香器中；内服，1滴于舌下；沐浴，稀释10%使用。

（3）纯露：祛寒止痛，暖身，预防感冒病毒侵入，促进消化，消炎杀菌，活血化瘀，温暖滋补。口服，稀释1%使用；护肤，稀释10%使用。扩香，喷洒室内。

此外，以上各种形态均可用于情绪管理，豆蔻精油香味甜蜜、芬芳，带有清爽的感觉，并能纾解压力，缓和波动的情绪，提供一个浪漫的环境。精油还能提振情绪，使人感觉清新，富有活力，还能清理迷惑、紊乱的思绪。

【注意】辛燥之性，能助热耗气，故火升作呕者不宜用。

【芳香小贴士】

"娉娉袅袅十三余，豆蔻梢头二月初。"唐代大诗人杜牧在《赠别》中借豆蔻比喻娇羞的少女，产生了极为广泛的影响，豆蔻从此被用来比喻少女，而成语"豆蔻年华"泛指青春时光。要说春天的花卉实在太多，而豆蔻的特点是含苞之时显得非常丰满，民间俗称其为"含胎花"；在各色豆蔻花中，又以红豆蔻花为最美，其花蕊中央有两瓣相并，形似同心，一向被视为爱情的象征，清人诗云"结就同心蕊，因标连理枝"，指的就是它。因此，古人独独选用豆蔻花来比喻少女[1]。

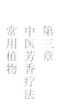

豆蔻一般用作香料，微有辛辣。它的芳香气味集中在豆荚之中，豆荚内含有深棕色的小种子，而这气味强烈的种子也是提供疗愈作用的精油的主要来源。

豆蔻原产于印度南部，现在广泛种植于斯里兰卡、萨尔瓦多等地，尼泊尔和印度的料理、茶饮里也常用到。印度阿育吠陀医学中，将豆蔻种子加入牛奶中煮沸或者冲茶饮用，能帮助身体有效地抵抗病毒感染，还能强化消化系统功能。

【文献摘引】

[1] 高燕菁.豆蔻知多少 [J].家庭中医药，2021，28（7）：66-68.

（二）苍术

【中文名】苍术

【别名】赤术、青术、仙术

【部位】本品为菊科植物茅苍术或北苍术的干燥根茎。春、秋二季采挖，除去泥沙，晒干，撞去须根。

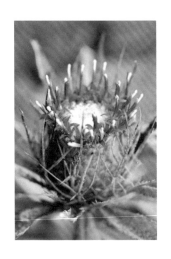

【性味与归经】辛、苦，温。归脾、胃、肝经。

【功效主治】

（1）药材：燥湿健脾，祛风散寒，明目。可治疗湿阻中焦证，脘腹胀满，泄泻，水肿，脚气痿躄，风湿痹痛，风寒感冒，夜盲，眼目昏涩。3～9 g，煎服[1,2]。

（2）精油：抗菌抗炎、促进胃肠运动、降血糖、利尿、抗肿瘤、抗心律失常及心肌保护和护肝作用，用于改善食欲不振、恶心、腹泻便溏。可用于芳香按摩、熏香等，稀释 10% 使用[3,4]。

此外，以上各种形态均可用于情绪管理，以缓解焦虑情绪、消除疲劳、镇静助眠。

【注意事项】阴虚内热、气虚多汗者忌用。

【芳香小贴士】

苍术与白术统称术，因二者较为接近，故《神农本草经》并没有将

二者分开，气味苦、温、无毒，"气芳烈而悍，纯阳之物也"，主风、寒、湿痹，除湿祛寒，疏风辟恶，是其主要功能。苍术既是中药材，又是香料。

中国使用苍术来进行空气消毒的历史悠久，之所以选用苍术熏香，《本草纲目》中有记载，"苍术气味辛烈，白术微辛苦而不烈""苍术别有雄壮上行之气"，所以制香熏香时，选择苍术是取它的辛烈雄壮上行之气[5]。因此，从古至今，关于苍术熏香杀菌祛疫病的功能，能从很多名医以及医学著作中得以论证。

【文献摘引】

[1] 付梅红，朱东海，方婧，等.苍术的化学、分子生药学和药理学研究进展[J].中国中药杂志，2009，34（20）：2669-2672.

[2] 欧阳臻，江涛涛，缪亚东，等.苍术的化学成分、道地性和药理活性研究进展[J].时珍国医国药，2006（10）：1936-1938.

[3] YONG-XIANG WU, WEI-WEI LU, YU-CHUANG GENG, et al. Antioxidant, Antimicrobial and Anti-Inflammatory Activities of Essential Oil Derived from the Wild Rhizome of Atractylodes macrocephala [J]. Chem Biodivers, 2020, 17(8): e2000268.

[4] 谢颖.苍术挥发油燥性效应量效关系及其对IBS-D大鼠药效与机制研究[D].武汉：湖北中医药大学，2021.

[5] 杨新.中药材苍术的炮制进展[J].光明中医，2021，36（14）：2464-2466.

（三）积雪草

【中文名】积雪草

【别名】连钱草、马蹄草、破铜钱草

【部位】全草

【性味与归经】苦、辛，寒。归肝、脾、肾经。

【功效主治】

（1）药材：清热利湿，解毒消肿。用于湿热黄疸，中暑腹泻，石淋血淋，痈肿疮毒，跌扑损伤。15～30 g，煎服；外用适量，捣敷或捣汁涂。

（2）精油：抗溃疡、抗菌消炎、抗氧化、改善皮肤细胞活性，可用于防治胃溃疡、十二指肠溃疡、肾盂肾炎、膀胱炎、尿路感染、皮肤痉疮、压疮、粉刺、皮肤老化[1-2]。可香薰、泡浴、蒸汽吸入、芳香按摩、面膜，稀释10%使用。

（3）纯露：清热解毒、抗炎、抗肿瘤、抗氧化，可用于湿热壅盛、炎症反应、粉刺、美容美白[3]等。可香薰、沐浴、芳香按摩、面膜，稀释20%使用。

此外，以上各种形态均可用于情绪管理、缓解焦虑情绪、增强记忆力、抗抑郁[4]。

【注意事项】脾胃虚寒者不宜使用。

【芳香小贴士】

《神农本草经》中有记载积雪草："味苦，寒""主大热，恶疮痈疽，浸淫赤熛，皮肤赤，身热"。可用于湿热黄疸，中暑腹泻，石淋血淋，痈肿疮毒，跌扑损伤。要注意，脾胃虚寒者慎用。积雪草的应用比较广泛，除了作为药用之外，也常用于食品制作，在我国多用来制作凉茶，在东南亚一些国家新鲜叶可作蔬菜食用或榨成果汁饮用。

在其他国家积雪草又称为 Asiatic Pennywort、Indian Pennywort、Thick-leaved Pennywort、GotuKola。积雪草在皮肤病防治方面有很好的疗效，比如在斯里兰卡和印度，积雪草被用于治疗难愈合的伤口和其他皮肤方面的问题，也用来治疗皮肤发炎。积雪草也是一种利尿剂，用于治疗麻风病，有滋补作用，可恢复活力，加强神经功能和增强记忆。新鲜叶可用于治疗小儿腹泻。在越南，人们将积雪草和青葱一起入菜，用作食物。在南非、东南亚及南美部分地区也将积雪草用作药物以治疗疾病。

【文献摘引】

［1］祖士高，索邦丞，李萌，等．积雪草活性成分及在化妆品中的应用［J］．日用化学品科学，2020，43（10）：29-33.

［2］项佳媚，肖伟，许利嘉，等．积雪草的研究进展［J］．中国现代中药，2016，18（2）：233-238+258.

［3］赵容，李小会，陈丽名，等．积雪草及其复方制剂治疗慢性肾病的研究进展［J］．中医药导报，2020，16：127-132.

［4］秦路平，陈瑶，郑汉臣．积雪草的品质评价和抗抑郁作用研究［C］．药用植物研究与中药现代化——第四届全国药用植物学与植物药学术研讨会论文集，2004：406-408.

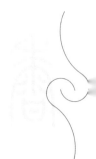

（四）广藿香

【中文名】广藿香

【别名】藿香、海藿香

【部位】为唇形科植物广藿香的干燥地上部分

【性味与归经】辛，微温。归脾、胃、肺经。

【功效主治】

（1）药材：用于湿浊中阻，脘痞呕吐，暑湿倦怠，胸闷不舒，寒湿闭暑，腹痛吐泻，鼻渊头痛。3～10 g，煎汤内服；鲜品加倍，不宜久煎；外用研末调敷。

（2）精油：抗炎、抗真菌，增强机体抵抗力；促进胃酸分泌，增强肠胃活动，调节消化功能；止咳化痰、平喘镇痛[1]。可用于熏香、沐浴、按摩等，稀释 10% 使用。

（3）纯露：抗菌消炎，去除粉刺，紧实肌肤，改善皮肤病[2]。可用于喷雾护肤、湿敷、洗浴等，稀释 10% 使用。

此外，以上各种形态均可用于情绪管理，以强化中枢神经系统，还可以缓解沮丧、紧张、焦虑情绪，消除疲劳、嗜睡，营造平衡感。

【注意事项】阴虚者禁服。阴虚火旺、邪实便秘者禁服。

【芳香小贴士】

当今我国所栽培的广藿香是引种于马来西亚等东南亚国家。在宋朝，广藿香已在我国岭南一带普遍种植，郭义恭在《广志》中记载"藿香出日南诸国，岭南多有之"。《广志》成书于梁代，这就充分地说明了广藿香在我国的引种时间至少在梁代或以前，而非于宋朝才引种我国[3]。

广藿香除了生饮片外，还有酒制、烘焙和油制品的记载。唐时期，王焘在《外台秘要》卷第三十二提到"一两并锉之，以酒拌微湿，用绵裹内乌麻油二升缓火一宿，绞去滓，将油安三升瓶中，掘地作坑，埋瓶于中，瓶口向地面平"。宋代，李迅在《集验背疽方》中提到"去枝杖，以水洗净，去沙尘，有日晒干，无日以微火焙，一两净"。明代，朱橚等在《普济方》中记载广藿香有"洗净，焙干""清油炒"的方法[4]。

【文献摘引】

［1］常怡雪，甘君妍，王玮哲，等.广藿香功效及应用进展［J］.热带农业科学，2019，39（12）：68-74.

［2］SWAMY M K, SINNIAH U R, FORTI L. A Comprehensive Review on the Phytochemical Constituents and Pharmacological Activities of Pogostemon cablin Benth: An Aromatic Medicinal Plant of Industrial Importance［J］. Molecules, 2015, 20（5）: 8521-8547.

［3］张英，周光雄.广藿香的本草考证研究［J］.中药材，2015，38（9）：1986-1989.

［4］徐雯，田雪丽，高林怡，等.广藿香的产地加工与炮制方法现状分析［J］.时珍国医国药，2017，28（9）：2121-2123.

（五）附篇·菖蒲

【中文名】藏菖蒲

【别名】白菖蒲，臭菖蒲，大菖蒲，泥菖蒲

【部位】干燥根茎

【性味】苦、辛，温、燥。

【功效主治】

（1）药材：温胃，消炎止痛。用于补胃阳、消化不良、食物积滞、白喉、炭疽等。内服煎汤，3～6 g。

（2）精油：放松神经、消炎杀菌、美容养颜、活血化瘀、消肿止痛、平喘、降脂[1]、助消化、抗风湿、抗关节炎、安神。可按摩，和其他精油搭配后再稀释 10% 使用；扩香，稀释使用。

（3）纯露：减少耳鸣，镇定神经，改善记忆力，改善食欲，促进消化等。按摩、室内喷洒，稀释 10% 使用。

此外，以上各种形态均可用于情绪管理，能缓解不知饥饿的胃脘部胀闷及醒神益智。

【注意】孕妇、低血压者慎用。不宜长期使用。

【芳香小贴士】

在先秦时期，菖蒲被用来指代君王，被誉为一种高洁的香草。《楚辞·九歌》："夫人自有兮美子，荪何以兮愁苦？"中的"荪"就是菖蒲的名称，也是对于国君的尊称。菖蒲之所以为古人所看重，其实是因其

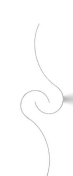

药用价值，《神农本草经》中将菖蒲列为上品。

有关菖蒲的习俗离不开一个传统节日——端午节。端午节是我国的传统佳节，挂艾叶、插菖蒲、佩香囊、赛龙舟、吃粽子、饮雄黄酒等已在我国民间传承两千多年[1]。古人认为菖蒲的生长集中体现了一年中由阴蔽到阳发的起承转合，且菖蒲的叶片呈剑形，人们因菖蒲生长的季节和外形，视其象征可除去不祥的"宝剑"，端午节插在门口可以"避邪"，故民间通常称菖蒲为"水剑"。菖蒲作为辟邪除祟的符号，已深入我国人民的文化和日常生活之中[2]。

【文献摘引】

［1］蔡英.话说菖蒲［J］.老年教育（书画艺术），2021，6：7.

［2］郑青.端午民俗中菖蒲文化与插花浅谈［J］.中国花卉园艺，2020，13：58-59.

（六）附篇·芹菜籽

【中文名】芹菜籽

【别名】旱芹、西洋芹

【部位】伞形科植物芹菜的种子

【性味与归经】性凉，味甘辛，无毒；入肺、胃、肝经。

【功效主治】

（1）药材[1]：健脾益胃、利水消肿、活血调血、镇静，可用于改善肠道功能，治疗关节炎、类风湿关节炎、腹水、高血压等。90 g，水煎内服。

（2）精油：抗炎抑菌、消肿止痛，用于改善风湿性关节炎、痛风性关节炎和骨关节炎病症；可祛斑、抗氧化，用于美白淡斑。可用于湿敷、熏香、芳香按摩，稀释2%使用[2]。

（3）纯露：益肠胃、消胀气，用于胃肠胀气；降血压、清血脂，减少血液中的胆固醇；利水消肿，用于关节肿胀。可用于口服、外敷，稀释10%使用[3]。

此外，以上各种形态均可用于情绪管理，它令人愉悦的本质可以为心灵注入一种微微的陶醉感。

【注意事项】芹菜籽性凉质滑，故脾胃虚寒，肠滑不固者食之宜慎。

【芳香小贴士】

芹菜植物自古以来就为世人所熟悉。公元前9世纪的考古报告中提到了芹菜。荷马的《奥德赛》中提及野芹菜，并在《伊利亚特》中描述过在特洛伊城区沼泽中马匹食用野芹菜的情形。埃及法老图特安哈门墓发现的花环，部分是由芹菜叶和芹菜花构成。

【文献摘引】

［1］徐娜.芹菜籽活性成分及其抗痛风新药研究［D］.上海：第二军医大学，2012.

［2］唐克，徐恺.水蒸气蒸馏法提取芹菜籽精油的工艺及精油成分研究［J］.现代中药研究与实践，2018，32（5）：5.

［3］王文宝，马华夏.芹菜籽化学成分及药理作用的研究进展［J］.吉林医药学院学报，2012，1：3.

（七）附篇·芫荽

【中文名】芫荽

【别名】胡荽、香菜、香荽、延荽

【部位】本品为伞形科芫荽属植物芫荽，以全草与成熟的果实入药。全草春夏可采，切段晒干。夏季采果实，去杂质，晒干。

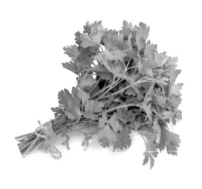

【性味与归经】辛，温。入肺、胃经。

【功效主治】

（1）药材：发表透疹，健胃。全草：麻疹不透，感冒无汗；果：消化不良，食欲不振。10～15 g，煎汤内服；外用全草适量（5～15 g），煎水熏洗。

（2）精油：其主要成分是芳樟醇，可抗菌、抗病毒感染和镇痛[1]，有清除自由基和抗氧化的功能[2]。可用于香薰，搭配其他精油使用。

（3）纯露：用索氏法、水蒸气蒸馏法对芫荽的茎叶进行提取。有抑菌、抗氧化、抗炎、抗糖尿病、降血脂、抗肿瘤、利尿等作用[3]，芫荽纯露可以有效解决火气过旺导致的口臭、干渴、肚子胀闷等问题；能提升肝脏功能以及舒缓肌肉疼痛，稀释 10% 使用。

此外，以上各种形态均可用于情绪管理，可以缓解焦虑情绪，使人精神一振。对消除嗜睡、疲累、紧张有效，可以增加记忆力。

【芳香小贴士】

芫荽在食疗方面的运用：

研究表明，香菜（全草与子）主要含有蛋白质、维生素 C、苹果酸、钾、钙、挥发油以及正癸醛和芳香醇等。香菜辛温香窜，风味独特而浓烈。在食用方面，通常多作调味之品。特别是制作含牛、羊肉的各种食品时，不管红烧、蒸、炖或包饺子，若加入香菜，可明显增加鲜香之味。此外，香菜洗净切段加入盐、味精、香油等，凉拌生食不仅风味独特，还有开胃进食的作用。

芫荽的开发价值[4]：

芫荽有抗氧化、抗肿瘤等作用，虽然其目前深加工产品主要为精油及食用菜籽油，但以芫荽为主的知名药品、功能性食品以及食品添加剂也很少，芫荽精油具有良好的抗氧化作用，可用于保存食品。同时可以开发芫荽酒，因为芫荽的香味浓郁独特。除了作为酒以外，芫荽同样可以制成花草茶，其温肾散寒、辛温香窜，内通心脾，对于肠胃不适的患者可起到缓解作用。用芫荽茎叶制作成的烟丝，由于其不含尼古丁成分且焦油量低，对人体危害小，但香味浓郁依然，有可能成为香烟的替代品。

【文献摘引】

[1] 李小梅、张丽苗、张景涛. 芫荽营养与药理作用研究 [J]. 黑龙江农业科学，2010，3：121-123.

[2] 戴国彪、姜子涛、李荣、等. 芫荽籽精油抗氧化能力研究 [J]. 食品研究与开发，2010，31（8）：8-11.

[3] 徐悦、单承莺、马世宏、等. 芫荽的研究进展与开发展望 [J]. 中国野生植物资源，2017，36（1）：40-44.

[4] 王婷、王凤杰、苗明三. 芫荽化学、药理及临床应用特点分析 [J]. 中医学报，2016，31（12）：1954-1956.

六、调血

（一）乳香

【中文名】乳香

【别名】熏陆香、马尾香、乳头香

【部位】油胶树脂

【性味与归经】辛、苦，温。归心、肝、脾经。

【功效主治】

（1）药材：活血定痛，消肿生肌。用于胸痹心痛，胃脘疼痛，痛经经闭，产后瘀阻，癥瘕腹痛，风湿痹痛，筋脉拘挛，跌打损伤，痈肿疮疡。3～5 g，煎汤或入丸、散；外用适量，研末调敷。

（2）精油：活血止痛，用于跌打损伤；促进伤口愈合；对抗呼吸道疾病，急性与慢性支气管炎、咳嗽、气喘、长期吸烟而引发的呼吸不顺、呼吸急促；抗感染，用于伤口溃烂、膀胱炎、阴道炎等；调理月经、减轻因血瘀引起的子宫出血、经血过量。可芳香按摩、熏香、洗浴等，稀释 10% 使用。

（3）纯露：抗菌，抑制伤口感染，促进创口愈合，增强细胞活性，淡化瘢痕，改善肌肤和毛孔，镇静助眠。可喷雾护肤、湿敷、熏香、洗浴等，稀释 10% 使用。

此外，以上各种形态均可用于情绪管理，以改善焦虑的精神状态、安抚躁动的情绪，安抚分娩与产后抑郁。

【注意事项】孕妇及胃弱者慎用。

【芳香小贴士】

乳香最早于公元 3 世纪传入中国[1]，古称"熏陆香"。在东汉和晋朝的古籍中有对熏陆香的产地、形状和颜色的描述，如"大秦出熏陆""生于沙中""状如桃胶"等。佛教高僧鉴真在东渡日本时被飓风吹至海南岛，见到了万安州首领冯若芳挥霍乳香的情景："若芳会客，常用乳头香为灯烛，一烧一百余斤"。到五代十国时期，乳香通过福建的泉州港大量流入中国。崇尚道教的闽国君主王继鹏曾每日焚烧数斤乳香求神祈福。唐代开始关于乳香的记载逐渐变多，据《天宝遗事》记载："杨国忠又用沉香为阁，檀香为栏、以麝香、乳香、筛土，和为泥饰壁。"两

宋时期，朝廷鼓励和支持乳香贸易，海上丝绸之路是乳香进入中国的主要通道，巨量的乳香以朝贡为途径售于宋朝政府，政府再以官办的形式与百姓交易，南宋李焘《续资治通鉴长编》中宋神宗期间户部专门请求"乳香民间所用，乞长引如旧法"[2]，可见乳香作为一种外来奇珍逐渐走入千家万户的生活中。

【文献摘引】

[1] 王光远.丝路乳香贸易的历史、影响与启示[J].中国穆斯林，2019，6：76-78.

[2] 黄子韩，吴孟华，罗思敏，等.乳香的本草考证[J].中国中药杂志，2020，45（21）：5296-5303.

（二）没药

【中文名】没药

【别名】没药、明没药

【部位】油胶树脂

【性味与归经】苦、平。归肝、脾、心、肾经。

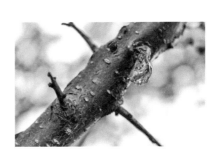

【功效主治】

（1）药材：散瘀定痛，消肿生肌。用于胸痹心痛，胃脘疼痛，痛经经闭，产后瘀阻，癥瘕腹痛，风湿痹痛，跌打损伤，痈肿疮疡。3～5 g，炮制去油，多入丸散用。

（2）精油：抗菌、抗病毒，用于伤口感染、皮肤溃疡、慢性支气管炎、感冒、喉咙痛、牙龈发炎、口腔溃疡等。可熏香、按摩、泡脚，成人稀释2%～4%使用，儿童稀释1%使用。

（3）纯露：可促进伤口愈合，用于口腔溃疡、妇科手术术后修复等；护肤，淡化皱纹、瘢痕、滋润干裂皮肤；抗炎抗菌，用于皮肤溃疡、黏膜发炎、口角炎、支气管炎、咽喉炎、阴道炎等。可沐浴、喷洒全身、含漱等，含漱最低稀释30%使用，坐浴时一般稀释50%使用。

此外，以上各种形态均可用于情绪管理，让人感到温暖舒适，心情愉悦。能抚慰孤独的心灵，恢复身心朝气；让头脑保持清醒，恢复脑部活力。

【注意】孕妇及胃弱者慎用。

【芳香小贴士】

没药具有悠久的应用历史，在我国是一种常用的中药。日常中我们使用的没药都是进口没药，主要分为两种：一种称为天然没药，直接由索马里和埃塞俄比亚进口；另有一种称为胶质没药，原植物与天然没药不同，但品种尚不清楚。历代本草书籍中关于没药功效主治的描述，最主要是活血止痛、消肿生肌。在应用方面，没药从"单用亦得"发展到与乳香、血竭等药的配伍使用，其应用面更加广泛。没药的炮制从宋代开始一直延续至今，继承了炒制和灯心草制，并且新增了醋制、香附制、麸制等炮制方法[1]。

"没药"一词由阿拉伯语 murr 发展而来，murr 是"苦的"意思。树脂存在于树干中，可通过一些方法将树脂从树干中引出，而后液状的树脂就凝固起来，经过一系列加工制成香料或药材。乳香和没药的制作方式大同小异，索马里出产的乳香和没药都具有很高的品质。古代索马里人的乳香和没药商业贸易也比较繁盛，在《西阳杂俎》与《新唐书》中，详细记录着我国常从索马里进口乳香。明代永乐年间郑和出使西洋，记录表明郑和船队曾两次远航到今索马里首都摩加迪沙，当时为达木骨都束。《瀛涯胜览》《西洋番国志》《星槎胜览》等书，都曾记述了与索马里商人欢聚一堂，畅叙友情，进行贸易往来的友好情景[2]。

【文献摘引】

[1] 刘佩山，刘秀峰，张丽月，等. 没药应用历史本草考证［J］. 亚太传统医药，2019，15（12）：60-62.

[2] 王燕，吴富贵. 乳香飘万里　没药传友谊［J］. 植物杂志，1996，4：44.

（三）当归

【中文名】当归

【别名】干归、秦归、西当归、岷当归、金当归、当归身、涵归尾、文无、当归曲、土当归

【部位】干燥根

【性味与归经】甘、辛，温。归

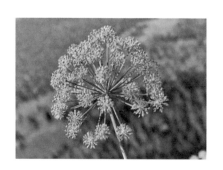

肝、心、脾经。

【功效主治】

（1）药材：补血活血，调经止痛，润肠通便。用于血虚萎黄、眩晕心悸、月经不调、经闭痛经、虚寒腹痛、风湿痹痛、跌扑损伤、痈疽疮疡、肠燥便秘。酒当归活血通经。用于经闭痛经、风湿痹痛、跌扑损伤。内服，6～12 g。

（2）精油：可用于治疗缺血性脑卒中、老年舞蹈症、心律失常、血栓闭塞性脉管炎、脑动脉硬化、高血压、偏头痛、肝癌、急性肾炎，还可促进透皮吸收。可用于按摩，和其他精油搭配后稀释10% 使用；护肤，稀释1% 使用；嗅吸，一滴于掌心；香薰，2～3 滴滴于香薰机。

（3）纯露：润肠通便、活血化瘀、调经止痛。可用于护肤，适量；口服，稀释20% 使用。

此外，以上各种形态均可用于情绪管理，以舒缓大脑，缓解压力和焦虑，激发平静的感觉和振奋情绪[1]。

【注意】幼儿不宜口服。孕妇慎用。

【芳香小贴士】

当归当归，应当归来。相传，从前有个青年人，为了和别人比试胆量，决定赴深山采药，老母怕有不测，命其完婚后再走。小伙子行前告诉新妇，若三年不归，可改嫁。丈夫一去三年，杳无音信，妻子相思成疾，只好依言改嫁。后丈夫归来，二人相对而泣。媳妇说：三年当归你不归，造成如今错嫁人。青年无奈，把采回的药材送给了她，快快而去。妻子觉得活着没意思，于是便把药煎服，以求一死了之。不料，服后原本身体的疾病反而药到病除。于是后人将这种能治妇女病的药称为"当归"，以纪念那位采药青年。

当归用药历史悠久，同时也是一味珍贵的食材。寒冷的腊月，有些人因体寒导致体内的血液循环不良，会经常四肢冰冷、面色苍白、无精打采。这个时候来一碗当归生姜羊肉汤，会让你觉得全身温暖、体力大增。其实做法很简单：当归20克，生姜30克，羊肉500克。将羊肉洗净，剔去筋膜，入沸水锅内焯去血水后，捞出晾凉，切成约5厘米长、2厘米宽、1厘米厚的条备用。当归、生姜用清水洗净后顺切大片，纱布松松地包住捆扎好。取净锅（最好是砂锅）倒入清水适量，然后将切成条的羊肉下入锅内，再下当归和生姜，先用大火煮开，撇去浮沫，再用微火煨 2 小时左右，至肉烂，加盐调味即可食用。吃肉喝汤，如伴以少量温黄酒助兴，效果更佳[2]。

【文献摘引】

[1]闵莉.当归精油的抗焦虑作用研究[D].沈阳：沈阳药科大学，2004.

[2]安娜.药食同源话当归[N].上海中医药报，2021-01-22（004）.

（四）丹参

【中文名】丹参

【别名】红根、大红袍、血参根、血山根、红丹参、紫丹参

【部位】唇形科植物丹参的干燥根及根茎。春、秋二季采挖，除去泥沙，干燥。

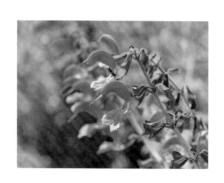

【性味与归经】苦，微寒。归心、肝经。

【功效主治】

（1）药材：活血祛瘀，通经止痛，清心除烦，凉血消痈，主治胸痹心痛、脘腹胁痛、癥瘕积聚、热痹疼痛、心烦不眠、月经不调、痛经经闭、疮疡肿痛等。10～15 g，煎汤内服；或入丸散剂。

（2）精油：具有抗菌、抗病毒、抗炎、抗氧化、调节心血管系统和调节神经系统等多种作用[1]。可用于芳香按摩、沐浴、热敷、吸入等，稀释 10% 使用。

（3）纯露：具有活血化瘀、改善血液循环作用，还对疮肿毒有很好的疗效[1-2]。可用于喷雾护肤、湿敷、熏香、洗浴等，稀释 10% 使用。

此外，以上各种形态均可用于情绪管理，以提高记忆力，改善睡眠，促进人体组织修复和再生。

【注意事项】孕妇慎用。不宜与藜芦同用。

【芳香小贴士】

对于丹参的药性描述，历代医家虽各有说法，但观点均有相似之处。《神农本草经》始载丹参，曰："味苦，微寒"；《开宝本草》云："味苦，微寒，无毒"；《本草纲目》言："丹参色赤味苦，气平而降，阴中之阳

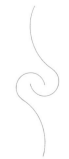

也";《本经》曰："味苦，微寒";《本草蒙筌》曰："味苦，气微寒，无毒";《药性解》云："丹参，味苦，性微寒，无毒，入心经";《本草崇原》载："丹参，气味苦寒，丹参色赤，禀少阴君火之气，而下交于地，上下相交，则中土自和";《本草求真》曰："丹参专入心包络，兼入肝。味苦色赤，性平而降";《神农本草经百种录》言："味苦，微寒"。故总结丹参药性：味苦，微寒，无毒，入心、肝经[3-4]。

【文献摘引】

[1] 王雅琪，杨园珍，伍振峰，等．中药挥发油传统功效与现代研究进展[J]．中草药，2018，49（2）：455-461.

[2] 赵宝林，钱枫．丹参的本草考证[J]．中药材，2009，32（6）：991-994.

[3] 中华人民共和国卫生部药政管理司．现代实用本草[M]．北京：人民卫生出版社，1997：169-171.

[4] 董帅，王辉，谢治深．丹参功用本草考证及现代药理认识[J]．辽宁中医药大学学报，2019，21（11）：152-155.

（五）红花

【中文名】红花

【别名】红蓝花、刺红花、草红花

【部位】干燥化

【性味与归经】辛，温。归心、肝经。

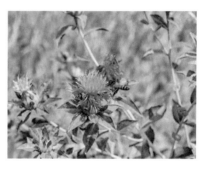

【功效主治】

（1）药材：活血通经，散瘀止痛。用于经闭、痛经、恶露不行、癥瘕痞块、胸痹心痛、瘀滞腹痛、胸胁刺痛、跌扑损伤、疮疡肿痛。3～10 g，煎服。

（2）精油：活血通络、化瘀止痛、抗癌抗炎、保暖驱寒、助眠，可用于治疗乳腺增生、乳腺癌、扁平细胞瘤、软组织肉瘤、痛经、月经不调及生殖器感染、肝炎、肺炎、呼吸困难等[1]。可香薰、泡浴、洗护、芳香按摩等，稀释10%使用。

（3）纯露：抗菌消炎、保暖驱寒、活血通经，对生殖器感染、痛经、月经不调、皮肤感染、肌肤黑斑[2]有效。可香薰、面膜、芳香按摩、泡浴、喷雾，稀释 15% 使用。

此外，以上各种形态均可用于情绪管理、活血解郁、缓解焦虑、改善睡眠[3]。

【注意事项】孕妇慎用。

【芳香小贴士】

红花是在汉代张骞出使西域后，开始传入我国中原地区，至今已经有 2100 多年的历史。红花引入我国后，最初只作为染料，之后人们发现了红花的药用价值，而后又主要作为药用，入药使用也已经有 1 800 多年的历史。

红花是一种对环境适应性比较强的植物，生长周期较短，喜温、耐旱、怕涝，易于栽培。20 世纪中期合成的苯胺是重要染料成分，在此之前红花是最重要的染料原料之一，除此之外，红花还有很多用途，如制作禽类饲料和油料，甚至是用于一些文化宗教仪式，因此红花在世界各地广泛传播[4]。

顾文荐《船窗夜话》中记载：在新昌有一位妇女，产后陷入昏厥，请宋代医家陆酽前去看诊，陆酽医术精湛，在当时极负盛名。他赶到时产妇已昏死过去，但胸膈还有温热感。陆酽说："快买红花数十斤，人可救活。"而后把产妇搁置在倒有红花煮沸后的药水桶上，以药气熏蒸，汤药温度下来之后再加一桶沸水。不一会儿产妇的手开始颤动，半日后苏醒。可见宋代时红花的药用已经比较广泛。

【文献摘引】

[1] 林昶，杨欣，朱璨，等. 新疆红花挥发油 GC-MS 分析及药理作用的分子机制 [J]. 中国实验方剂学杂志，2018，24（23）：104-111.

[2] 刘绍华，黄世杰，胡志忠，等. 藏红花精油的 GC/MS 分析及其在卷烟中的应用 [A]. 广西烟草学会. 广西烟草学会 2011 年学术年会论文集 [C]. 广西烟草学会，2011：5.

[3] 康凌宇. 藏红花提取物 Affron 可促进睡眠 [J]. 中国食品工业，2021，18：70-71.

[4] 翁倩倩，赵佳琛，金艳，等. 经典名方中红花的本草考证 [J]. 中国现代中药，2021，23（2）：236-241.

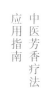
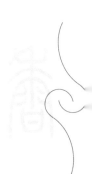

（六）姜黄

【中文名】姜黄

【别名】黄姜、毛姜黄、宝鼎香、黄丝郁金

【部位】姜科植物姜黄的干燥根茎。冬季茎叶枯萎时采挖，洗净，煮或蒸至透心，晒干，除去须根。

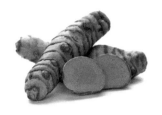

【性味与归经】辛、苦，温。归脾、肝经。

【功效主治】

（1）药材：破血行气，通经止痛。应用于胸胁刺痛，胸痹心痛，痛经经闭，风湿肩臂疼痛，跌扑肿痛。3～10 g，煎服；外用适量。

（2）精油：具有抗氧化、抗菌、抗炎镇痛、保肝和抗癌的作用[1]。可用于香薰、涂抹、内服、芳香按摩等，稀释10%使用。

（3）纯露：对皮肤有美白的功效，可使皮肤柔嫩、亮白、有光泽，还有抗氧化、消炎、杀菌的作用，姜黄纯露还可以促进胆汁分泌、消解脂肪，保养循环系统，降低胆固醇，预防心血管疾病[2]。可用于熏香、湿敷、喷雾护肤等，稀释10%使用。

此外，以上各种形态均可用于情绪管理，以缓解心理压力，让身心放松，有助于提升和改善情绪。

【注意事项】血虚无气滞血瘀者及孕妇慎服。

【芳香小贴士】

姜黄除了药用价值外，又被开发出了饮食特性。姜黄粉尝起来不辣，反而有些发苦，味道厚重，很多人刚开始吃的时候非常不喜欢。因为其药用价值，所以姜黄除了作为香料与其他香料同时用于烹饪各种食物外，印度人民还会直接饮用姜黄粉水或用牛奶冲姜黄粉，以达到预防疾病的效果。如感冒咳嗽了，喝姜黄粉牛奶就会好；肠胃消化不良，喝姜黄粉粥就会改善等[3]。

姜黄还是一种天然着色剂。姜黄色素着色鲜明，使用量小，而且兼具医疗与保健功能，是联合国粮食及农业组织（FAO）和世界卫生组织所规定的使用安全性高的天然色素之一，广泛用于食品和饮料着色。姜黄粉可用于咖喱粉、腌菜等高级调味品系列，姜黄油可作为食用香料。姜黄还是一种具有较好开发前景的美容物添加剂，其挥发油能抑制痤疮，提取物作为沐浴液有保湿作用；新鲜的姜黄汁还有促进伤口愈合作用等。

【文献摘引】

［1］卢彩会.姜黄挥发油的成分分析及性能研究［D］.石家庄：河北科技大学，2018.

［2］赵秀玲.姜黄的化学成分、药理作用及其资源开发的研究进展［J］.中国调味品，2012，37（5）：9-13.

［3］谢妙娜.中国与南亚姜黄应用的对比研究［D］.北京：北京中医药大学，2015.

（七）降香

【中文名】降香

【别名】降真香、紫降香、降真、花梨木

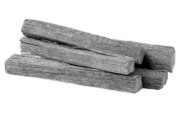

【部位】本品为豆科植物降香檀树干和根的干燥心材。全年均可采收，除去边材，阴干。碾成细粉或磅片，生用。

【性味与归经】辛，温。归肝、脾经。

【功效主治】

（1）药材：化瘀止血，理气止痛。适用于瘀滞性出血证，血瘀气滞之心胸、脘腹疼痛，治疗秽浊内阻脾胃之呕吐腹痛。9～15 g，煎服后下。外用适量，研细末敷患处。

（2）精油：具有抗血栓、血小板聚集，舒张血管，抗氧化，抗肿瘤，抗炎的作用。其对心血管疾病具有一定的治疗作用，具有改善心肌重构、促进血管新生的作用[1]。可用于芳香按摩、熏香、吸入等，稀释10%使用。

（3）纯露：有较强抗氧化作用，可清除自由基[2]。可用于湿敷、喷雾护肤、熏香等，稀释10%使用。

此外，以上各种形态均可用于情绪管理，有显著的镇痛、降低血脂和改善睡眠的作用[3]。

【注意事项】阴虚火旺，血热妄行者禁服。

【芳香小贴士】

降香在历史上也分为进口降香和国产降香。进口降香即所谓番降，自20世纪60年代后主要使用国产降香，首载于1977年版《中国药典》，即产自海南的豆科植物降香黄檀的心材，也是 2015 年版《中国药典》收载的降香的基原[4]。在海南，降香一直被称作黄花梨、花梨木、花梨母，主要用于制作高级红木家具，边角料才作为药材使用。2010 年以来，特别是改革开放后 30 多年来，对降香黄檀近乎灭绝式的采伐，使得野生资源几近枯竭，新栽培的树最长也只有 20 余年树龄，尚未成材。近10 年来，海南岛内又出现了两种名为降真香的木质藤本植物，在文玩首饰市场十分风靡。此外，还有从东南亚各国进口的降（真）香[5]。

【文献摘引】

[1] 杨志宏，梅超，何雪辉，等.降香化学成分、药理作用及药代特征的研究进展[J].中国中药杂志，2013，38（11）：1679-1683.

[2] 高原，咸玥桐，张晓萌，等.降香化学成分与心血管药理作用研究进展[A].中国商品学会.中国商品学会第五届全国中药商品学术大会论文集[C].中国商品学会：中国商品学会，2017：5.

[3] 孟慧，刘洋洋，杨云.四种芳香植物纯露体外抗氧化活性研究[J].化学与生物工程，2014，31（6）：22-24.

[4] 梁肇斌，倪新建，田立文，等.降香的本草新考[J].中药材，2017，40（4）：982-985.

[5] 陈瑞华，缪细泉，戴金瑞.泉州湾宋代沉船中降（真）香的鉴定及考证[J].上海中医药杂志，1979，5：55-57+54.

（八）川芎

【中文名】川芎

【别名】山鞠穷、芎䓖、香果、胡䓖、雀脑芎、京芎、贯芎、生川军

【部位】根茎

【性味与归经】辛，温。归肝、胆经。

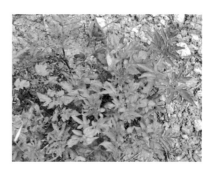

【功效主治】

（1）药材：行气开郁，祛风燥湿，活血止痛。用于月经不调，经闭痛经，腹痛，胸胁刺痛，跌扑肿痛，头痛，风湿痹痛。1～2 g，煎汤内服；外用：研末撒或调敷。

（2）精油：抗脑缺血、抗血栓，用于心脑血管疾病；镇静、解痉，

用于缓解神经症；镇痛，用于经闭腹痛；调理月经、缓解产后瘀阻痹痛。可芳香按摩、熏香、洗浴等，稀释10%使用。

（3）纯露：抗炎抑菌，促进创口愈合，用于痈疽疮疡；解热、镇静，用于风热头痛；降压、改善血流变，促进脑微循环；保护神经细胞，缓解失眠症状。可喷雾护肤、湿敷、熏香、洗浴等，稀释10%使用。

此外，以上各种形态均可用于缓解焦虑、抑郁情绪，且在缓解焦虑的浓度上无中枢神经抑制的不良反应。

【注意事项】阴虚火旺、上盛下虚及气弱之人慎用。

【芳香小贴士】

川芎原名芎藭（䓖），最早可追溯至《山海经·北山经》："又北百里，曰绣山，其上有玉、青碧，其木多枸，其草多芍药、芎䓖。"现存最早的药学专著《神农本草经》以"芎䓖"作为药材正名。宋《广韵》载："芎，芎䓖，香草根。"东汉《说文解字》曰："芎䓖，香草也[1]。"

川芎苗叶古称"蘼芜"，因其芳香四溢，常用作香草佩戴[2]。古人相信芳香可以辟邪，所以喜欢佩戴装有香草的香囊，蘼芜也就成了随身之物。此外，蘼芜茎叶繁茂，欣欣向荣，在古代因寓意"多子"而备受青睐。

蘼芜还可食用。汉有"上山采蘼芜，下山逢故夫"，唐有"提筐红叶下，度日采蘼芜"，宋有"蘼芜渐遍楚宫碧，葡萄未涨巴江迟"……蘼芜的应用历史可谓久远。如今，在川芎产区仍有食用川芎苗的习惯。每年2至5月，川芎萌生新叶，乡间地头绿意盎然，馨香四溢，随手折下几枝嫩尖，放在嘴里嚼上一口，脆嫩回甜；又或者，摘下一大把幼嫩苗叶，做成凉拌小菜，甚是清新开胃。这种时令菜现在也逐渐出现在了市场上，让更多的人可以品尝它的美味。

【文献摘引】

[1] 王艺涵，赵佳琛，金艳，等.经典名方中川芎的本草考证［J］.中国实验方剂学杂志，2022，28（10）：262-274.

[2] 何冬梅.川芎根茎入药，苗叶可食［J］.中医健康养生，2022，8（3）：26-27.

中医芳香疗法应用指南

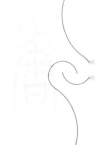

七、理气（附篇）

（一）檀香

【中文名】檀香

【别名】白檀、檀香木、真檀

【部位】树干的干燥心材

【性味与归经】辛，温。归脾、胃、心、肺经。

【功效主治】

（1）药材：行气温中，开胃止痛。用于寒凝气滞、胸膈不舒、胸痹心痛、脘腹疼痛、呕吐食少。1～3 g，用水煎服，或研末入丸、散吞服。

（2）精油：滋润肌肤，淡化瘢痕、细纹，预防皱纹，镇静、抗炎、排毒、镇咳、止泻。可沐浴、按摩，稀释 1% 使用。

（3）纯露：可补水、淡化干纹、细致毛孔，改善皮肤发痒，抗菌消炎，治疗牙龈发炎等。可坐浴、口服，稀释 1% 使用；熏香、护肤、按摩，可不稀释。

此外，以上各种形态均可用于情绪管理，解除精神紧张，带来祥和的气氛，令人增加充实感，放松全身等。特别适合在练瑜伽、冥想时熏香，能够快速进入放松状态。

【注意】孕妇慎用。

【芳香小贴士】

据史料记载，檀香作为商品流入我国至少已有 1 500 年的历史。栴檀一词最早见于三国时期曹魏康僧铠译《佛说无量寿经》卷上："口气香洁，如优钵罗华，身诸毛孔出栴檀香，共香普熏无量世界。"而《佛说无量寿经》译者康僧铠是印度僧人，在嘉平年间（公元 249—254 年）来到洛阳翻译佛经，据此可以推测檀香在三国时期已传入中国。

檀香是古印度人最常使用的香料之一，其香气浓烈，纹理细腻，焚香、雕刻两相宜，最重要的是它不像沉香那样难寻，所以古代贵族涂身的香料都会选用上好的檀香。据《简明不列颠百科全书》记载，用檀香磨碎制成香膏涂身，是婆罗门种姓身份的标志。古印度史诗《罗摩衍那》中也有记载："十车王的儿子罗摩身涂香气浓郁、闪着红光的上好旃檀香；身上涂着上好旃檀香；香气浓馥，流溢全屋，像野猪血一样闪着红光。"曾亲赴天竺的玄奘法师在《大唐西域记》中也提到"身涂诸香，所谓旃檀、郁金也"，印度人利用檀香的香气和药性，涂在身上既能治病防病，又能提高个人生活品位[1]。

【文献摘引】

[1] 赵逸秋. 中国古代檀香史研究［D］. 南京：南京农业大学，2019.

（二）玫瑰

【中文名】玫瑰

【别名】赤蔷薇、徘徊花、刺玫花

【部位】干燥花蕾

【性味与归经】甘、微苦，温。归肝、脾经。

【功效主治】

（1）药材：行气解郁，和血，止痛。用于肝胃气痛、食少呕恶、月经不调、跌扑伤痛。3～6 g，内服煎汤；浸酒或熬膏。

（2）精油：镇静，抗焦虑，助眠，通便，利尿，治疗肺脓肿[1]，调节女性内分泌和月经周期，可改善反胃、呕吐及便秘、头痛。可外用护肤，稀释至1%使用；香薰，滴入香薰机1～2滴；漱口，稀释0.1%使用。

（3）纯露：大马士革玫瑰的玫瑰水具有抗过敏、消炎、杀菌作用，对皮肤有清洁、收紧和润滑作用，能抑制日照紫外线造成的脸部发烧。可饮用，稀释1%使用；室内喷洒，首次使用需稀释至30%；沐浴，稀释至1%使用；护肤，可不稀释。

此外，以上各种形态均可用于情绪管理，可平抚情绪，特别是沮丧、哀伤、嫉妒和憎恶时。提振心情，舒缓压力。它是一种极女性化的精油，能使女性对自我产生积极正面的评价。

【注意】阴虚火旺者慎用。

【芳香小贴士】

在希腊神话中，玫瑰与希腊的爱神阿佛洛狄忒相关，传言阿佛洛狄忒的情人阿多尼斯遭到杀害后，一株玫瑰花在他流出的血泊中生长了出

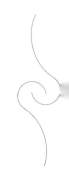

来。而在当今社会，玫瑰花是情人节的常见礼物，而基督教圣徒瓦伦丁的庆祝日就是情人节。

中国栽培玫瑰的历史非常悠久，唐诗中就出现了许多关于玫瑰的诗词。徐夤在其《司直巡官无诸移到玫瑰花》中写道："芳菲移自越王台，最似蔷薇好并栽，秾艳尽怜胜彩绘，嘉名谁赠作玫瑰。"还有许多古人垂青于芳香宜人的玫瑰花，传说武则天和杨贵妃都曾以玫瑰花沐浴，以此来保持美丽容颜。古人常制作香囊作为装饰扇坠，有记载从宋代起宫中多将玫瑰花入香囊[2]。

【文献摘引】

[1] 王慧英，王金亭. 玫瑰精油的研究与应用现状［J］. 粮食与油脂，2015，28（10）：5-9.

[2] 张淑萍，管章楠，郭建萍. 玫瑰的前世今生：一个物种的传奇［J］. 生命世界，2016，8：62-69.

（三）木香

【中文名】木香

【别名】广木香、木香、蜜香、青木香、五木香、南木香

【部位】干燥根

【性味与归经】辛、苦，温。归脾、胃、大肠、三焦、胆经。

【功效主治】

（1）药材：行气止痛，健脾消食。用于胸胁、脘腹胀痛，泻痢后重，食积不消，不思饮食。煨木香实肠止泻。用于泄泻腹痛。内服，煎汤，3～6 g；磨汁或入丸、散。外用，研末调敷或蜜汁涂。

（2）精油：防腐、抗病毒、解痉、杀菌、助消化、祛风、祛痰、降压、退热、滋补和健胃。可用于按摩，和其他精油搭配后稀释使用；扩香，稀释 10% 使用。

（3）纯露：抗菌消炎、行气止痛、理气疏肝、缓解消化不良、腹部胀痛、预防高血压。可内服，稀释 10% 使用；室内喷洒。

此外，以上各种形态均可用于情绪管理，能够帮助人抒发长久累积的不良情绪，安抚心烦意乱的思绪。

【注意】阴虚津液不足者慎服。

【芳香小贴士】

相传清代光绪年间，山西道监察御史李慈铭曾因夜感风寒而全身不适，肠鸣腹泻。次日城中名医前来诊治，从药箱中拿出一瓶药丸，令李慈铭以浓米汤饮下20粒，片刻，腹泻就止住了。两日后李慈铭就痊愈了。原来这个药是木香的花木，有行气止痛、涩肠止泻的作用。而药丸就是用木香的根与黄连做成药丸。李慈铭听后大喜，特作诗一首："细剪冰蔂屑麝胎，双含风露落琼瑰。分明洗砚匀笺侧，长见笼香翠袖来[1]。"

木香最早出现在《神农本草经》中，俗称"七里香"，在本草经中列为上品，木香有"行肠胃系统的滞气"的独特作用，其味苦辛，性温，也是非常常用的理气行气药[2]。

【文献摘引】

[1] 李林玉，刘大会，杨斌，等. 木香的本草考证 [J]. 中药材，2020，43（2）：492-495.

[2] 张旭，侯影，贾天柱. 木香炮制历史沿革及现代研究进展 [J]. 辽宁中医药大学学报，2012，14（4）：36-39.

（四）陈皮

【中文名】陈皮

【别名】广陈皮、陈橘皮、橘子皮、橘皮、红皮、广橘皮

【部位】干燥成熟果皮

【性味与归经】苦、辛，温。归肺、脾经。

【功效主治】

（1）药材：理气健脾，燥湿化痰。用于脘腹胀满、食少吐泻、咳嗽痰多。3～9克，煎服。

（2）精油：促消化、止咳祛痰，用于消化不良、痰多咳嗽[1]。可蒸气吸入、香薰、芳香按摩、喷雾剂等，稀释5%使用。

此外，以上各种形态均可用于情绪管理，镇静助眠、改善情绪、缓解压力[2]。

【注意事项】气虚、阴虚燥咳人群不宜服用陈皮，吐血证慎服。

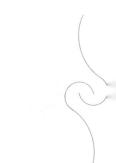

【芳香小贴士】

传统中医药理论认为陈皮"陈久者良"[3]，指出陈皮需放置陈久方能作为药用。关于陈皮"陈久者良"，历代本草论述较多。梁代陶弘景云"橘皮疗气大胜，以陈久者良"，并在《本草经集注》中记载六味中药须陈用，"凡狼毒、枳实、橘皮、半夏、麻黄、吴茱萸皆须陈久者良，其余须精新也"。刘宋时期《雷公炮炙论》言"其橘皮年深者最妙"。至唐代，孟诜著《食疗本草》首次明确提出"陈皮"这一称谓，后世药学典籍对橘皮之"陈"多有论述；孙思邈在《千金食治》中提到陈皮"入药以陈久橘皮辛辣气稍和为佳"。

陈皮为何需要陈久入药，历代本草亦有所论述，李中梓在《雷公炮制药性解》一书不仅指出橘皮"产广中，陈久者良"，还解释其原因为"陈皮辛苦之性，能泄肺部。金能制水，故入肝家，土不受侮，故入脾胃，采时性已极热，如人至老成，则酷性渐减，收藏又复陈久，则多历梅夏而烈气全消，温中而无燥热之患，行气而无峻峭之虞[4]。"清代吴仪洛在《本草从新》中再次阐述陈皮"陈久者良"的观点："橘皮，如人至老年，烈性渐减，经久而为陈皮，则多历寒暑，而燥气全消也。"

【文献摘引】

[1] 李俊健，林锦铭，高杰贤，等.陈皮挥发油提取、成分分析及应用的研究进展 [J].中国调味品，2021，46（8）：169-173.

[2] CHANDHARAKOOL S, KOOMHIN P, SINLAPASORN J, et al. Effects of Tangerine Essential Oil on Brain Waves, Moods, and Sleep Onset Latency. [J]. Molecules (Basel, Switzerland), 2020, 25(20): 4865.

[3] 王智磊，张鑫，刘素娟，等.陈皮"陈久者良"历史沿革和研究现状 [J].中华中医药学刊，2017，35（10）：2580-2584.

[4] 梅全喜，曾聪彦，田素英，等.陈皮、广陈皮、新会陈皮炮制历史沿革及现代研究进展 [J].中药材，2019，42（12）：2992-2996.

（五）沉香

【中文名】沉香

【别名】蜜香、白木香、土沉香、沉水香

【部位】含树脂的木材

【性味与归经】辛、苦，微温。归脾、胃、肾经。

【功效主治】

（1）药材：行气止痛，温中止呕，纳气平喘。用于胸腹胀闷疼痛，胃寒呕吐呃逆，肾虚气逆喘急。1～5 克，研末冲服；入煎剂宜后下。

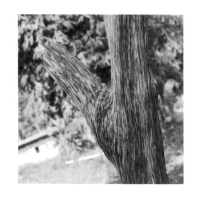

（2）精油：抗氧化、抑菌抗炎、镇痛，胃炎、消化道感染、细菌感染、创口疼痛；镇静、抗癌，失眠、胃癌、肠癌等[1-2]。可香薰、泡浴、芳香按摩等，稀释 10% 使用；微量口服，单次量 0.02～0.2 ml，单日量不超过 1 ml。

（3）纯露：消炎抑菌、抗氧化，细菌感染、皮肤创口；控油祛痘、改善肌肤、提高细胞活性、深层清洁，湿疹、黑斑、痘痘、痘印，镇静助眠[3]。可香薰、洗浴、喷雾、面膜、护肤等，稀释 10% 使用。

此外，以上各种形态均可用于情绪管理、缓解压力、镇静提神，让人感到全身舒畅、气机调和[4]。

【注意事项】孕妇及胃弱者慎用。

【芳香小贴士】

梁代陶弘景的《名医别录》最早记载沉香为上品药物："沉香、薰陆香、鸡舌香、藿香、詹糖香、枫香并微温[5]。"

沉香作为外来贵重香药，从东汉朝贡进口到国产种植的演化过程可知，其既受地域气候、基源树种、结香时间和方式等自然因素影响，又受社会文化、贸易及政治等因素干扰，致使沉香在本草发展史上呈现出名称混乱、品质参差、药性和功效由简到繁又多变的演变特点。纵观历代文献，因其树种生长结香的地理区域相对固定在南方，故药性相对稳定。

沉香文化是中华民族传统文化。中国香文化起源于秦汉，在唐宋达到鼎盛。古代的"四般雅事"即是品香、点茶、插花、挂画，这也是古代文人雅士的生活方式。"沉檀龙麝"中的"沉"，就是指沉香。沉香自古以来即被列为众香之首，因其香品高雅，且难以获得。沉香有着悠久的历史和深厚的文化底蕴，它作为一种特殊的文化载体在人类交往中占有非常独特的地位，除了文学艺术外，木香对农业、医疗卫生、工业、政治经济各方面都有着巨大影响。

【文献摘引】

[1] 姚诚，钟芙蓉，廖海浪，等. 沉香挥发油化学成分及药理活性研究进展
　　[J]. 天然产物研究与开发，2020，32（11）：1943-1953.

[2] 田静，刘秀彬，王振国. 沉香药性和功效源流考证[J]. 中药材，2020，43
　　（6）：1493-1498.

[3] 弓宝，杨云，黄立标. 沉香精油化学成分和药理学研究关系的探讨[J]. 香
　　料香精化妆品，2012，5：45-48.

[4] 周瑢. 一种人工结香沉香在燃香、卷烟及精油中的应用基础研究[D]. 广
　　州：华南理工大学，2016.

[5] 李红念，梅全喜，陈宗良. 沉香本草考证[J]. 亚太传统医药，2013，9（5）：
　　30-33.

（六）山茶籽

【中文名】山茶籽

【别名】油茶籽、茶树籽、茶籽、
茶子心

【部位】成熟种子

【性味与归经】味微苦，性平，
微毒；归心、肺经。

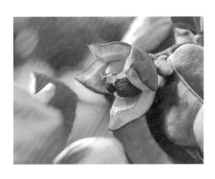

【功效主治】

（1）药材：行气疏滞、润肠通便、止痛，便秘、腹痛、肠梗阻、蛔
虫性肠梗阻、腹绞痛。山茶籽油可作为食用油日常适量食用。

（2）精油：抗炎、抗菌、抗肿瘤、润肠、抗氧化，炎症反应、辅助
肿瘤治疗、糖尿病、高血压、便秘、皮肤干燥皲裂、肌肤衰老等[1]。山
茶籽油常作为基础油与其他精油一同使用，可香薰、芳香按摩、泡浴、
洗护，适量使用；也可直接少量涂抹伤口。

此外，以上各种形态均可用于情绪管理，缓解疲劳、保持心情愉悦[2]。

【注意事项】寒泻、滑肠患者慎用。

【芳香小贴士】

相传元末年间，朱元璋因战事受伤逃进油茶林中，当时他遍体是伤，
当地农夫用山茶籽油帮他涂抹伤口，几天后朱元璋身上的伤口逐渐愈合，
红肿疼痛也慢慢减轻，于是他认为这是"上天赐给大地的人间奇果"。休
养几天后，朱元璋发现其便秘症状也大有好转，而后得知这是每天吃茶

油的效果。朱元璋从此之后非常喜爱山茶籽，又封茶油为"皇宫御膳"用油。

油茶树是我国主要的木本油料树，被誉为"东方树"。山茶籽油是由山茶科山茶属植物种子提取出的油脂，又称为"东方橄榄油"。而山茶籽油与橄榄油成分有所不同，它含有茶多酚和山茶苷，因而山茶油又有"长寿油""东方神油"之称。

【文献摘引】

［1］杨嵘，邱赛红，杨蓉，等. 油茶籽的食用和药用价值研究进展［J］. 世界科学技术——中医药现代化，2019，21（12）：2770-2774.

［2］潘超，常晓铭. 野山茶籽油脂对改善机体疲劳的影响［J］. 粮食与油脂，2019，32（2）：50-52.

(七) 附篇·五味子

【中文名】五味子

【别名】玄及、会及、五梅子、山花椒、壮味、五味、吊榴

【部位】干燥成熟果实

【性味与归经】酸、甘，温。归肺、心、肾经。

【功效主治】

（1）药材：收敛固涩，益气生津，补肾宁心。用于久咳虚喘，梦遗滑精，遗尿尿频，久泻不止，自汗盗汗，津伤口渴，内热消渴，心悸失眠。内服煎汤，3～6 g；研末，每次 1～3 g；熬膏，或入丸、散。外用研末掺；或煎水洗。

（2）精油：五味子精油还有助于增强身体对抗疾病、焦虑、压力和疲弱的能力。可提高能量水平、补充和滋养内脏、提神明目、改善肌肉活动、防止身体早衰。用于扩香，扩香机中加入 3～5 滴；外用，1～2 滴，婴幼儿或敏感肌需稀释 10% 使用。

（3）纯露：促进机体免疫，抗氧化，抗衰老，护肝，修复肌肤损伤，保养皮肤。内服、外用，稀释 10% 使用。

此外，以上各种形态均可用于情绪管理，能安神静心、益气生津、

提高体力，消除疲劳的心理功效。

【注意】外有表邪，内有实热，或咳嗽初起、痧疹初发者忌服。

【芳香小贴士】

五味应五脏

五味子的药用在《神农本草经》中就有记载，且被列入上品（在《神农本草经》中一般具有补益功效的药材视为上品）。五味子具有益气、补不足、滋阴的功效，能治疗咳逆上气、劳伤羸瘦等症状。后世也将五味子多列为补虚、收敛之药。在2020年版《中国药典》中五味子记载为味酸、甘，性温，归肺、心、肾经，能收敛固涩、益气生津、补肾宁心，用于久咳虚喘、梦遗滑精、遗尿尿频、久泻不止、自汗盗汗、津伤口渴、内热消渴、心悸失眠。五味子具有敛阴、宁心、益气、补肾等作用，可以分别对应五脏的肝、心、脾、肺、肾[1]。

南北五味效不同

要注意的是，五味子是有南北之分的，即"北五味子"和"南五味子"两种。这两种五味子同为木兰科植物，但"北五味子"为木兰科植物五味子的干燥成熟果实，"南五味子"为木兰科植物华中五味子的干燥成熟果实。在今天的《中国药典》或地方炮制规范中，二者的功效记载是一致的，而在历代古籍中，南北五味子的功效是各有侧重的，一般认为北五味子偏于补益，南五味子偏于收敛，如《本草纲目》记载："五味今有南北之分，南产者色红，北产者色黑，入滋补药必用北产者乃良[2]。"

【文献摘引】

[1] 李会娟、车朋、魏雪苹、等. 药材南五味子与五味子的本草考证［J］. 中国中药杂志，2019，44（18）：4053-4059.

[2] 薛亚. 人生有五味，药有"五味子"［N］. 上海中医药报，2021-04-09（012）.

（八）附篇·南瓜子

【中文名】南瓜子

【别名】白瓜子、金瓜米、番撤、北瓜子、窝瓜子

【部位】种子

【性味与归经】性平，味甘。归

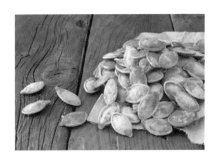

大肠经。

【功效主治】

（1）药材：驱虫杀虫，下乳，利水消肿。治绦虫、蛔虫、血吸虫、钩虫、蛲虫病，还可治疗产后缺乳、产后手足水肿，百日咳，痔疮。南瓜子中药饮片 30～60 g，煎汤。

（2）基础油：补肾，降低胆固醇，降低血糖。可治疗前列腺疾病、心脑血管疾病、百日咳、产后缺乳、产后手足肿、糖尿病等[1-2]。可适量食用，也可作为基础油与其他精油适量使用，可香薰、芳香按摩、泡浴、涂抹等。

此外，以上各种形态均可用于情绪管理，缓解疲劳[3]，改善睡眠，抗击负面情绪[4]。

【注意事项】脾胃虚寒者禁用。

【芳香小贴士】

美国的一项研究发现，每天吃 50 克左右的白瓜子，可有效防治前列腺疾病。因此，白瓜子在西方国家很受欢迎。白瓜子其实是西葫芦的种子，含有对人体极为重要的维生素、碳水化合物、矿物质、有机酸、蛋白质和脂肪，是人体热能的补充来源。甘肃庆阳种植白瓜子的历史悠久，尤其是子午岭一带出产的白瓜子，粒大、皮薄、外观洁白、种仁饱满、含油率高。从 20 世纪 80 年代起，庆阳的白瓜子就蜚声海外，而种植和出口白瓜子，也成为当地的农业支柱产业之一。如今，庆阳已经成为全国规模最大的白瓜子仁加工出口基地。

【文献摘引】

[1] PROMMABAN A, KUANCHOOM R, SEEPUAN N, et al. Evaluation of Fatty Acid Compositions, Antioxidant, and Pharmacological Activities of Pumpkin (*Cucurbita moschata*) Seed Oil from Aqueous Enzymatic Extraction [J]. Plants (Basel), 2021, 10（8）: 1582−1582.

[2] LOTFI S, FAKHRAEI J, MANSOORI YARAHMADI H. Dietary supplementation of pumpkin seed oil and sunflower oil along with vitamin E improves sperm characteristics and reproductive hormones in roosters [J]. Poult Sci, 2021, 100（9）: 101289.

[3] 皮妹儿. 为什么嗑瓜子令人愉悦 [J]. 37° 女人，2020，1：52.

[4] 陈宗伦. 十种食物 "吃" 走疲劳 [J]. 幸福家庭，2015，6：67.

中医芳香疗法应用指南

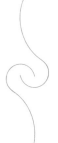

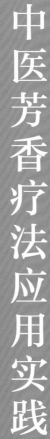

第二部分
中医芳香疗法应用实践

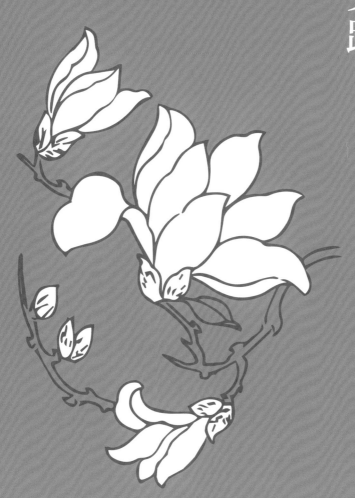

第四章

中医芳香疗法适宜技术

第一节　嗅吸技术

芳香嗅吸是让患者用鼻嗅吸芳香走窜的药气或药烟，以治疗疾病的一种方法。将装入布袋或瓶中的芳香走窜类药末，或是芳香药物煮汤加热后的蒸汽，或是将熏香的烟雾靠近鼻孔处，吸入鼻内，使其药物通过鼻黏膜迅速吸收，进入血液而发挥药理效应。芳香嗅吸法具有通关开窍、升降气机、发汗祛邪、行气活血等功效。

吴尚先在《理瀹骈文》中收载有十余首鼻嗅方药，治头痛、呃逆、疟疾、产后血晕等病证，可供参考。

（一）芳香嗅吸的介质

芳香嗅吸的介质可选用一种芳香药物单用，也可将几种芳香药物混合成复方使用，或将芳香药物混合在辨证处方中。用于嗅吸的芳香药物需根据机体的阴阳属性，病症的寒热虚实酌情选用。常用的包括薄荷、白芷、陈皮、沉香、丁香、桂花、金银花、茉莉、玫瑰等。

（二）芳香嗅吸的方法

（1）直接嗅吸：将芳香介质混入处方药物中；或单独将芳香粉末装入瓶中，敞开瓶口置患者鼻下，让患者吸其药气；或是将药末装入布袋，制作成香囊后随身佩戴，也称为佩香；也可制作成香枕、香冠、香兜等进行直接嗅吸。直接嗅吸剂型还可以是香膏、香饼、香丸等。

（2）捂鼻嗅吸：将芳香药油涂于手掌心，轻轻快速涂匀，将双手拱起成半圆，并捂住口鼻，进行鼻呼吸，深吸气，将药气吸入体内。

（3）煮汤嗅吸：用将混入芳香介质的药物煮汤，趁热让患者以鼻嗅其蒸汽。

（4）烟雾嗅吸：将融入芳香介质的药物卷入纸筒，点燃生烟，让患者用鼻嗅其烟。

（三）芳香嗅吸的应用范围

芳香嗅吸法使用方便，可用于多种身体不适症状。本法可以调节心神，畅通呼吸，提升免疫力，常用于精神紧张、焦虑、失眠、抑郁、嗜睡等情志方面的病症；或感冒、咳嗽、鼻塞等呼吸道的问题；还有呃逆、厥证、脱证等。

（四）芳香嗅吸的操作要点

（1）播放舒缓的音乐。

（2）准备嗅吸的药物。或打开瓶盖，或将嗅吸药物倒入手掌心，或准备好热汤药，或点燃嗅吸药物。

（3）轻轻闭上眼睛，调整坐姿。

（4）将药物置于鼻孔处，慢慢用鼻子吸气，闭气，呼气。逐渐延长吸气、闭气、呼气的时间。

（5）嗅吸结束，整理好物品。

（五）芳香嗅吸的注意事项

（1）嗅吸药物蒸汽时，鼻与药物之间应注意保持适当距离，不可太近，以免烫伤。

（2）使用嗅吸烟雾法时，须先分析药物烟气中所含物质，如含有害物质，则不能使用。

（3）注意选择适合的芳香嗅吸药物。比如薄荷油的嗅吸能振奋人的精神；柑橘类的嗅吸让人开心愉悦；花类的嗅吸让人感觉幸福放松；若要具有安神作用的，可选择檀香、沉香。

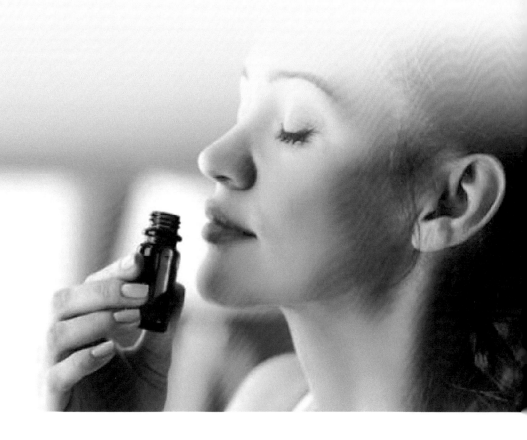

芳香嗅吸的介质可选用一种芳香药物单用，也可将几种芳香药物混合成复方使用，或将芳香药物混合在辨证处方中。

一、芳香嗅吸的介质

用于嗅吸的芳香药物需根据机体的阴阳属性，病症的寒热虚实酌情选用。

常用的包括：薄荷、白芷、陈皮、沉香、丁香、桂花、金银花、茉莉、玫瑰等。

二、芳香嗅吸的方法

（1）直接嗅吸：将芳香介质混入处方药物中，或单独将芳香粉末装入瓶中，敞开瓶口置病人鼻下，让患者吸其药气。或是将药末装入布袋，制作成香囊后随身佩戴，也称之为配香。也可制作成香枕、香饼、香兜等进行直接嗅吸。直接嗅吸剂型还可以是香膏、香饼、香丸等。

（2）捂鼻嗅吸：将芳香药油涂于手掌心，轻轻快速涂匀，将双手拱起成半圆，将捂住口鼻，进行鼻呼吸，深吸气，将药气吸入体内。

（3）煮汤嗅吸：用将混入芳香介质的药物煮汤，趁热让病人以鼻嗅其蒸汽。

（4）烟雾嗅吸：将融入芳香介质的药物卷入纸筒，点燃生烟，让病人用鼻嗅其烟。

三、芳香嗅吸的应用范围

芳香嗅吸法使用方便，可用于多种身体不适症状。本法可以调节心神，畅通呼吸，提升免疫力，常用于精神紧张、焦虑、失眠、抑郁、嗜睡等情志方面的病症；或者感冒、咳嗽、鼻塞等呼吸道的问题；还有呃逆、厥证、脱证等。

四、芳香嗅吸的操作要点

（1）播放舒缓的音乐。

（2）准备嗅吸的药物。或打开瓶盖，或将嗅吸药物倒入手掌心，或准备好热汤药，或点燃嗅吸药物。

（3）轻轻闭上眼睛，调整坐姿。

（4）将药物置于鼻孔处，慢慢用鼻子吸气，闭气，呼气。逐渐延长吸气、闭气、呼气的时间。

（5）嗅吸结束，整理好物品。

五、芳香嗅吸的注意事项

（1）嗅吸药物蒸汽时，鼻与药物之间应注意保持适当距离，不可太近，以免烫伤。

（2）使用嗅吸烟雾法时，须先分析药物烟气中所含物质，如含有害物质，则不能使用。

（3）注意选择适合的芳香嗅吸药物。比如薄荷油的嗅吸能振奋人的精神；柑橘类的嗅吸让人开心愉悦；花类的嗅吸让人感觉幸福放松；若要具有安神作用的，可选择檀香、沉香。

芳香嗅吸

鼻塞是临床常见的症状之一，常见于鼻咽部疾病中，如，鼻炎、鼻窦炎、鼻息肉、鼻中隔偏曲、鼻腔鼻窦肿瘤、腺样体肥大等。其中，鼻炎最为常见。

不同原因可引起不同鼻塞的临床表现。

【疾病概述】

急性鼻炎 鼻塞发展很快，通常在数日内即达到高潮，一周左右可自行消退，常伴有发热、头昏等全身症状。

慢性单纯性鼻炎 多呈阵发性或交替性，日轻夜重，卧位时鼻塞较重。

慢性肥厚性鼻炎 多为持续性鼻塞，对麻黄素、滴清净不敏感，或使用后鼻塞好转仅数分钟即再次出现。

过敏性鼻炎 多伴有打喷嚏，流清涕，鼻痒，可常年性发作，也可以季节性发作。

萎缩性鼻炎 鼻塞伴有鼻腔黏膜干燥，鼻涕带血。

慢性鼻窦炎 鼻塞流黄脓鼻涕，可伴有头痛、头昏等。

鼻息肉、鼻窦囊肿、鼻窦肿瘤引起的鼻塞 多为持续性进行性加重，单侧或双侧发病。

鼻中隔偏曲引起的鼻塞 多为单侧，也可以为双侧，年轻人多见。也多表现为持续性鼻塞。

1、鼻塞

【适用的芳香药物】

辛夷： 辛温。归肺胃经。散风寒，通鼻窍。常用于风寒头痛，鼻塞流涕。

金银花： 清热解毒，疏散风热。其精油还可促进新陈代谢，提高机体免疫力。

白芷： 辛温。归胃、大肠、肺经。解表散寒，祛风止痛，宣通鼻窍。

【具体操作方法】

搭鼻嗅吸： 将适合浓度的辛夷精油涂于手掌心，轻轻快速涂匀，将双手捂住口鼻，用鼻子深吸气，将药气吸入体内。

煮汤嗅吸： 将治疗鼻塞的药物煮汤，煮好后盛出，再滴入几滴辛夷精油，趁热让患者将鼻靠近，以鼻嗅吸蒸汽。注意不要靠得太近，以免烫伤。

常见不适症状的芳香嗅吸个案举隅

失眠，中医又称不寐，是指经常不能获得正常睡眠，或入睡困难，或睡而易醒，醒后不能再睡，或时寐时醒，甚或彻夜难眠的病证。

【疾病概述】

失眠分类

原发性失眠 缺少明确病因，可能与心理和生理改变有关。

继发性失眠 往往是由于躯体疾病、精神障碍、药物滥用等引起。

失眠可单独出现，也可与头痛、健忘、眩晕、心悸等症同时出现。

长期睡眠时间减少，睡眠质量下降，会引起各种焦虑、抑郁，或诱发其他疾病。

2、失眠

【适用的芳香药物】

菖蒲： 其精油、纯露可放松神经，促进消化，改善记忆力，镇静安神等。

五味子： 酸甘收敛。归肺、心、肾经。收敛固涩，益气生津，补肾宁心。

茉莉： 茉莉花理气止痛，辟秽开郁。茉莉根可麻醉止痛。玫瑰精油可用于止痛，改善睡眠。

沉香： 行气止痛，温中止呕，纳气平喘。其精油还可止痛镇静，安神助眠。

【具体操作方法】

可以选择沉香精油，滴一滴在枕头上，或者滴一滴在面巾纸上，放在枕头底下，睡眠的同时进行嗅吸。

也可以用5~6滴檀香精油做蒸汽吸入。

每日或隔日进行嗅吸调理。

（六）常见不适症状的芳香嗅吸个案举隅

1. 鼻塞

【疾病概述】

鼻塞是临床常见的症状之一，常见于鼻咽部疾病中，如鼻炎、鼻窦炎、鼻息肉、鼻中隔偏曲、鼻腔鼻窦肿瘤、腺样体肥大等。其中，鼻炎最为常见。不同原因可引起不同鼻塞的临床表现。急性鼻炎的鼻塞发展很快，通常在数日内即达到高潮，一周左右可自行消退，常伴有发热、头昏等全身症状。慢性单纯性鼻炎多呈阵发性或交替性，日轻夜重，卧位时鼻塞较重。慢性肥厚性鼻炎多为持续性鼻塞，对麻黄素、滴鼻净不敏感，或使用后鼻塞好转仅数分钟即再次出现。过敏性鼻炎多伴有打喷嚏、流清涕、鼻痒，可常年性发作，也可以季节性发作。萎缩性鼻炎鼻塞伴有鼻腔黏膜干燥，鼻涕带血。慢性鼻窦炎，鼻塞流黄脓鼻涕，可伴有头痛、头昏等。鼻息肉、鼻窦囊肿、鼻窦肿瘤引起的鼻塞多为持续性进行性加重，单侧或双侧发病。鼻中隔偏曲引起的鼻塞多为单侧，也可以为双侧，年轻人多见，也多表现为持续性鼻塞。

【适用的芳香药物】

调理鼻塞可以选用辛夷、金银花、白芷等芳香植物，根据具体情况选择精油、纯露或膏剂等。

辛夷：辛温。归肺胃经。散风寒，通鼻窍。常用于风寒头痛，鼻塞流涕。

金银花：清热解毒，疏散风热。其精油还可促进新陈代谢，提高机体免疫力。

白芷：辛温。归胃、大肠、肺经。解表散寒，祛风止痛，宣通鼻窍。

【具体操作方法】

芳香嗅吸可有效缓解鼻塞症状，减少鼻塞次数。

可以选择捂鼻嗅吸法，具体操作为：将适合浓度的辛夷精油涂于手掌心，轻轻快速涂匀，将双手捂住口鼻，用鼻子深吸气，将药气吸入体内。也可以选择煮汤嗅吸：将治疗鼻塞的药物煮汤，煮好后盛出，再滴入几滴辛夷精油，趁热让患者将鼻靠近，以鼻嗅吸蒸汽。注意不要靠得太近，以免烫伤。

2. 失眠

【疾病概述】

失眠，中医又称不寐，是指经常不能获得正常睡眠，或入睡困难，或睡而易醒，醒后不能再睡，或时寐时醒，甚或彻夜难眠的病证。失眠可分为原发性和继发性两类。原发性失眠缺少明确病因，可能与心理和生理改变有关。继发性失眠往往是由于躯体疾病、精神障碍、药物滥用等引起。失眠可单独出现，也可与头痛、健忘、眩晕、心悸等症同时出现。长期睡眠时间减少，睡眠质量下降，会引起各种焦虑、抑郁，或诱发其他疾病。

【适用的芳香药物】

调理失眠可以选用菖蒲、五味子、茉莉、沉香等芳香植物，根据具体情况选择精油、纯露或膏剂等。

菖蒲：其精油、纯露可放松神经，促进消化，改善记忆力，镇静安神等。

五味子：酸甘收敛。归肺、心、肾经。收敛固涩，益气生津，补肾宁心。

茉莉：茉莉花理气止痛，辟秽开郁；茉莉根可麻醉止痛；茉莉精油可用于止头痛，改善睡眠。

沉香：行气止痛，温中止呕，纳气平喘。其精油还可止痛镇静，安神助眠。

【具体操作方法】

治疗失眠、改善睡眠的方法有很多，芳香嗅吸就是其中之一。

具体操作：

可以选择沉香精油，滴一滴在枕头上，或者滴一滴在面巾纸上，放在枕头底下，睡眠的同时进行嗅吸。也可以用5～6滴檀香精油蒸汽吸入，每日或隔日进行嗅吸调理。

第二节　经皮技术

一、芳香推拿

芳香推拿是以中医的脏腑、经络学说为理论基础，结合人体患病部位及证候特点，术者借助适合的芳香介质，用手或身体其他部位，或者

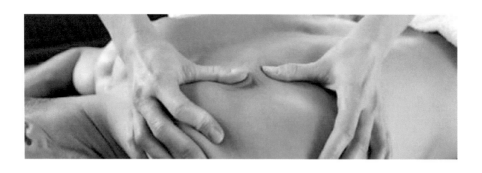

应用某些器具或器械，在人体皮部、经筋、经络、俞穴等部位或穴位进行推、摩、按、揉、拿、捏、拍、击等手法操作。芳香推拿能促进血液循环，具有通经活络、调理脏腑的功能。

（一）芳香推拿的介质

在芳香推拿操作时，常用一些精油、植物油、纯露等芳香制剂，涂于受术者体表起润滑作用或兼有治疗作用。常用精油有桂花、玫瑰、丁香、茉莉、红花、木香、藿香、乳香、没药、薄荷、紫苏、姜黄、冬青等。常用植物油有芝麻油、紫草浸泡油等。

在使用芳香推拿介质时，应考虑操作部位、接触面积大小、年龄等因素。一般面部精油浓度在3%以下，其他部位不超过10%；大面积操作5%，局部点涂8%；老人和儿童的用量在成人基础上需减半。使用芳香介质时，还应考虑精油本身的性状，尤其是香精油，稀释的比例应根据精油香气的浓烈程度而定，也要考虑皮肤的敏感程度。例如使用玫瑰精油时，由于它的香气特别浓烈，其浓度可以低于1%。其他香精油大面积使用时通常为1%～2%，小范围使用时可以调成3%～10%。

（二）芳香推拿的手法

（1）推摩手法：单向的直线运动为"推法"；圆形的环转运动为"摩法"。推摩的手法比较轻柔，力量多集中在皮肤的表面，操作足够长的时间会有热感的渗透。

（2）按揉手法：垂直于施术表面用力向下压为"按法"；带动皮下组织的环形运动为"揉法"。按揉的手法刺激力量较强，刺激力在皮下甚至到达骨膜及骨关节。

（3）拿捏手法：用手指或手掌在施术部位挤压用力称为"捏法"；捏而提起称为"拿法"。拿捏手法的用力方向是相对挤压向内、向上提拉的，刺激量可轻可重。

（4）拍击手法：掌心空虚，以虚掌做有节律的拍打，称为"拍法"；用拳、指尖、手掌侧面、掌根，或桑枝棒击打一定部位或穴位，称为"击法"。

（5）振颤手法：以掌或指在体表施以振动的方法，称为"振法"，也称"振颤法"。振法分为掌振法和指振法两种。

芳香推拿手法可单独使用，也可多种手法交叉联合应用。

（三）芳香推拿的应用范围

芳香推拿的应用非常广泛，适用于各种不适表现。芳香推拿尤其推荐用于运动系统的颈肩部不适、肘膝关节不适、腰骶不适、腕踝关节不适；肺系（呼吸系统）的发热、感冒、咳嗽、哮喘、过敏性鼻炎等；心系（心脑血管系统）的心悸、失眠、高血压、脑卒中后遗症、抑郁症等；肠系（消化系统）的胃脘痛、腹痛、恶心、呕吐、泄泻、便秘等；肾系（泌尿生殖系统）的癃闭、多尿、遗精、月经不调、痛经、不孕症等；以及糖尿病、肥胖症、缺乳、乳痈、围绝经期综合征等。

（四）芳香推拿的操作要点

（1）芳香推拿手法操作前，操作者要剪短指甲，选取合适的芳香介质。

（2）芳香推拿操作时应采用合适的体位，比如坐位、仰卧位、俯卧位、侧卧位等。

（3）芳香推拿手法要达到持久、有力、均匀、柔和、深透的十字诀手法要求。

（4）芳香推拿操作应按照一定的顺序，一般从上到下、从左到右进行操作。另外，操作顺序也要考虑到尽可能避免患者频繁变换体位。

（5）芳香推拿操作一般要避开就餐前后的半小时。

（6）芳香推拿操作要保证足够的单次调理时间、调理频次和总的疗程，以取得最佳的调理效果。

（五）芳香推拿的注意事项

1. 环境

芳香推拿一般需要暴露皮肤，因此要注意室内温度应适宜，避免受寒。

2. 介质选择

特殊人群应慎用某些精油，例如孕妇慎用乳香、肉桂、丁香、没药、冬青、薄荷、茉莉、玫瑰、艾草等。

3. 手法

芳香推拿手法应注意避免使用暴力手法，应避免疼痛、瘀斑、破皮、骨折、晕厥、内科意外等异常情况的发生。

4. 机体状态

（1）剧烈运动后、饥饿或极度劳累及体质极度虚弱不宜使用本法。

（2）妇女妊娠期、月经期、怀孕期的腹部、腰骶部不宜进行芳香推拿操作。所操作的部位皮肤有烧伤、烫伤、皮肤破损，局部也不适合手法操作。

（3）芳香推拿禁忌证：各种急性传染病；结核病和感染性疾病，急性感染如骨髓炎等；恶性肿瘤；血液病或有出血倾向；骨折、脱位、严重骨质疏松；严重的心、脑、肺、肾等器质性疾病，胃或十二指肠溃疡急性穿孔者；诊断不明的急性脊柱损伤或伴有脊髓损伤症状者，如脊髓肿瘤、脊柱结核、脊髓或椎管内血肿、脊柱失稳体征、脊髓空洞症、马尾综合征。

（六）常见不适症状的芳香推拿个案举隅

1. 颈肩部不适

【疾病概述】

颈肩部不适是颈椎病、颈肩综合征、肩周炎、冈上肌肌腱炎等颈部和肩部疾病的基本表现。颈肩部不适包括颈肩部的疼痛、酸胀、活动不力，同时可能伴有头晕、上肢放射性麻木疼痛等。

【适用的芳香药物】

调理颈肩不适可以选用乳香、没药、冬青、红花等芳香植物，根据具体情况选择精油、纯露或膏剂等。

乳香：活血止痛，用于跌打损伤、促进伤口愈合。

没药：散瘀定痛，消肿生肌。用于风湿痹痛、跌打损伤、痈肿疮疡。

冬青：能清热解毒，利湿止痛。常用于颈肩背部不适。

红花：活血通经，散瘀止痛。用于跌扑损伤、痹症肿痛等多种瘀血阻滞病证。

【具体操作方法】

颈肩部不适的芳香推拿主要在颈项部、肩部、上背部进行手法操作。① 将适合浓度的乳香精油涂于患者局部皮肤表面，受术者坐位，施术者

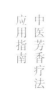

站其身后，用拿揉的手法作用于受术者颈部、肩部、上背部，放松肌肉，约5分钟；② 施术者一手扶受术者前额部，一手点按颈项部，重点在肌肉痉挛处操作，并可配合颈项部屈伸运动，反复3～5遍；③ 用拇指推抹法作用于颈部、肩背部及肩胛骨内缘痛点，反复3～5遍；再用拇指按揉风池、风府、颈夹脊、大椎、肩井、天宗、阿是等穴，每穴1分钟；④ 对患者颈部进行牵引和摇法操作；⑤ 采用擦法、击法、抖法等手法结束调理。芳香推拿手法操作宜轻柔，注意不可过度刺激颈动脉窦，也不可随意应用扳法。

2. 膝骨关节炎

【疾病概述】

膝骨关节炎是一种以退行性病理改变为基础的疾患，多见于中老年人群。常见症状是膝关节红肿热痛，上下楼梯疼痛加重，蹲起困难并疼痛，也可能有弹响、积液等表现。

【适用的芳香药物】

调理膝骨关节炎可以选用菖蒲、当归、防风、冬青、积雪草等芳香植物，根据具体情况选择精油、纯露或膏剂等。

菖蒲：其精油可消炎杀菌、活血化瘀、消肿止痛、抗风湿。

当归：补血活血。常用于风湿痹痛、跌扑损伤。精油和纯露均能活血化瘀。

防风：解表祛风，胜湿止痉。其精油解热镇痛、抗炎抗菌。

冬青：清热解毒，利湿止痛。精油和纯露均可用。

积雪草：清热利湿，解毒消肿。可用于痈肿疮毒，跌扑损伤。

【具体操作方法】

膝骨关节炎的芳香推拿疗法主要以膝关节局部治疗为主。具体操作方法：在膝关节局部均匀涂抹芳香推拿介质，如冬青油。① 拿揉膝关节周围肌肉组织，使其放松，经脉得以疏通，气血得以更好地运行；② 重点按揉膝关节周围的穴位或痛点，比如犊鼻穴、梁丘穴、鹤顶穴、血海穴、内膝眼等；③ 在膝关节以髌骨为中心，用掌摩法，上下左右环转摩动；④ 用擦法，使热量渗透到整个膝关节及其周围组织深部。芳香推拿一般操作20分钟左右，每日或隔日一次。注意如有关节红肿变形，不要损伤皮肤，手法一定要轻柔和缓。

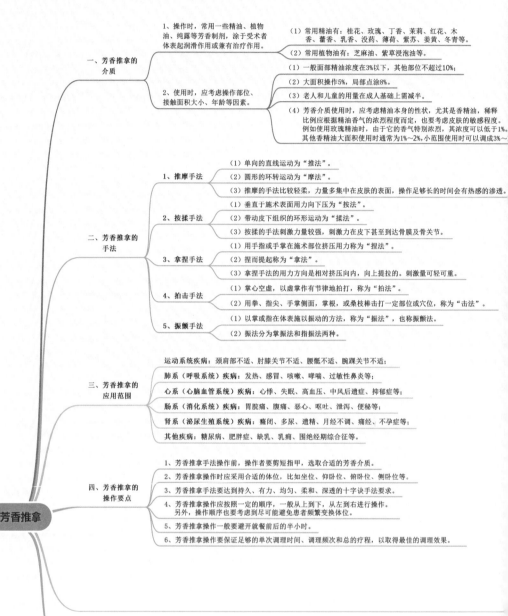

芳香推拿

一、芳香推拿的介质
- 1、操作时，常用一些精油、植物油、纯露等芳香制剂，涂于受术者体表起润滑作用或兼有治疗作用。
  - （1）常用精油有：桂花、玫瑰、丁香、茉莉、红花、木香、藿香、乳香、没药、薄荷、紫苏、姜黄、冬青等。
  - （2）常用植物油有：芝麻油、紫草浸泡油等。
- 2、使用时，应考虑操作部位、接触面积大小、年龄等因素。
  - （1）一般面部精油浓度在3%以下，其他部位不超过10%；
  - （2）大面积操作5%，局部点涂8%。
  - （3）老人和儿童的用量在成人基础上需减半。
  - （4）芳香介质使用时，应考虑精油本身的性状，尤其是香精油，稀释比例应根据精油香气的浓烈程度而定，也要考虑皮肤的敏感程度。例如使用玫瑰精油时，由于它的香气特别浓烈，其浓度可以低于1%。其他香精油大面积使用时通常为1%~2%，小范围使用时可以调成3%~

二、芳香推拿的手法
- 1、推摩手法
  - （1）单向的直线运动为"推法"。
  - （2）圆形的环转运动为"摩法"。
  - （3）推摩的手法比较轻柔，力量多集中在皮肤的表面，操作足够长的时间会有热感的渗透。
- 2、按揉手法
  - （1）垂直于施术表面用力向下压为"按法"。
  - （2）带动皮下组织的环形运动为"揉法"。
  - （3）按揉的手法刺激力量较强，刺激力在皮下甚至到达骨膜及骨关节。
- 3、拿捏手法
  - （1）用手指或手掌在施术部位挤压用力称为"捏法"。
  - （2）捏而提起称为"拿法"。
  - （3）拿捏手法的用力方向是相对挤压向内，向上提拉的。刺激量可轻可重。
- 4、拍击手法
  - （1）掌心空虚，以虚掌作有节律地拍打，称为"拍法"。
  - （2）用拳、指尖、手掌侧面，掌根，或桑枝棒击打一定部位或穴位，称为"击法"。
- 5、振颤手法
  - （1）以掌或指在体表施以振动的方法，称为"振法"，也称振颤法。
  - （2）振法分为掌振法和指振法两种。

三、芳香推拿的应用范围
- 运动系统疾病：颈肩部不适、肘膝关节不适、腰骶不适、腕踝关节不适；
- 肺系（呼吸系统）疾病：发热、感冒、咳嗽、哮喘、过敏性鼻炎等；
- 心系（心脑血管系统）疾病：心悸、失眠、高血压、中风后遗症、抑郁症等；
- 肠系（消化系统）疾病：胃脘痛、腹痛、恶心、呕吐、泄泻、便秘等；
- 肾系（泌尿生殖系统）疾病：癃闭、多尿、遗精、月经不调、痛经、不孕症等；
- 其他疾病：糖尿病、肥胖症、缺乳、乳痈、围绝经期综合征等。

四、芳香推拿的操作要点
- 1、芳香推拿手法操作前，操作者要剪短指甲，选取合适的芳香介质。
- 2、芳香推拿操作时应采用合适的体位，比如坐位、仰卧位、俯卧位、侧卧位等。
- 3、芳香推拿手法要达到持久、有力、均匀、柔和、深透的十字诀手法要求。
- 4、芳香推拿操作应按照一定的顺序，一般从上到下，从左到右进行操作。另外，操作顺序也要考虑到尽可能避免患者频繁变换体位。
- 5、芳香推拿操作一般要避开就餐前后的半小时。
- 6、芳香推拿操作要保证足够的单次调理时间、调理频次和总的疗程，以取得最佳的调理效果。

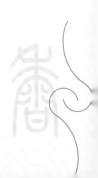

五、芳香推拿的注意事项

- 1、环境　芳香推拿一般需要暴露皮肤，因此要注意室内温度应适宜，避免受寒。
- 2、介质选择　特殊人群应慎用某些精油，例如孕妇慎用乳香、肉桂、丁香、没药、冬青、薄荷、茉莉、玫瑰、艾草等。
- 3、手法　芳香推拿手法应注意避免使用暴力手法，应避免疼痛、瘀斑、破皮、骨折、晕厥、内科意外等异常情况的发生。
- 4、机体状态
  - （1）剧烈运动后、饥饿或极度劳累或体质极度虚弱不宜使用本法。
  - （2）妇女妊娠、月经期、怀孕期的腹部、腰骶部不宜进行芳香推拿操作。所操作的部位皮肤有烧伤、烫伤、皮肤破损，局部也不适合手法操作。
  - （3）芳香推拿禁忌证
    - ①各种急性传染病；结核病和感染性疾病，急性感染如骨髓炎等。
    - ②恶性肿瘤；血液病或有出血倾向；骨折、脱位、严重骨质疏松。
    - ③严重的心、脑、肺、肾等器质性疾病，胃或十二指肠溃疡急性穿孔者。
    - ④诊断不明的急性脊柱损伤或伴有脊髓损伤症状者，如脊髓肿瘤、脊柱结核、脊髓或椎管内血肿、脊柱失稳体征、脊髓空洞症、马尾综合征。

六、常见不适症状的芳香推拿个案举隅

- 1、颈肩部不适
  - 【疾病概述】
    - 颈肩部不适是颈椎病、颈肩综合征、肩周炎，冈上肌肌腱炎等颈部和肩部疾病的基本表现。
    - 颈肩部不适包括颈肩部的疼痛、酸胀、活动不利，同时可能伴有头晕、上肢放射性麻木疼痛等。
  - 【适用的芳香药物】
    - 乳香：　活血止痛，用于跌打损伤；促进伤口愈合。
    - 没药：　散瘀定痛，消肿生肌。用于风湿痹痛，跌打损伤，痈肿疮疡。
    - 冬青：　能清热解毒，利湿止痛。常用于颈肩背部不适。
    - 红花：　活血通经，散瘀止痛。用于跌扑损伤，病症肿痛等多种瘀血阻滞病症。
  - 【具体操作方法】
    - ①首先，将适合浓度的乳香精油涂于患者局部皮肤表面，受术者坐位，施术者站其身后，用拿揉的手法作用于受术者颈部、肩部、上背部，放松肌肉，约5分钟；
    - ②随后，施术者一手扶受术者前额部，一手点按颈项部，重点在肌肉痉挛处操作，并可配合颈项部屈伸运动，反复3-5遍；
    - ③然后，用拇指推抹法作用于颈部、肩背部及肩胛骨内缘痛点，反复3-5遍；再用拇指按揉风池、风府、颈夹脊、大椎、肩井、天宗、阿是等穴，每穴1分钟；接着，对患者颈部进行牵引和摇法操作；
    - ④最后，采用擦法、击法、抖法等手法结束调理。
    - ⑤芳香推拿手法操作宜轻柔，注意不可过度刺激颈动脉窦，也不可随意应用扳法。
- 2、膝骨关节炎
  - 【疾病概述】
    - 膝骨关节炎是一种以退行性病理改变为基础的疾患，多见于中老年人群。
    - 常见症状是膝关节红肿热痛，上下楼梯疼痛加重，蹲起困难并疼痛，也可能有弹响、积液等表现。
  - 【适用的芳香药物】
    - 菖蒲：　其精油可消炎杀菌、活血化瘀、消肿止痛、抗风湿。
    - 当归：　补血活血。常用于风湿痹痛，跌扑损伤。精油和纯露均能活血化瘀。
    - 防风：　解表祛风，胜湿止痉。其精油解热镇痛、抗炎抗菌。
    - 冬青：　清热解毒，利湿止痛。精油和纯露均可用。
    - 积雪草：　清热利湿，解毒消肿。可用于痈肿疮毒，跌扑损伤。
  - 【具体操作方法】
    - 在膝关节局部均匀涂抹芳香推拿介质，如冬青油。
    - 首先，拿揉膝关节周围肌肉组织，使其放松，经脉得以疏通，气血得以更好的运行；
    - 其次，重点按揉膝关节周围的穴位或痛点，比如犊鼻穴、梁丘穴、鹤顶穴、血海穴、内膝眼等；
    - 然后，在膝关节以髌骨为中心，用掌摩法，上下左右环转摩动；
    - 最后，擦法，使热量渗透到整个膝关节及其周围组织深部。
    - 芳香推拿一般操作20分钟左右，每日或隔日一次。注意如有关节红肿变形，不要损伤皮肤，手法一定要轻柔和缓。

二、芳香刮痧

芳香刮痧是以芳香类植物萃取液及其调制品为介质，以经络皮部理论为指导的一种中医外治疗法。其以芳香辟秽为核心理念，结合特制的刮痧器具和相应的手法，在体表特定部位进行反复的刮动、摩擦，使皮肤局部出现潮红或痧点，从而对机体产生良性刺激，起到疏经通络、行气活血、调节脏腑功能的疗效。

（一）芳香刮痧的介质

芳香刮痧介质具有化浊辟秽，调理气血的作用。常用介质类别包括植物油、纯露、精油等多种形式。具体使用时，可根据疾病的性质，结合中医君臣佐使理论，复配使用。

（二）芳香刮痧的器具

芳香刮痧器具与常规刮痧工具相同，具有边缘光滑，易于手持，不会对皮肤造成损伤的特点。材质包括：兽角类、玉石类、砭石类、金属类、竹制品、玻璃制品等，目前还出现了树脂、硅胶等现代材料所制成的刮痧器具，以及结合光电技术的高新产品。

（三）芳香刮痧的手法

广义的芳香刮痧手法包括推痧法、擦痧法、揉痧法、滚痧法、拨痧法、点痧法、振痧法、拍痧法、熨痧法、拔痧法、扯痧法、挑痧法、放痧法、掐痧法等。应用时可根据不同人群，不同部位加以选择。

狭义的芳香刮痧是以刮法为主要手法配合芳香介质的刮痧操作。

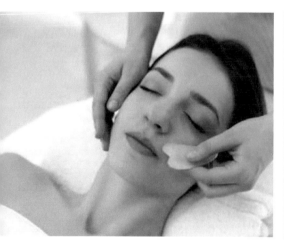
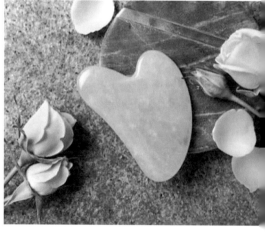

（四）芳香刮痧的应用范围

芳香刮痧适应证极其广泛，适用于身体多种不适表现。芳香刮痧尤其推荐用于运动系统的问题，如颈椎病、肩周炎、急性腰扭伤、踝扭伤等；对于呼吸道的外感发热、咳嗽、咽喉肿痛、鼻塞等，以及消化道的胃痛、呃逆、恶心、呕吐、便秘、腹泻等，也非常适用；同时对于亚健康人群的各种头痛、眩晕、失眠、半身不遂、肥胖等问题也有很好的调理作用。

（五）芳香刮痧的操作要点

（1）治疗之前，检查工具，刮具必须边缘光滑，没有破损；选择合适的芳香介质；被操作者选择合适的体位。

（2）治疗时，充分暴露刮拭部位，在皮肤上均匀涂抹精油等刮痧介质，用手握住刮拭板，先以轻、慢手法为主，待患者适应后，手法逐渐加重、加快，用力要均匀，以患者能够承受为度。刮时，要沿同一方向操作，不可来回刮拭皮肤，力量要均匀，使用腕力，一般以出现紫红色斑点或斑块为宜。

（3）刮拭力量：针对患者不同体质和刮拭不同部位，应选择不同的刮拭力量。其中，小儿、老人、体弱患者，以及面部刮拭，用力宜轻；体质强健患者，或脊柱两侧、下肢等肌肉较为丰满部位的刮拭，用力宜重。

（4）刮拭频次与疗程：通常每个患者每次选3～5个部位，每个部位刮拭20～30次，以皮肤出现潮红、痧点或痧斑等变化为宜。痧斑未退的部位，不宜反复刮拭，两次刮痧之间宜间隔3～6天，一般是第一次刮完痧斑消退后再进行第二次刮治。头面部刮痧次数因不要求出痧则不必拘泥于此。若病情需要缩短刮拭间隔时间，亦不宜在原部位进行刮拭，而应另选其他相关部位进行操作。

（5）刮拭顺序：可先刮拭背部督脉和足太阳膀胱经背俞穴循行路线，振奋一身之阳气；再根据病情刮拭经络、患病局部、阿是穴或经穴等，可按由上而下、由内而外单方向刮拭，并尽可能拉长距离。对于特殊疾病可采用特定刮拭方向，如下肢静脉曲张或下肢肿胀，可采用由下向上的逆刮法。

（6）刮痧后，嘱患者饮用一杯温开水或根据病情调配的纯露饮品，以助机体排毒驱邪。刮痧结束，宜休息15分钟左右再行离开；刮痧后2小时内忌洗凉水澡，夏季出痧部位忌风扇或空调直吹，冬季应注意保暖。刮痧后 1～2 天局部出现轻微疼痛、痒感等属正常现象。刮出的痧一般 5～7 天即可消退。

（六）芳香刮痧的注意事项

1. 环境

注意室内要保持空气流通，环境温度控制在 22～28℃。

2. 介质选择

注意根据不适症状、刮痧的部位、操作者的手法来选用不同的芳香介质品种和类别。

3. 刮痧部位

（1）皮肤部位有异常情况的不宜在局部刮拭，比如：传染性皮肤病、烧伤、体表肿瘤、痣瘤、皮肤溃烂，或急性外伤、扭挫伤局部、新近手术瘢痕部位、骨折未愈合处等，不宜直接在病灶部位刮拭，应取远端部位。

（2）面部刮痧多选用既能护肤又有润滑作用且对眼睛无刺激作用的芳香介质。

（3）刮拭时，遇关节部位，不可强行重刮。

（4）孕妇的小腹与腰骶部慎用刮痧疗法。

4. 机体状态

（1）饱食后或饥饿时，对刮痧恐惧的患者忌用本法。

（2）应用本疗法时应注意防止传染性疾病的交叉感染。

（3）患有严重心脑血管疾病（重症心脏病、重症高血压、脑卒中危重症），急性传染病，肝肾功能不全（肾衰竭、肝硬化腹水），全身水肿，极度虚弱或消瘦，以及血小板减少性疾病、过敏性紫癜、血友病、白血病、出血性紫癜等有出血倾向者禁用刮痧。

5. 其他

对于急痧与重症痧症刮痧后，如闻及患者矢气及打嗝声，提示病情缓解，可继续治疗以巩固疗效；如患者出现不适或病情加重，应立即送医院诊治。

（七）常见不适症状的芳香刮痧个案举隅

1. 感冒

【疾病概述】

感冒是一种常见的急性上呼吸道感染性疾病。主要不适表现为畏寒、

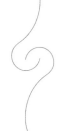

喷嚏、鼻塞、流清涕或浊涕、咳嗽、咽干、咽痒、咽痛、头痛、味觉减退、呼吸不畅、声嘶等。普通感冒刮拭部位主要为肩颈部以及背部膀胱经两条侧线。根据风寒和风热不同分型感冒，重点刮拭不同穴位，如风寒感冒重刮风池、风门、肺俞等，风热感冒重刮大椎、曲池、合谷等；另如有偏头痛可加用太阳、率谷等，鼻塞可加用迎香、上星等穴。

【适用的芳香药物】

调理感冒可以选用艾草、菖蒲、青蒿、防风、冬青、薄荷等芳香植物，根据具体情况选择精油、纯露或膏剂等。

艾草：能温经脉、理气血、去除寒湿。

菖蒲：消炎杀菌、消肿止痛、平喘安神。

青蒿：抑制流感病毒，解热、祛痰、止咳、平喘的作用都很好。

防风：又名屏风，有祛风、解热的功效。

冬青：是临床常用的刮痧药物，能够抗菌、消炎。

薄荷：归肺、肝经。消炎、镇痛、清咽利喉。

【具体操作方法】

将刮痧介质，如艾草精油、薄荷纯露、冬青油膏等，涂擦于背部膀胱经及穴位局部皮肤上，操作者用手紧握刮痧板沿膀胱经从上至下刮拭，用力宜均匀柔和，痛甚处反复重刮，再重刮不同穴位。刮拭出痧后再给饮温开水以发汗解表。

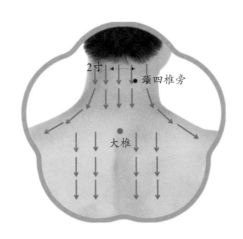

2. 咳嗽

【疾病概述】

咳嗽是一种呼吸道常见症状，是由于气管、支气管黏膜或胸膜受炎

芳香刮痧

一、芳香刮痧的介质　常用介质类别
- 植物油
- 纯露
- 精油

二、芳香刮痧的器具

芳香刮痧器具与常规刮痧工具相同，具有边缘光滑，易于手持，不会对皮肤造成损伤的特点。

器具材质
- 兽角类
- 玉石类
- 砭石类
- 金属类
- 竹制品
- 玻璃制品
- 其他：树脂、硅胶，以及结合光电技术的高新产品等

三、芳香刮痧的手法

广义手法　包括推痧法、擦痧法、揉痧法、滚痧法、拨痧法、点痧法、振痧法、拍痧法、熨痧法、挑痧法、扯痧法、挑痧法、放痧法、掐痧法等。

狭义手法　是以刮法为主要手法配合芳香介质的刮痧操作。

四、芳香刮痧的应用范围

运动系统　颈椎病、肩周炎、急性腰扭伤、踝扭伤，等

呼吸系统　外感发热、咳嗽、咽喉肿痛、鼻塞，等

消化系统　胃痛、呃逆、恶心、呕吐、便秘、腹泻，等

其他　亚健康人群的各种头痛、眩晕、失眠、半身不遂、肥胖等

五、芳香刮痧的操作要点

1、治疗前　检查工具；选择芳香介质；被操作者选择合适的体位。

2、治疗中
- 充分暴露刮拭部位，在皮肤上均匀涂抹精油等刮痧介质。
- 用手握住刮拭板，先以轻、慢手法为主，待患者适应后，手法逐渐加重、加快，用力要均匀，以患者能够承受为度。
- 刮时，要沿同一方向操作，不来回刮拭皮肤，力量要均匀，使用腕力，一般以出现紫红色斑点或斑块为宜。

3、刮拭力量
- 针对患者不同体质和刮拭不同部位，应选择不同的刮拭力量。
- 小儿、老人、体弱患者，以及面部刮拭，用力宜轻；体质强健者，或脊柱两侧、下肢等肌肉较为丰满部位的刮拭，用力宜重。

4、刮试频次与疗程
- 通常每个患者每次选3~5个部位，每个部位刮拭20~30次，以皮肤出现潮红、点点或痧斑等变化为宜。
- 痧斑未退的部位，不宜反复刮拭，两次刮痧之间宜间隔3~6天，一般是第一次刮完痧斑消退后再进行第二次刮治。头面部刮痧次数因不要求出痧则不必拘泥于此。
- 若病情需要缩短刮拭间隔时间，亦不宜在原部位进行刮拭，而应另选其他相关部位进行操作。

5、刮试顺序
- 先刮拭背部督脉和足太阳膀胱经背俞穴循行路线，振奋一身之阳气。
- 再根据病情刮拭经络、患病局部、阿是穴或经穴等，可按由上而下、由内而外单方向刮拭，并尽可能拉长距离。
- 对于特殊疾病可采用特定刮试方向，如下肢静脉曲张或下肢肿胀，可采用由下向上的逆刮法。

6、刮痧后
- 嘱患者饮用一杯温开水或根据病情调配的纯露饮品，以助机体排毒驱邪。
- 刮痧结束，宜休息15分钟左右再行离开。
- 刮痧后2小时内忌洗凉水澡，夏季出痧部位忌风扇或空调直吹，冬季应注意保暖。
- 刮痧后1~2天局部出现轻微疼痛、痒感等属正常现象。
- 刮出的痧一般5~7天即可消退。

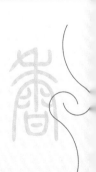

六、芳香刮痧的注意事项

1、环境　　　注意室内要保持空气流通，环境温度控制在22-28℃。

2、介质选择　　根据不适症状、刮痧部位、刮痧手法选用不同的芳香介质品种和类别。

3、刮痧部位
- （1）皮肤部位有异常情况的不宜在局部刮拭，比如：传染性皮肤病、烧伤、体表肿瘤、痣瘤、皮肤溃烂，或急性外伤、扭挫伤局部、新近手术疤痕部位、骨折未愈合处等，不宜直接在病灶部位刮拭，应取远端部位。
- （2）面部刮痧多选用既能护肤又有润滑作用且对眼睛无刺激作用的芳香介质。
- （3）刮拭时，遇关节部位，不可强行重刮。
- （4）孕妇的小腹与腰骶部慎用刮痧疗法。

4、机体状态
- （1）饱食后或饥饿时，对刮痧恐惧的患者忌用本法。
- （2）应用本疗法时应注意防止传染性疾病的交叉感染。
- （3）患有严重心脑血管疾病（重症心脏病、重症高血压、中风危重症）、急性传染病、肝肾功能不全（肾衰竭、肝硬化腹水）、全身浮肿、极度虚弱或消瘦，以及血小板减少性疾病、过敏性紫癜、血友病、白血病、出血性紫癜等有出血倾向者禁用刮痧。

5、其他　　　对于急痧与重症痧症刮痧后，如闻及患者矢气及打嗝声，提示病情缓解，可继续治疗以巩固疗效；如病人出现不适或病情加重，应立即送医院诊治。

七、常见不适症状的芳香刮痧个案举隅

1、感冒

【疾病概述】
感冒是一种常见的急性上呼吸道感染性疾病。主要不适表现为畏寒、喷嚏、鼻塞、流清涕或浊涕、咳嗽、咽干、咽痒、咽痛、头痛、味觉减退、呼吸不畅、声嘶等。

【适用的芳香药物】
艾草：	能温经脉、理气血、去除寒湿；
菖蒲：	消炎杀菌、消肿止痛、平喘安神；
青蒿：	抑制流感病毒、解热、祛痰、止咳、平喘的作用都很好；
防风：	又名屏风，有祛风、解热的功效；
冬青：	是临床常用的刮痧药物，能够抗菌、消炎；
薄荷：	归肺、肝经。消炎、镇痛、清咽利喉。

【具体操作方法】
- 将刮痧介质，如艾草精油、薄荷纯露、冬青油膏等，涂擦于背部膀胱经及穴位局部皮肤上。
- 操作者用手紧握刮痧板沿膀胱经从上至下刮拭，用力宜均匀柔和，痛甚处反复重刮，再重刮不同穴位。
- 普通感冒刮拭部位主要为肩颈部以及背部膀胱经两条侧线。根据风寒和风热不同分型感冒，重点刮试不同穴位；如风寒感冒重刮风池、风门、肺俞等，风热感冒重刮大椎、曲池、合谷等；另如有偏头痛可加用太阳、率谷等，鼻塞可加用迎香、上星等穴。
- 刮拭出痧后再给饮温开水以发汗解表。

2、咳嗽

【疾病概述】
咳嗽是一种呼吸道常见症状，是由于气管、支气管黏膜或胸膜受炎症、异物、物理或化学性刺激等引起的。传统中医认为，咳嗽或因感受外邪，或因内伤脏腑，导致肺失宣降，肺气上逆而作声。

【适用的芳香药物】
山鸡椒：	性温，其精油具有广谱抗菌作用
紫苏：	性味辛温，归肺经，有抗菌抗炎作用，是治疗咳嗽的常用药物
桂花：	其精油能散寒、祛风、除湿
乳香：	可对抗呼吸道疾病、缓解咳喘状态
艾草：	能温经脉、理气血、去除寒湿

【具体操作方法】
- 可选择紫苏精油、或乳香精油稀释后，涂擦于肩部、上背部、胸腹部、或上肢部、下肢部
- 轻柔地刮拭上述部位，重点在肩井穴、肺俞穴、定喘穴、膻中穴、列缺穴上进行刮痧操作
- 若是外感咳嗽，可以加选风池穴、大椎穴。若是内伤咳嗽，可以加选相应的背俞穴。
- 刮拭每个部位或穴位，以潮红或出痧为度。刮拭完毕，要注意避风寒。

症、异物、物理或化学性刺激等引起的。传统中医认为，咳嗽或因感受外邪，或因内伤脏腑，导致肺失宣降，肺气上逆而作声。《幼幼集成·咳嗽证治》载："凡有声无痰谓之咳，肺气伤也；无声有痰谓之嗽，脾湿动也；有声有痰谓之咳嗽，初伤于肺，继动脾湿也。"

咳嗽具有清除呼吸道异物和分泌物的保护性作用。但如果咳嗽不断，转为慢性长期咳嗽，则给患者带来很大的痛苦，并引起胸痛、胸闷、咽痒、呼吸困难等。

【适用的芳香药物】

调理咳嗽可以选用山鸡椒、紫苏、桂花、乳香、艾草等芳香植物，根据具体情况选择精油、纯露或膏剂等。

山鸡椒：性温，其精油具有广谱抗菌作用。

紫苏：性味辛温，归肺经，具有抗菌抗炎作用，是治疗咳嗽的常用药物。

桂花：其精油能散寒、祛风、除湿。

乳香：可对抗呼吸道疾病，缓解咳喘状态。

艾草：能温经脉、理气血、去除寒湿。

【具体操作方法】

芳香刮痧具有很好的缓解咳嗽的效果。可选择紫苏精油或乳香精油稀释后，涂擦于肩部、上背部、胸腹部，或上肢部、下肢部，轻柔地刮拭上述部位，重点在肩井穴、肺俞穴、定喘穴、膻中穴、列缺穴上进行刮痧操作。若是外感咳嗽，可以加选风池穴、大椎穴。若是内伤咳嗽，可以加选相应的背俞穴。刮拭每个部位或穴位，以潮红或出痧为度。刮拭完毕，要注意避风寒。

三、芳香罐疗

芳香罐疗，是一种以中医经络俞穴理论为基础的外治疗法。此法操作时，先将芳香介质涂于体表，再将罐器吸拔于所选部位的皮肤上，为加强疗效也可沿着特定路线往返滑动，使局部皮肤充血泛红甚至出现痧点，以调节气血、疏通经络，调整脏腑功能。

（一）芳香罐疗的介质

芳香罐疗所用介质参考芳香刮痧所选介质。

（二）芳香罐疗的器具

芳香罐疗一般选用玻璃罐。玻璃罐便于观察吸附力度和疾病部位出痧情况，因此，玻璃罐应用最为广泛。罐具的吸附方法有多种，可采用闪火法、滴酒法、贴棉法等。

（三）芳香罐疗的手法

芳香罐疗根据罐器吸附的力度和推动的速度可分为轻吸快推法、重吸快推法、重吸缓推法三种。

轻吸快推法：选用型号较小的罐器，吸入罐内的皮肤高于罐外3～4毫米即可。推罐的速度轻快，适用于邪气在表。

重吸快推法：背部、腹部选用型号中等或大号罐器，四肢用小号罐器。吸入罐内的皮肤高于罐外8毫米以上。走罐速度为每秒钟30厘米左右。适宜于某些经脉、脏腑失调的情况。

重吸缓推法：罐器选择和吸附力度同重吸快推法。走罐速度为每秒钟2～3厘米。此法刺激量最大，能激发人体阳气的温煦作用，适用于阴寒痼冷之疾。

芳香罐疗大多选择轻吸快推法。

（四）芳香罐疗的应用范围

芳香罐疗适用于防治多种疾患。例如感冒、咳嗽、过敏性鼻炎等呼吸系统疾病；胃痛、便秘、腹泻等消化系统问题；急性脑血管疾病后遗症引起的肢体活动不力；颈、肩、腰、腿、痛，膝骨关节炎等疼痛病证；痤疮、面部色斑等皮肤问题；月经不调、痛经等妇科疾病。

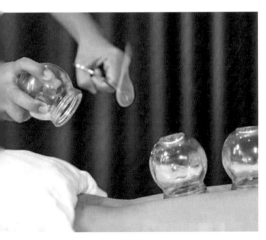
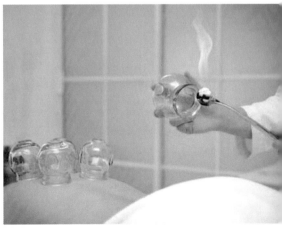

（五）芳香罐疗的操作要点

（1）被操作者选择坐位或卧位，暴露局部皮肤，取穴，定位，涂适量芳香介质润滑皮肤。

（2）选择大小合适、罐口光滑的罐具（以透明玻璃罐为佳），先将罐吸拔于走罐部位，然后以手握住罐底，稍倾斜，稍用力将罐沿经络循行路线推拉。

（3）罐疗的强度应以皮肤出现潮红、出现痧点等为宜。

（4）走罐的顺序：可先操作背部督脉和足太阳膀胱经背俞穴循行路线，振奋一身之阳气；再根据病情沿着经络、患病局部、阿是穴或经穴等进行走罐，可按由上而下、由内而外操作。

（5）芳香罐疗后嘱咐被操作者饮用温开水，以助机体排毒驱邪；走罐后2小时内忌洗凉水澡。走罐后1～2天局部出现轻微疼痛、痒感等属正常现象。

（6）两次走罐之间宜间隔3～6天。若病情需要缩短走罐间隔时间，亦不宜在原部位进行操作，而应另选其他相关部位进行操作。

（六）芳香罐疗的注意事项

（1）操作时注意保暖。夏季尤其要注意出痧部位忌风扇或空调直吹。

（2）芳香罐疗注意不要损伤皮肤。

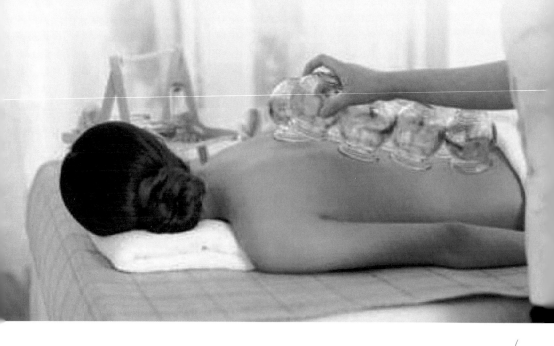

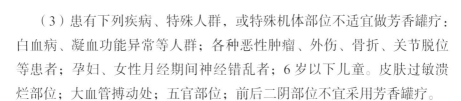

（3）患有下列疾病、特殊人群，或特殊机体部位不适宜做芳香罐疗：白血病、凝血功能异常等人群；各种恶性肿瘤、外伤、骨折、关节脱位等患者；孕妇、女性月经期间神经错乱者；6岁以下儿童。皮肤过敏溃烂部位；大血管搏动处；五官部位；前后二阴部位不宜采用芳香罐疗。

（七）常见不适症状的芳香罐疗个案举隅

1. 肩背痛

【疾病概述】

肩背痛是颈椎病、肩周炎、项背肌筋膜炎等骨伤疾病，以及感冒、发热等内科疾病等的常见症状。这种亚健康状态会影响工作效率，也会降低生活质量，久而久之也可能引发其他问题，因此一定要重视，并尽早进行调理。

【适用的芳香药物】

调理肩背痛可以选用没药、艾草、防风、红花等芳香植物，根据具体情况选择精油、纯露或膏剂等。

没药：散瘀定痛，消肿生肌。各种内因、外因引起的瘀血阻滞均适用。

艾草：辛温。艾草精油理气血，温经脉，逐寒湿。治各种寒湿痹痛。

防风：解表祛风，胜湿，止痉。用于外感表证，风湿痹痛等证。

红花：活血通经，散瘀止痛。可用于胸痹心痛，跌扑损伤等内外血瘀之证。

【具体操作方法】

芳香罐疗能有效缓解肩背疼痛。具体操作方法：将没药精油芳香介质涂擦于颈项部、肩部、上背部督脉、膀胱经局部皮肤上，用闪火法将玻璃罐具吸拔于局部，然后操作者以手握住罐底，将罐进行推拉。可先操作左侧颈项部，而后移行至肩部；然后再操作右侧颈项部和肩部。颈肩部走罐结束后，再重新点火吸拔玻璃罐于上背部，按照督脉、左侧膀胱经、右侧膀胱经分别做走罐操作。疼痛明显部位可加强推拉，使痧出透。治疗后可饮温开水，避风寒。至痧退后行再行下一次治疗。

2. 脂肪肝

【疾病概述】

脂肪肝是由于各种原因引起的肝细胞内脂肪堆积过多的病变。脂肪肝正严重威胁着国人健康，成为仅次于病毒性肝炎的第二大肝病，其发病率在不断升高，且发病年龄日趋年轻化。脂肪量超过5%为轻度脂肪

芳香罐疗

一、芳香罐疗的介质　　芳香罐疗所用介质参考芳香刮痧所选介质。

二、芳香罐疗的器具　　芳香罐疗一般选用玻璃罐。玻璃罐便于观察吸附力度和疾病部位出痧情况，因此，玻璃罐应用最为广泛。

罐具的吸附方法有多种
- 闪火法
- 滴酒法
- 贴棉法

三、芳香罐疗的手法
- 轻吸快推法：选用型号较小的罐器，吸入罐内的皮肤高于罐外3～4毫米即可。推罐的速度轻快，适用于邪气在表。（芳香罐疗大多选择轻吸快推法）
- 重吸快推法：背部、腹部选用型号中等或大号罐器，四肢用小号罐器。吸入罐内的皮肤高于罐外8毫米以上。走罐速度为每秒钟30厘米左右。适宜于某些经脉、脏腑失调的情况。
- 重吸缓推法：罐器选择和吸附力度同重吸快推法。走罐速度为每秒钟2～3厘米。此法刺激量最大，能激发人体阳气的温煦作用，适用于阴寒痼冷之疾。

四、芳香罐疗的应用范围
- 呼吸系统疾病：感冒、咳嗽、过敏性鼻炎等；
- 消化系统疾病：胃痛、便秘、腹泻等；
- 心脑血管疾病：急性脑血管病后遗症引起的肢体活动不利；
- 疼痛病证：颈肩腰腿痛，膝骨关节炎等；
- 皮肤问题：痤疮，面部色斑等；
- 妇科疾病：月经不调、痛经等。

五、芳香罐疗的操作要点
1、被操作者选择坐位或卧位，暴露局部皮肤，取穴，定位，涂适量芳香介质润滑皮肤。
2、选择大小合适、罐口光滑的罐具（以透明玻璃罐为佳），先将罐吸拔于走罐部位，然后以手握住罐底，稍倾斜，稍用力将罐沿经络循行路线推拉。
3、罐疗的强度应以皮肤出现潮红、出现痧点等为宜。
4、走罐的顺序　　可先操作背部督脉和足太阳膀胱经背俞穴循行路线，振奋一身之阳气；再根据病情沿着经络、患病局部、阿是穴或经穴等进行走罐，可按由上而下、由内而外操作。
5、芳香罐疗后嘱咐被操作者饮用温开水，以助机体排毒驱邪；走罐后2小时内忌洗凉水澡。走罐后1～2天局部出现轻微疼痛、痒感等属正常现象。
6、两次走罐之间宜间隔3～6天。若病情需要缩短走罐间隔时间，亦不宜在原部位进行操作，而应另选其他相关部位进行操作。

六、芳香罐疗的注意事项
1、操作时注意保暖。夏季尤其要注意出痧部位忌风扇或空调直吹。
2、芳香罐疗注意不要损伤皮肤。
3、患有下列疾病、特殊人群，或特殊机体部位不适宜做芳香罐疗
- 白血病、凝血功能异常等人群；
- 各种恶性肿瘤、外伤、骨折、关节脱位等患者；
- 孕妇月经期间神经错乱者；
- 6岁以下儿童。
- 皮肤过敏溃烂部位；
- 大血管搏动处；
- 五官部位；
- 前后二阴部位。

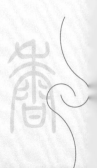

七、常见不适症状的芳香罐疗个案举隅

1、肩背痛

【疾病概述】
- 肩背痛是颈椎病、肩周炎、项背肌筋膜炎等骨伤疾病，以及感冒、发热等内科疾病等的常见症状。
- 这种亚健康状态会影响工作效率，也会降低生活质量，久而久之也可能引发其他问题，因此一定要重视，并尽早进行调理。

【适用的芳香药物】
- 没药：散瘀定痛，消肿生肌。各种内因、外因引起的瘀血阻滞均适用。
- 艾草：辛温。艾草精油理气血，温经脉，逐寒湿。治各种寒湿痹痛。
- 防风：解表祛风，胜湿，止痉。用于外感表证，风湿病痛等证。
- 红花：活血通经，散瘀止痛。可用于胸痹心痛，跌扑损伤等内外血瘀之证。

【具体操作方法】
- 将没药精油芳香介质涂擦于颈项部、肩部、上背部督脉、膀胱经局部皮肤上
- 用闪火法将玻璃罐具吸拔于局部，
- 然后操作者以手握住罐底，将罐进行推拉。
- 可先操作左侧颈项部、而后移行至肩部；然后再操作右侧颈项部和肩部。
- 颈肩部走罐结束后，再重新点火吸拔玻璃罐于上背部，按照督脉、左侧膀胱经、右侧膀胱经分别做走罐操作。
- 疼痛明显部位可加强推拉，使瘀出透。
- 治疗后可饮温开水，避风寒。
- 至瘀退后行再行下一次治疗。

2、脂肪肝

【疾病概述】
- 脂肪肝是由于各种原因引起的肝细胞内脂肪堆积过多的病变。
- 脂肪肝正严重威胁着国人健康，成为仅次于病毒性肝炎的第二大肝病，发病率在不断升高，且发病年龄日趋年轻化。
- 脂肪量超过5%为轻度脂肪肝，超过10%为中度脂肪肝，超过25%为重度脂肪肝。
- 其临床表现，轻者无症状，重者病情凶猛，可出现食欲不振、乏力、肝区闷胀不适或疼痛，恶心呕吐，肝脏肿大，蜘蛛痣，内分泌失调，黄疸。也可同时引起周围神经炎、舌炎、口角炎、皮干瘀斑、角化过度等维生素缺乏症。
- 虽然脂肪肝有自愈的倾向，但也需要高度重视。
- 脂肪肝如果没有得到很好的调理，可能会导致更为严重的肝病。

【适用的芳香药物】
- 薄荷：辛凉。归肺、肝经。疏散风热，清利头目，疏肝行气。解除胸胁胀闷。
- 玫瑰：行气解郁，和血止痛。用于肝郁气滞之证。
- 菖蒲：可消炎杀菌，活血化瘀，消肿止痛。其精油还可降血脂。
- 姜黄：其精油具有抗氧化、抗菌抗炎、保肝抗癌的作用。可香薰、涂抹等。

【具体操作方法】
- 将薄荷精油涂擦于背部两侧膀胱经，膈俞至胆俞节段及两侧胆经循行部位，
- 用闪火法将玻璃罐具吸拔于背部局部皮肤，
- 然后操作者以手握住罐底，将玻璃罐沿膀胱经、胆经循行路线进行推拉。
- 可每个部位单独走罐操作，也可以先推膀胱经，由下至上推拉，再胆经，由上至下推拉。
- 疼痛明显部位可加强推拉，使瘀出透。
- 注意，胆经循行部位用力应稍轻。
- 治疗后可饮温开水，避风寒。
- 至瘀退后行再行一次治疗。

肝，超过10%为中度脂肪肝，超过25%为重度脂肪肝。其临床表现，轻者无症状，重者病情凶猛，可出现食欲不振、乏力、肝区闷胀不适或疼痛，恶心呕吐，肝脏肿大，蜘蛛痣，内分泌失调，黄疸。也可同时引起周围神经炎、舌炎、口角炎、皮肤瘀斑、角化过度等维生素缺乏症。虽然脂肪肝有自愈的倾向，但也需要高度重视。脂肪肝如果没有得到很好的调理，可能会导致更为严重的肝病。

【适用的芳香药物】

调理脂肪肝可以选用薄荷、玫瑰、菖蒲、姜黄等芳香植物，根据具体情况选择精油、纯露或膏剂等。

薄荷：辛凉。归肺、肝经。疏散风热，清利头目，疏肝行气。解除胸胁胀闷。

玫瑰：行气解郁，和血止痛。用于肝郁气滞之证。

菖蒲：可消炎杀菌、活血化瘀、消肿止痛，其精油还可降血脂。

姜黄：其精油具有抗氧化、抗菌抗炎、保肝抗癌的作用。可香薰、涂抹等。

【具体操作方法】

芳香罐疗能预防脂肪肝的发生，或缓解脂肪肝的症状。具体操作方法：将薄荷精油涂擦于背部两侧膀胱经，膈俞至胆俞节段及两侧胆经循行部位，用闪火法将玻璃罐具吸拔于背部局部皮肤，然后操作者以手握住罐底，将玻璃罐沿膀胱经、胆经循行路线进行推拉。可每个部位单独走罐操作，也可以先推膀胱经，由下至上推拉，再胆经，由上至下推拉。疼痛明显部位可加强推拉，使痧出透。注意，胆经循行部位用力应稍轻。治疗后可饮温开水，避风寒。至痧退后行再行一次治疗。

四、芳香敷贴

芳香敷贴是将中药芳香产品单独制作成膏药，或者将中药芳香产品混入中药处方共同制成膏药产品，并将膏体涂抹于无纺布上或医用贴片上，贴于患处，通过皮肤的吸收作用，发挥药效，减轻患者伤痛。

（一）芳香敷贴的介质

芳香敷贴的介质根据不同的剂型可以分为芳香散剂、芳香糊剂、芳香膏剂和芳香饼剂。

（1）芳香散剂：根据辨证选药配方，将药物碾成极细的粉末，过

80～100 目细筛，药末可直接敷在病患处或穴位上，也可用水等溶剂调和成团后外敷，外用纱布、胶布固定。

（2）芳香糊剂：将散剂加入赋形剂，如酒、醋、姜汁、鸡蛋清等调成糊状敷涂在穴位上。外盖消毒纱布、胶布固定。糊剂可使药物缓慢释放，延长药效，缓和药物的毒性。再加上赋形剂本身所具有的作用，可提高疗效。

（3）芳香膏剂：将适量药末加入葱汁、姜汁、蜜、凡士林等调成软膏后，敷贴穴位。膏剂渗透性较强，药物作用迅速，有黏着性和扩展性。

（4）芳香饼剂：将药物粉碎过筛后，加入适量的面粉拌糊，压成饼状，放笼上蒸 30 分钟，待稍凉后敷贴穴位。

（二）芳香敷贴的应用范围

芳香敷贴简便易学，使用安全，不良反应小，人们易接受，容易推广。它在骨伤、内科、妇科、五官、儿科等各种疾病的治疗中均有很好疗效。常用于风湿关节痛、颈肩腰腿痛、跌打损伤、骨质增生、咳嗽、哮喘、胃痛、腹痛、泄泻、晕车、晕船、痛经、缺乳、近视、鼻炎、小儿咳喘、小儿便秘、小儿腹泻等。

（三）芳香敷贴的操作要点

（1）选择合适的芳香敷贴药品以及敷料。

（2）暴露需要敷贴的部位或穴位。如果汗液较多，适当擦拭。

（3）将黏胶去除，贴敷在患处。嘱咐被操作者，初次贴敷应控制在 2 小时以内，如有过敏反应，应及时去除；若无过敏反应，可贴敷 6 小时。

（四）芳香敷贴的注意事项

（1）芳香敷贴后，皮肤会有不同的感觉，或凉，或热，此种感觉尚属正常。但如果皮肤的冷感或灼热感太过强烈，甚至有难忍的瘙痒感，则属于过敏状态，应及时取下敷贴，必要时使用抗过敏的药物。

（2）一般贴敷时间不宜过长，如果贴敷时间过长引起水泡，应注意保护好创面，避免感染。

（3）贴敷期间，忌生冷、辛辣等刺激性食物。鱼虾等容易引起过敏的食物也要尽量避免食用。牛肉、鹅肉、鸭肉、花生等要尽量少吃。不洗冷水澡。

（4）孕妇慎用。

芳香敷贴

一、芳香敷贴的介质

（1）芳香散剂：是根据辨证选药配方，将药物碾成极细的粉末，过80-100目细筛，药末可直接敷在病患处或穴位上，也可用水等溶剂调和成团后外敷，外用纱布、胶布固定。

（2）芳香糊剂：是指将散剂加入赋形剂，如酒、醋、姜汁、鸡蛋清等调成糊状敷涂在穴位上。外盖消毒纱布，胶布固定。糊剂可使药物缓慢释放，延长药效，缓和药物的毒性。再加上赋形剂本身所具有的作用，可提高疗效。

（3）芳香膏剂：将适量药末加入葱汁、姜汁、蜜、凡士林等调成软膏后，敷贴穴位。膏剂渗透性较强，药物作用迅速。有黏着性和扩展性。

（4）芳香饼剂：是将药物粉碎过筛后，加入适量的面粉拌糊，压成饼状，放笼上蒸30分钟，待稍凉后敷贴穴位。

二、芳香敷贴的应用范围

骨伤疾病：常用于风湿关节痛、颈肩腰腿痛、跌打损伤、骨质增生

内科疾病：咳嗽、哮喘
胃痛、腹痛、泄泻、晕车、晕船

妇科疾病：痛经、缺乳

五官科疾病：近视、鼻炎

儿科疾病：小儿咳喘、小儿便秘、小儿腹泻

三、芳香敷贴的操作要点

（1）选择合适的芳香敷贴药品以及敷料。

（2）暴露需要敷贴的部位或穴位。如果汗液较多，适当擦拭。

（3）将黏胶去除，贴敷在患处。嘱咐被操作者，初次贴敷应控制在2小时以内，如有过敏反应，应及时去除；若无过敏反应，可贴敷6小时。

四、芳香敷贴的注意事项

（1）芳香敷贴后，皮肤会有不同的感觉，或凉，或热，此种感觉尚属正常。但如果皮肤的冷感或灼热感太过强烈，甚至有难忍的瘙痒感，则属于过敏状态，应及时取下敷贴，必要时使用抗过敏的中药或西药。

（2）一般贴敷时间不宜过长，如果敷贴时间过长引起水泡，应注意保护好创面，避免感染。

（3）贴敷期间，忌生冷、辛辣等刺激性食物。鱼虾等容易引起过敏的食物也要尽量避免食用。牛肉、烧鹅、鸭肉、花生等也尽量少吃。不洗冷水澡。

（4）孕妇慎用。

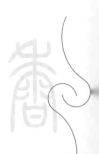

五、常见不适症状的芳香敷贴个案举隅

1、哮喘

【疾病概述】
- 哮喘俗称吼病，反复发作，呼吸困难并带有哮鸣音，是常见的一种呼吸道疾病。
- 哮喘四季可见，尤以寒冷季节和气候急剧变化时多发。
- 哮喘发病的原因有内因也有外因。
- 中医认为内因主要是伤脾、伤肺、伤肾。
- 外因主要是外感风寒、风热，或者过敏体质受到刺激性气体、烟尘、花粉、药物（如普萘洛尔）、鱼虾、动物皮毛、油漆异味、报纸的油墨等刺激。

【适用的芳香药物】
- 青蒿：其精油具有解热消炎、抗病毒、止咳祛痰平喘等作用，可治疗喘证。
- 沉香：辛、苦、微温。归脾、胃、肾经。行气止痛，温中止呕，纳气平喘。
- 陈皮：理气健脾，燥湿化痰。其精油可用于脘腹胀满，咳嗽痰多。

【具体操作方法】
- 芳香敷贴是临床上常用的防治哮喘的方法。
- 夏日三伏贴更是为人们所熟知。
- 对于哮喘的患者来说也不必拘泥于夏日敷贴，全年均可适用。
- 具体操作如下：
- 将含有适合浓度沉香精油的敷贴药膏或药饼贴在大椎穴、定喘穴、肺俞穴、天突穴、膻中穴等穴位上。
- 以上穴位可根据病情变化进行不同的排列组合，交替联合应用。
- 一般贴敷6小时，初次贴敷2小时。
- 注意过敏反应，注意局部保暖。

2、胸痛

【疾病概述】
- 胸痛是一种常见而又可能危及生命的病症，造成胸痛的原因很复杂，较常见的是咳喘引起的胸痛或心绞痛引起的胸痛。
- 尤其是心绞痛，它是冠状动脉供血不足，心肌急剧的暂时缺血缺氧，引起以发作性胸痛或胸部不适为主要表现的临床综合征。
- 心绞痛的疼痛特点为
  - 前胸阵发性、压榨性疼痛。
  - 疼痛主要位于胸骨后部，可放射至心前区与左上肢。
  - 劳动或情绪激动时常发生。
  - 每次发作持续3～5分钟，可数日一次，也可一日数次。
  - 休息或用硝酸酯类制剂后消失。
  - 心绞痛多见于40岁以上男性。
  - 常见诱因有劳累、情绪激动、饱食、受寒、阴雨天气、急性循环衰竭等。

【适用的芳香药物】
- 丹参：活血祛瘀，通络止痛，清心除烦，凉血消痈，主治胸痹心痛。
- 降香：辛温。化瘀止血，理气止痛。适用于血瘀气滞之心胸痹心痛。
- 姜黄：辛温。破血行气，通经止痛。胸胁刺痛，胸痹心痛常用。
- 红花：活血通经，散瘀止痛。胸痹心痛，胸胁刺痛，跌扑损伤均适用。

【具体操作方法】
- 芳香敷贴应用非常方便，可随时备用，以预防胸痛的发生。
- 咳喘引起的胸痛可参考哮喘的芳香敷贴操作。
- 对于心绞痛引起的胸痛，可以选择心俞、膏肓俞、膈俞、至阳、内关等穴位进行敷贴。
- 可将含有丹参的贴敷药膏，贴敷在上述穴位上。
- 每日或隔日贴敷6小时，连续贴敷1～3个月，或不拘泥于贴敷次数。
- 可以在胸痛发生的同时应用，也可以在胸痛发生后的缓解期使用。
- 对于有过心绞痛胸痛经历的患者，也可以在平时进行敷贴，以刺激穴位，预防心绞痛胸痛的发生。

（五）常见不适症状的芳香敷贴个案举隅

1. 哮喘

【疾病概述】

哮喘俗称吼病，反复发作，呼吸困难并带有哮鸣音，是常见的一种呼吸道疾病。哮喘四季可见，尤以寒冷季节和气候急剧变化时多发。哮喘发病的原因有内因也有外因。中医认为内因主要是伤脾、伤肺、伤肾；外因主要是外感风寒、风热，或者过敏体质受到刺激性气体、烟尘、花粉、药物（如普萘洛尔）、鱼虾、动物皮毛、油漆异味、报纸的油墨等刺激。

【适用的芳香药物】

调理哮喘可以选用青蒿、沉香、陈皮等芳香植物，根据具体情况选择精油、纯露或膏剂等。

青蒿：其精油具有解热消炎、抗病毒、止咳祛痰平喘等作用，可治疗喘证。

沉香：辛、苦，微温。归脾、胃、肾经。行气止痛，温中止呕，纳气平喘。

陈皮：理气健脾，燥湿化痰。其精油可用于脘腹胀满，咳嗽痰多。

【具体操作方法】

芳香敷贴是临床上常用的防治哮喘的方法。夏日三伏贴更是为人们所熟知。对于哮喘的患者来说也不必拘泥于夏日敷贴，全年均可适用。具体操作如下：将含有适合浓度沉香精油的敷贴药膏或药饼贴在大椎穴、定喘穴、肺俞穴、天突穴、膻中穴等穴位上。以上穴位可根据病情变化进行不同的排列组合，交替联合应用。一般贴敷 6 小时，初次贴敷 2 小时。注意过敏反应，注意局部保暖。

2. 胸痛

【疾病概述】

胸痛是一种常见而又可能危及生命的病症，造成胸痛的原因很复杂，较常见的是咳喘引起的胸痛或心绞痛引起的胸痛。尤其是心绞痛，它是冠状动脉供血不足，心肌急剧的暂时缺血缺氧，引起以发作性胸痛或胸部不适为主要表现的临床综合征。心绞痛的疼痛特点为前胸阵发性、压榨性疼痛。疼痛主要位于胸骨后部，可放射至心前区与左上肢，劳动或情绪激动时常发生，每次发作持续 3～5 分钟，可数日一次，也

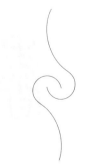

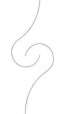

可一日数次，休息或用硝酸酯类制剂后消失。心绞痛多见于40岁以上男性。常见诱因有劳累、情绪激动、饱食、受寒、阴雨天气、急性循环衰竭等。

【适用的芳香药物】

调理胸痛可以选用丹参、降香、姜黄、红花等芳香植物，根据具体情况选择精油、纯露或膏剂等。

丹参：活血祛瘀，通经止痛，清心除烦，凉血消痈，主治胸痹心痛。

降香：辛温。化瘀止血，理气止痛。适用于血瘀气滞之心胸痹。

五、芳香湿敷

芳香湿敷是将毛巾浸泡在含有芳香药物的热水、热药汤或冷水、冷药汤中，浸透后拧至半干敷于患处的外治法。现代医学认为此法有抑制渗出、收敛止痒、消肿止痛、控制感染、促进皮肤愈合等作用。中医认为湿热敷具有明显的温经散寒、活血止痛、疏通经络、调整脏腑、运行气血等作用。湿冷敷则具有清热解毒、消肿散结的作用。芳香湿敷疗法在中医理论的指导下，通过辨证选用具有不同治疗作用的芳香中草药，并借用温热或清凉之力，使药性直达病所。

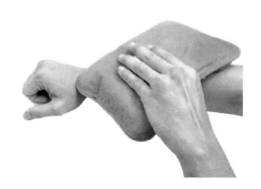

（一）芳香湿敷的介质

乳香、没药、当归、丹参、防风、红花、艾叶、青蒿、苍术、薄荷、金银花等含芳香物质的中药都可以作为湿敷的介质。其中性温热、平和的芳香药物可作为湿热敷，如乳香、没药、当归、防风、红花、艾叶、苍术等；性寒凉的药物可作为湿冷敷，如丹参、青蒿、薄荷、金银花等。

（二）芳香湿敷的方法

（1）湿热敷：将纱布、毛巾、纸巾等浸入含有芳香药物的热水或热药汤中，水温为 50～60℃，浸透后拧至半干折叠敷于患处，可以包裹塑料布或棉垫。治疗时间一般为 15～20 分钟，每 3～5 分钟更换一次毛巾，要保持温度恒定，避免温度过高而引起的烫伤，也要避免温度过低而影响治疗效果。

（2）湿冷敷：用盆盛冷水，水中加入芳香药物、冰块等，将两块小毛巾或纱布浸泡在水中，浸透后取出拧至半干敷于患部。3～5 分钟更换一次敷布，每次 20～30 分钟，每日可多次操作。适用于鼻出血、软组织挫伤、关节扭伤早期和颅脑损伤、脑出血、高热头痛等症。

（三）芳香湿敷的应用范围

软组织损伤所引起的颈肩腰腿痛；各部位关节炎症或退变所引起的关节疼痛；各种闭合性损伤；早期尚未排脓的囊肿；术后腹胀；淋巴结炎；烧伤、烫伤、急性湿疹、足癣等皮肤问题；各种急慢性呼吸道、胃肠道疾病；男性尿频、遗精、阳痿；妇科方面的非急性乳腺炎、乳腺结节增生、痛经；口腔五官科的睑腺炎（俗称麦粒肿）、牙痛等症也适用。

（四）芳香湿敷的操作要点

（1）准备好芳香湿敷所用材料，主要是芳香湿敷药汤、两块敷布毛巾、棉垫等。

（2）被操作者选取舒适体位，在湿敷部位下面垫橡胶单及治疗巾，以防药汤滴到床位上。

（3）将敷布浸于芳香湿敷汤药中。热湿敷：水温控制在 50～70℃，敷布浸透后用长钳拧敷布至不滴水为度。抖开敷布用手掌测试温度至不烫手，折好，敷于患处。上面可放置热水袋，或大毛巾，或棉垫，以保持温度。若被操作者烫感明显，可揭开敷布一角以散热。冷湿敷：水温为 30℃ 以下或 0℃ 左右，也不可过低，以免冻伤。敷布浸透后用手拧至不滴水为度，敷于患处。

（4）更换敷布毛巾。热湿敷：每 3～5 分钟更换一次毛巾，热湿敷总时间一般为 15～20 分钟。冷湿敷：每敷 10 分钟，要观察皮肤变化，如发现皮肤苍白、青紫、麻木，表示静脉血淤积，应停止冷敷，否则会造成冻伤。一般湿冷敷总时间为 20～30 分钟。

（5）湿敷完毕，用纱布擦净患处，整理物品。

（五）芳香湿敷的注意事项

（1）湿敷期间，注意观察皮肤颜色、患者状况及全身情况。要注意控制好温度。湿热敷水温切忌过烫，会起水泡；湿冷敷水温也不可过低，或冷敷时间过长，以免冻伤。

（2）不适宜的疾病或状况：扭伤36小时以内禁用湿热敷；有出血倾向时禁用湿热敷；急腹症（如急性阑尾炎）未确诊时，麻醉未清醒者，禁用湿热敷。出血已止，或炎症已消，不适合继续采用湿冷敷。

（3）不适宜的部位：孕妇的腹部、腰骶部；麻木或反应迟钝的局部；伤口局部，红眼病患者局部，不适合湿热敷。

（4）不适宜的人群：昏迷或意识不清患者；瘫痪、糖尿病、肾炎等血液循环较差或感觉迟钝的患者；有严重心脏病的患者等，都不宜使用。

（5）湿敷期间，作息要规律，多休息少熬夜，补充足够的睡眠，切忌过度劳累。

（6）湿敷后2小时内不宜洗澡。

（六）常见不适症状的芳香湿敷个案举隅

1. 黄褐斑

【疾病概述】

黄褐斑也称肝斑，为面部的黄褐色色素沉着。多对称蝶形分布于颊部。多见于女性，主要原因是血中雌激素水平升高，其发病与妊娠、长期口服避孕药、月经紊乱等有关。

【适用的芳香药物】

调理黄褐斑可以选用姜黄、肉桂、白芷、檀香、五味子、茉莉等芳香植物，根据具体情况选择精油、纯露或膏剂等。

姜黄：其纯露对皮肤有美白，抗氧化的功效，可使皮肤柔嫩、亮白、有光泽。

肉桂：其精油能收敛皮肤，促进血液循环，抗衰老。

白芷：其精油可祛风湿，助消化，除皱美白护肤，改善色素沉着和淡斑。

檀香：其精油可镇静抗菌、滋润肌肤、淡化瘢痕、预防皱纹。

五味子：其纯露可促进机体免疫，抗氧化，抗衰老，修复肌肤损伤。

芳香湿敷

一、芳香湿敷的介质 ── 乳香、没药、当归、丹参、防风、红花、艾叶、青蒿、苍术、薄荷、金银花等含有芳香物质的中药都可以作为湿敷的介质。

性温热、平和的芳香药物可作为热湿敷：　乳香、没药、当归、防风、红花、艾叶、苍术等。

性寒凉的药物可作为冷湿敷：　丹参、青蒿、薄荷、金银花等。

二、芳香湿敷的方法

（1）热湿敷：　将纱布、毛巾、纸巾等浸入含有芳香药物的热水或热药汤中，水温为50～60℃，浸透后拧至半干折叠敷于患处，可以包裹塑料布或棉垫。治疗时间一般为15～20分钟，每3～5分钟更换一次毛巾，要保持温度恒定，避免温度过高而引起的烫伤，也要避免温度过低而影响治疗效果。

（2）冷湿敷：　用盆盛冷水，水中加入芳香药物、冰块等，将两块小毛巾或纱布浸泡在水中，浸透后取出拧至半干敷于患部。3～5分钟更换一次敷布，每次20～30分钟，每日可多次操作。适用于鼻出血、软组织挫伤、关节扭伤早期和颅脑损伤、脑溢血、高热头痛等症。

三、芳香湿敷的应用范围

软组织损伤所引起的颈肩腰腿痛；

各部位关节炎症或退变所引起的关节疼痛；

各种闭合性损伤；

早期尚未排脓的囊肿；

术后腹胀；

淋巴结炎；

烧伤、烫伤、急性湿疹、足癣等皮肤问题；

各种急慢性呼吸道、胃肠道疾病；

男性尿频、遗精、阳痿；

妇科方面的非急性乳腺炎、乳腺结节增生、痛经；

口腔五官科的麦粒肿、牙痛等症也适用。

四、芳香湿敷的操作要点

（1）准备好芳香湿敷所用材料，主要是芳香湿敷药汤、两块敷布毛巾、棉垫等。

（2）被操作者选取舒适体位，在湿敷部位下面垫橡胶单及治疗巾，以防药汤滴到床位上。

（3）将敷布浸于芳香湿敷汤药中。

热湿敷：　水温控制在50～60℃，敷布浸透后用长钳拧敷布至不滴水为度。抖开敷布用手掌测试温度至不烫手，折好，敷于患处。上面可放置热水袋，或大毛巾，或棉垫，以保持温度。若被操作者烫感明显，可揭开敷布一角以散热。

冷湿敷：　水温为30℃或以下，也不可过低，以免冻伤。敷布浸透后用手拧至不滴水为度，敷于患处。

（4）更换敷布毛巾。

热湿敷：　每3～5分钟更换一次毛巾，热湿敷总时间一般为15～20分钟。

冷湿敷：　每敷10分钟，要观察皮肤变化，如发现皮肤苍白、青紫、麻木，表示静脉血淤积，应停止冷敷，否则会造成冻伤。一般冷湿敷总时间为20～30分钟。

（5）湿敷完毕，用纱布擦净患处，整理物品。

五、芳香湿敷的注意事项

（1）湿敷期间，注意观察皮肤颜色、病人状况及全身情况。要注意控制好温度。热湿敷水温切忌过烫，会起水泡；冷湿敷水温也不可过低，或冷敷时间过长，以免冻伤。

（2）不适宜的疾病或状况：扭伤36小时以内禁用热湿敷；有出血倾向时禁用热湿敷；急腹症（如急性阑尾炎）未确诊时，麻醉未清醒者，禁用热湿敷。出血已止，或炎症已消，不适合继续采用冷湿敷。

（3）不适宜的部位：孕妇的腹部、腰骶部；麻木或反应迟钝的局部；伤口局部，红眼病患者局部，不适合热湿敷。

（4）不适宜的人群：昏迷或意识不清患者；瘫痪、糖尿病、肾炎等血液循环较差或感觉迟钝的患者；有严重心脏病的患者等，都不宜使用。

（5）湿敷期间，作息要规律，多休息少熬夜，补充足够的睡眠，切忌过度劳累。

（6）湿敷后2小时内不宜洗澡。

六、常见不适症状的芳香湿敷个案举隅

1、黄褐斑

【疾病概述】黄褐斑也称称肝斑，为面部的黄褐色色素沉着。多对称蝶形分布于颊部。多见于女性，主要原因是血中雌激素水平升高，其发病与妊娠、长期口服避孕药、月经紊乱等有关。

【适用的芳香药物】

姜黄：其纯露对皮肤有美白，抗氧化的功效，可使皮肤柔嫩、亮白、有光泽。

肉桂：其精油能收敛皮肤，促进血液循环，抗衰老。

白芷：其精油可祛风湿，助消化，除皱美白护肤，改善色素沉着和淡斑。

檀香：其精油可镇静抗菌、滋润肌肤、淡化疤痕、预防皱纹。

五味子：其纯露可促进机体免疫，抗氧化，抗衰老，修复肌肤损伤。

茉莉：其精油改善睡眠，抗氧化，对调理干燥及敏感肌肤，延缓皮肤衰老效果显著。其纯露可促进皮肤新陈代谢，使皮肤柔软有弹性，并使皮肤细嫩明亮。

【具体操作方法】湿敷操作时，先将面膜纸浸泡在配备好的芳香类湿敷介质（比如茉莉纯露）中，与此同时清洁面部皮肤。然后，将浸泡好的面膜纸湿敷在面部，注意避开眼睛周围皮肤和口唇周围。每周1~2次，4周为1疗程。

2、面部痤疮

【疾病概述】痤疮是一种常见的皮肤病，俗称青春痘。面部痤疮就是脸上长青春痘。本病无年龄限制，但一般多见于青少年。面部痤疮有很多种类型：面部粉刺、丘疹、脓疱、结节等多形性皮损为主。严重的还会化脓，因此面部痤疮需及时治疗。

【适用的芳香药物】

丹参：活血祛瘀，凉血消痈。其精油、纯露抗菌、抗氧化，对面部痤疮有效。

广藿香：可祛湿浊，其精油、纯露抗炎抗菌，去除粉刺，紧实肌肤。

紫苏：其精油、纯露抗氧化、抗炎抗菌、净化解毒，控油补水，收敛毛孔。

白茶：抗氧化、抗炎抗菌、收敛毛孔，能中和并清除肌肤中的自由基。

金银花：清热解毒，疏散风热。用于痈肿疔疮，平衡皮脂及水份分泌，改善红肿性粉刺，修复晒后肌肤等作用，还可以预防婴幼儿暑热痱子的发生。

桂花：其精油具有抗氧化、降血糖血脂、抗衰老、抑菌、护肝的作用。

【具体操作方法】湿敷操作时，先将面膜纸浸泡在配备好的芳香类湿敷介质（比如白茶纯露）中，与此同时清洁面部皮肤。

然后，将浸泡好的面膜纸湿敷在面部，注意避开眼睛周围皮肤和口唇周围。

痤疮严重者，可每日1次；症状较轻者，每周1~2次。

4周为1疗程。

茉莉：其精油改善睡眠，抗氧化，对调理干燥及敏感肌肤，延缓皮肤衰老效果显著。其纯露可促进皮肤新陈代谢，使皮肤柔软有弹性，并使皮肤细嫩明亮。

【具体操作方法】

湿敷操作时，先将面膜纸浸泡在配备好的芳香类湿敷介质（比如茉莉纯露）中，与此同时清洁面部皮肤。然后，将浸泡好的面膜纸湿敷在面部，注意避开眼睛周围皮肤和口唇周围。每周1～2次，4周为1疗程。

2. 面部痤疮

【疾病概述】

痤疮是一种常见的皮肤病，俗称青春痘。面部痤疮就是脸上长青春痘。本病无年龄限制，但一般多见于青少年。面部痤疮有很多种类型：面部粉刺、丘疹、脓疱、结节等多形性皮损为主。严重的还会化脓，因此面部痤疮需及时治疗。

【适用的芳香药物】

调理面部痤疮可以选用丹参、广藿香、紫苏、白茶、金银花、桂花等芳香植物，根据具体情况选择精油、纯露或膏剂等。

丹参：活血祛瘀，凉血消痈。其精油、纯露抗菌、抗氧化，对面部疮毒有效。

广藿香：可祛湿浊，其精油、纯露抗炎抗菌，去除粉刺，紧实肌肤。

紫苏：其精油、纯露抗氧化、抗炎抗菌、净化解毒，控油补水，收敛毛孔。

白茶：抗氧化、抗炎抗菌、收敛毛孔，能中和并清除肌肤中的自由基。

金银花：清热解毒，疏散风热。用于痈肿疔疮，平衡皮脂及水分分泌，改善红肿性粉刺，修复晒后肌肤等作用，还可以预防婴幼儿暑热痱子的发生。

桂花：其精油具有抗氧化、降血糖血脂、抗衰老、抑菌、护肝的作用。

【具体操作方法】

湿敷操作时，先将面膜纸浸泡在配备好的芳香类湿敷介质（比如白茶纯露）中，与此同时清洁面部皮肤。然后，将浸泡好的面膜纸湿敷在面部，注意避开眼睛周围皮肤和口唇周围。痤疮严重者，可每日1次；症状较轻者，每周1～2次，4周为1疗程。

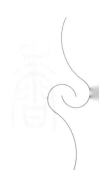

第三节　透热技术

芳香灸疗是芳香药物和传统艾灸的完美结合。将适当浓度的芳香类植物萃取液及其调制品均匀涂抹于施灸部位或穴位上，然后用艾条或灸疗仪器在其上面进行灸疗操作。芳香介质的调理作用随着艾热共同传递到机体的深层组织，激发人体经气，祛除寒邪，通经活络，调整功能紊乱，从而达到防病治病目的。

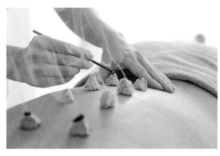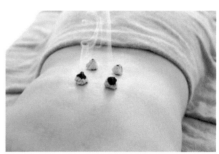
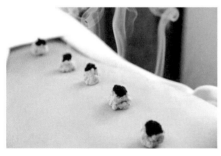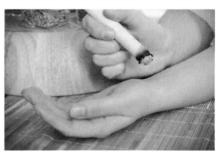

（一）芳香灸疗的介质

芳香灸疗介质本身的挥发扩散，加上艾热的向内传导，两者相辅相成，加强了各自的功效。常用的芳香灸疗介质主要包括肉桂、丁香、木香、沉香、白芷、苍术、防风、薄荷、红花、丹参、乳香、没药等。或是精油，或是植物油，或是纯露，应用时可根据病情需要酌情选用。

（二）芳香灸疗的器具

芳香灸疗操作一般需要配备打火机、艾条、弹灰缸、灭烟缸等。同时，由于艾灸时产生烟雾，所以需要排烟设备。芳香灸疗除了手持操作外，还可以使用灸器或灸疗仪进行操作。常用的灸器有金属灸盒，也有竹制灸盒。竹制灸盒较为普遍。竹制灸盒又根据灸孔的数量分为单孔灸盒、双孔灸盒、多孔灸盒。在现实生活中，灸疗仪也应用广泛，它突破了传统艾草较为单一的应用，结合了现代计算机技术和磁疗技术，芳香药物的融入将进一步扩大应用范围。

（三）芳香灸疗的方法

芳香灸疗技术的方法在传统艾灸的基础上，结合现代人们更容易接受的技术手段，发挥更好的调理作用。传统艾灸包括直接灸（无瘢痕灸、发泡灸、瘢痕灸）、间接灸（即隔物灸）、艾条灸（温和灸、回旋灸、雀啄灸、灸器灸）。芳香灸疗则在传统灸疗的基础上，以艾条悬灸和灸疗器、灸疗仪施灸为主。

1. 芳香悬灸

将芳香介质均匀涂抹于灸疗部位的皮肤表面，施灸者左手食指、中指二指放于被灸穴位两侧，以感知患者皮肤受热程度，此法应用最为广泛；或者将芳香介质均匀涂抹于皮肤后，将点燃的艾条，悬于施灸部位上，距离皮肤 3cm，左右移动或旋转，使皮肤有温热感而不至于灼痛；或者将芳香介质均匀涂抹于皮肤，将艾条燃着的一端对准穴位，上下移动，鸟雀啄米样施灸，此法热力较强，注意避免烫伤皮肤。

2. 芳香灸器灸

施灸时，将芳香介质均匀涂抹于皮肤，把艾灸盒放于其上，将点燃的艾卷对准穴位，并置于金属纱网上，盖上盒盖后施灸。

3. 芳香灸疗仪灸

将芳香介质涂抹在施术穴位皮肤上，将多功能灸疗仪置于人体穴位上进行施灸。注意调整好各种适宜参数。

（四）芳香灸疗的应用范围

芳香灸疗的应用范围十分广泛。内、外、妇、儿各科的急、慢性疾病，不论阴阳、表里、虚实、寒热都有芳香灸疗的适应证。芳香灸疗总的调护原则是阴证、里证、虚证、寒证多灸。如风寒湿痹痛、痛经、经闭、寒疝腹痛等寒凝血滞的病症；头痛、身痛、呕吐、腹痛、泄泻等外感风寒及中焦虚寒证；久泄、久痢、遗尿、遗精、阳痿、早泄、虚脱、休克等脾肾阳虚，元气暴脱之证；胃下垂、子宫脱垂、肾下垂、脱肛等气虚下陷、脏器下垂之证；外科疮疡初起，疮疡溃久不愈症等。

（五）芳香灸疗的操作要点

（1）做好灸疗前的准备。选择适合的芳香艾条或仪器。如果使用灸

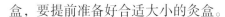

盒，要提前准备好合适大小的灸盒。

（2）暴露施灸的皮肤表面，进行穴位的定位，并将芳香介质均匀涂抹于穴位或施灸部位的皮肤上。

（3）点燃艾条。注意点艾条时，将艾条45°放置在火焰上，轻轻旋转艾条，使艾条一端均匀点燃。

（4）手持艾条，或用艾灸盒对准施灸部位或穴位开始施灸，使被操作者感到温热无灼痛为度。手持的艾条悬灸在灸的过程中要注意弹灰。

（5）施灸顺序：一般按照先上后下，先左后右，先背后腹的顺序施灸，但也不必拘泥。

（6）灸至局部皮肤红晕，每个穴位3～5分钟，或每个面积较大部位5～15分钟。也可根据机体和疾病的实际情况来调整施灸的时间长短。

（7）施灸结束后，将未燃尽的艾条放入灭烟缸中使其彻底熄灭，清洁局部皮肤。清理物品，施灸结束。

（六）芳香灸疗的注意事项

（1）施灸的禁忌部位或穴位：颜面部不宜用直接灸法，以防形成瘢痕，影响美观。关节活动处不宜用瘢痕灸，以防化脓、溃烂，不宜愈合。大动脉处，心脏部位，妊娠妇女的腰骶部、下腹部以及乳头，阴部、睾丸等处均不宜施灸。某些穴位，如哑门、睛明、攒竹、人迎等穴不宜灸。

（2）禁灸病症：灸疗主要借温热刺激来治疗疾病。因此，对于外感温病、阴虚，内热、实热证一般不宜施灸。另外，传染病、高热、昏迷、抽搐，或极度衰竭，形瘦骨立，呈恶病质之垂危状态，亦不宜施灸。

（3）禁忌人群：一般空腹、过劳、过饱、过饥、醉酒、大渴、大惊、大恐、大怒者、极度疲劳者，应慎用灸疗。不宜在妇女经期施灸（治崩漏除外）。

（4）施灸后的调养：施灸后应注意补充水分，保持良好心态和情绪，保证充足的睡眠，饮食上禁食一切生冷油腻的食物，不要饮酒，饮食宜清淡为主。

（七）常见不适症状的芳香灸疗个案举隅

1. 痛经

【疾病概述】

妇女在行经前后，或行经期间，小腹及腰部疼痛，甚至剧痛难忍，即为"痛经"。常伴有面色苍白，头面冷汗淋漓，手足厥冷，恶心呕吐等

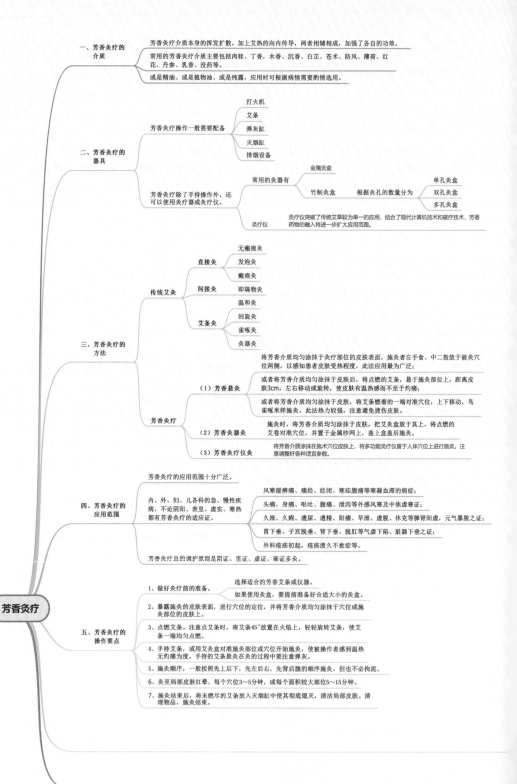

芳香灸疗

一、芳香灸疗的介质
- 芳香灸疗介质本身的挥发扩散，加上艾热的向内传导，两者相辅相成，加强了各自的功效。
- 常用的芳香灸疗介质主要包括肉桂、丁香、木香、沉香、白芷、苍术、防风、薄荷、红花、丹参、乳香、没药等。
- 或是精油、或是植物油、或是纯露，应用时可根据病情需要酌情选用。

二、芳香灸疗的器具
- 芳香灸疗操作一般需要配备
  - 打火机
  - 艾条
  - 弹灰缸
  - 灭烟缸
  - 排烟设备
- 芳香灸疗除了手持操作外，还可以使用灸疗器或灸疗仪。
  - 常用的灸器有
    - 金属灸盒
    - 竹制灸盒 —— 根据灸孔的数量分为
      - 单孔灸盒
      - 双孔灸盒
      - 多孔灸盒
  - 灸疗仪 —— 灸疗仪突破了传统艾草较为单一的应用，结合了现代计算机技术和磁疗技术，芳香药物的融入将进一步扩大应用范围。

三、芳香灸疗的方法
- 传统艾灸
  - 直接灸
    - 无瘢痕灸
    - 发泡灸
    - 瘢痕灸
  - 间接灸
    - 即隔物灸
  - 艾条灸
    - 温和灸
    - 回旋灸
    - 雀啄灸
    - 灸器灸
- 芳香灸疗
  - （1）芳香悬灸
    - 将芳香介质均匀涂抹于灸疗部位的皮肤表面，施灸者左手食、中二指放于被灸穴位两侧，以感知患者皮肤受热程度，此法应用最为广泛；
    - 或者将芳香介质均匀涂抹于皮肤外，将点燃的艾条，悬于施灸部位上，距离皮肤3cm，左右移动或旋转，使皮肤有温热感而不至于灼痛；
    - 或者将芳香介质均匀涂抹于皮肤，将艾条燃着的一端对准穴位，上下移动，鸟雀啄米样施灸，此法热力较强，注意避免烫伤皮肤；
  - （2）芳香灸器灸
    - 施灸时，将芳香介质均匀涂抹于皮肤，把艾条放于其上，将点燃的艾卷对准穴位，并置于金属纱网上，盖上盒盖后施灸。
  - （3）芳香灸疗仪灸
    - 将芳香介质涂抹在施术穴位皮肤上，将多功能灸疗仪置于人体穴位上进行施灸。注意调整好各种适宜参数。

四、芳香灸疗的应用范围
- 芳香灸疗的应用范围十分广泛。
- 内、外、妇、儿各科的急、慢性疾病，不论阴阳、表里、虚实、寒热都有芳香灸疗的适应证。
  - 风寒湿痹痛、痛经、经闭、寒疝腹痛等寒凝血滞的病症；
  - 头痛、身痛、呕吐、腹痛、泄泻等外感风寒及中焦虚寒证；
  - 久泄、久痢、遗尿、遗精、阳痿、早泄、虚脱、休克等脾肾阳虚，元气暴脱之证；
  - 胃下垂、子宫脱垂、肾下垂、脱肛等气虚下陷、脏器下垂之证；
  - 外科疮疡初起，疮疡溃久不愈症等。
- 芳香灸疗总的调护原则是阴证、里证、虚证、寒证多灸。

五、芳香灸疗的操作要点
- 1、做好灸疗前的准备。
  - 选择适合的芳香艾条或仪器。
  - 如果使用灸盒，要提前准备好合适大小的灸盒。
- 2、暴露施灸的皮肤表面，进行穴位的定位，并将芳香介质均匀涂抹于穴位或施灸部位的皮肤上。
- 3、点燃艾条。注意点艾条时，将艾条45°放置在火焰上，轻轻旋转艾条，使艾条一端均匀点燃。
- 4、手持艾条，或用艾灸盒对准施灸部位或穴位开始施灸，使被操作者感到温热无灼痛为度。手持的艾条悬灸在灸的过程中要注意弹灰。
- 5、施灸顺序，一般按照先上后下，先左后右，先背后腹的顺序施灸，但也不必拘泥。
- 6、灸至局部皮肤红晕，每个穴位3～5分钟，或每个面积较大部位5～15分钟。
- 7、施灸结束后，将未燃尽的艾条放入灭烟缸中使其彻底熄灭，清洁局部皮肤。清理物品，施灸结束。

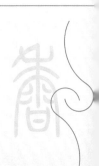

六、芳香灸疗的注意事项

1、施灸的禁忌部位或穴位
- 颜面部不宜用直接灸法，以防形成瘢痕，影响美观。
- 关节活动处不宜用瘢痕灸，以防化脓、溃烂，不宜愈合。
- 大动脉处、心脏部位，妊娠妇女的腰骶部、下腹部以及乳头、阴部、睾丸等处均不宜施灸。
- 某些穴位，如哑门、睛明、攒竹、人迎等穴不宜灸。

2、禁灸病症
- 灸疗主要借温热刺激来治疗疾病。因此，对于外感温病、阴虚，内热、实热证一般不宜施灸。另外，传染病、高热、昏迷、抽搐，或极度衰竭，形瘦骨立，呈恶病质之垂危状态，亦不宜施灸。

3、禁忌人群
- 一般空腹、过劳、过饱、过饥、醉酒、大渴、大惊、大恐、大怒者、极度疲劳者，应慎用灸疗。不宜在妇女经期施灸（治崩漏除外）。

4、施灸后的调养
- 施灸后应注意补充水分，
- 保持良好心态和情绪，
- 保证充足的睡眠，
- 饮食上禁食一切生冷油腻的食物，不要饮酒，饮食宜清淡为主。

七、常见不适症状的芳香灸疗个案举隅

1、痛经

【疾病概述】
- 妇女在行经前后，或行经期间，小腹及腰部疼痛，甚至剧痛难忍，即为痛经。
- 常伴有面色苍白，头面冷汗淋漓，手足厥冷，恶心呕吐等症，并随着月经周期发作。
- 痛经可以分为气滞血瘀、寒湿凝滞、气血虚弱三种类型。

【适用的芳香药物】
- 肉桂：辛甘，大热。补火助阳，散寒止痛，温通经脉。对痛经有很好疗效。
- 玫瑰：行气解郁，和血止痛，用于肝郁气滞型痛经尤为适用。
- 艾草：辛温。其精油理气血，温经脉，逐寒湿。寒性妇科病症常用。
- 当归：甘、辛、温。补血活血，调经止痛。可用于血虚血瘀引起的痛经。
- 丹参：活血祛瘀，通经止痛。主治胸痹心痛，脘腹胁痛，月经不调，痛经等。
- 姜黄：辛温。破血行气，通经止痛。应用于胸胁刺痛，胸痹心痛，痛经经闭。
- 红花：活血通经，散瘀止痛。可用于经闭，痛经，恶露不行，癥瘕痞块等。

【具体操作方法】
- 首先，选择小腹部的气海穴、关元穴；腰骶部的膈俞穴、肾俞穴、八髎穴；下肢的血海穴、地机穴、三阴交穴等。重点在这些穴位上进行操作。
- 气滞血瘀型痛经可以加用期门、章门；
- 寒湿凝滞加命门穴；
- 气血虚弱，加中脘、脾俞、胃俞、足三里。
- 艾灸每个穴位之前，先均匀涂抹适量玫瑰精油，
- 然后点燃艾条逐一在穴位上进行施灸。
- 每个穴位灸3~5分钟。
- 灸疗结束后，灭艾，整理物品。
- 同时，提醒被操作者补充水分。

2、腹泻

【疾病概述】
- 腹泻是一种常见症状，俗称"拉肚子"，是指排便次数明显增多，粪质稀薄，或泻如水样，或含有未消化食物，或夹有脓血、黏液。
- 腹泻常伴有排便急迫感、肛门不适、失禁等症状。
- 根据中医的辨证分型分为
  - 急性腹泻
    - 寒湿困脾型
    - 肠道湿热型
    - 食滞肠胃型
  - 慢性腹泻
    - 肝气郁滞型
    - 脾气亏虚型
    - 肾阳亏虚型

【适用的芳香药物】
- 檀香：辛温。行气温中，开胃止痛。其精油可用于肠胃病调理。
- 黑胡椒：辛热。归胃、大肠经。温中散寒，下气，消痰。
- 木香：辛温。归脾、胃、大肠、三焦、胆经。行气止痛，健脾消食。
- 广藿香：辛，微温，归脾、胃、肺经。用于湿浊中阻，腹满吐泻等。
- 苍术：燥湿健脾，祛风散寒。可改善湿阻中焦，腹泻便溏等胃肠问题。
- 丁香：辛温。归脾、胃、肺、肾经。温中降逆，补肾助阳。

【具体操作方法】
- 芳香灸疗能有效预防和治疗腹泻。以寒性腹泻为例，具体操作如下：
- 选取中脘、神阙、天枢、气海、关元、脾俞、胃俞、三焦俞、肾俞、大肠俞、长强等穴位进行芳香灸法操作。
- 将适合浓度的芳香介质丁香精油均匀涂抹于上述穴位上，每个穴位操作3~5分钟。
- 操作者凝神静气，随时感知穴位表面和深层的变化，要做到眼到、手到、心到。
- 操作时还应注意艾条距离皮肤的高度，避免烫伤。
- 操作后，嘱咐被操作者补充水分。

症，并随着月经周期发作。痛经可以分为气滞血瘀、寒湿凝滞、气血虚弱三种类型。

【适用的芳香药物】

调理痛经可以选用肉桂、玫瑰、艾草、当归、丹参、姜黄、红花等芳香植物，根据具体情况选择精油、纯露或膏剂等。

肉桂：辛甘，大热。补火助阳，散寒止痛，温通经脉。对痛经有很好疗效。

玫瑰：行气解郁，和血止痛。用于肝郁气滞型痛经尤为适用。

艾草：辛温。其精油理气血，温经脉，逐寒湿。寒性妇科病症常用。

当归：甘、辛，温。补血活血，调经止痛。可用于血虚血瘀引起的痛经。

丹参：活血祛瘀，通经止痛。主治胸痹心痛，脘腹胁痛，月经不调，痛经等。

姜黄：辛温。破血行气，通经止痛。应用于胸胁刺痛，胸痹心痛，痛经经闭。

红花：活血通经，散瘀止痛。可用于经闭，痛经，恶露不行，癥瘕痞块等。

【具体操作方法】

痛经的芳香灸疗具体操作方法：首先，选择小腹部的气海穴、关元穴；腰骶部的膈俞穴、肾俞穴、八髎穴；下肢的血海穴、地机穴、三阴交穴等。重点在这些穴位上进行操作。气滞血瘀型痛经可以加用期门、章门；寒湿凝滞加命门穴；气血虚弱，加中脘、脾俞、胃俞、足三里。灸每个穴位之前，先均匀涂抹适量玫瑰精油，然后点燃艾条逐一在穴位上进行施灸。每个穴位灸3～5分钟。灸疗结束后，灭艾，整理物品。同时，提醒被操作者补充水分。

2. 腹泻

【疾病概述】

腹泻是一种常见症状，俗称"拉肚子"，是指排便次数明显增多，粪质稀薄，或泻如水样，或含有未消化食物，或夹有脓血、黏液。腹泻常伴有排便急迫感、肛门不适、失禁等症状。腹泻可分为急性腹泻和慢性腹泻两种。根据中医的辨证分型，急性腹泻包括寒湿困脾型、肠道湿热型、食滞肠胃型；慢性腹泻包括肝气郁滞型、脾气亏虚型、肾阳亏虚型。

严重腹泻注意防止脱水，防止电解质的紊乱。

【适用的芳香药物】

调理腹泻可以选用檀香、黑胡椒、木香、广藿香、苍术、丁香等芳香植物，根据具体情况选择精油、纯露或膏剂等。

檀香：辛温。行气温中，开胃止痛。其精油可用于肠胃病调理。

黑胡椒：辛热。归胃、大肠经。温中散寒，下气，消痰。

木香：辛温。归脾、胃、大肠、三焦、胆经。行气止痛，健脾消食。

广藿香：辛，微温。归脾、胃、肺经。用于湿浊中阻，腹痛吐泻等。

苍术：燥湿健脾，祛风散寒。可改善湿阻中焦，腹泻便溏等胃肠问题。

丁香：辛温。归脾、胃、肺、肾经。温中降逆，补肾助阳。

【具体操作方法】

芳香灸疗能有效预防和治疗腹泻。以寒性腹泻为例，具体操作如下：选取中脘、神阙、天枢、气海、关元、脾俞、胃俞、三焦俞、肾俞、大肠俞、长强等穴位进行芳香灸法操作。将适合浓度的芳香介质丁香精油均匀涂抹于上述穴位上，每个穴位操作3～5分钟。操作者凝神静气，随时感知穴位表面和深层的变化，要做到眼到、手到、心到。操作时还应注意艾条距离皮肤的高度，避免烫伤。操作后，嘱咐被操作者补充水分。

二、芳香熨烫

芳香熨烫是芳香介质和传统熨烫的结合。熨烫疗法是通过各种温补热源对人体表面局部或经络穴位加热，使人体血液循环加快，代谢增强、毛孔扩张、疏通汗腺通道，以利于寒湿邪毒快速排出体外的一种保健方法。芳香熨烫中的芳香介质能加强熨烫的效果。

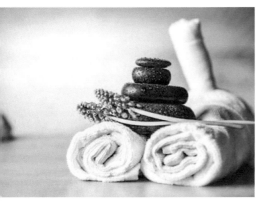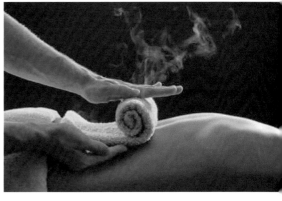

（一）芳香熨烫的介质

芳香熨烫的介质也是芳香药物与传统熨烫介质的结合。传统熨烫介质主要有：药包、盐、麦麸、沙土、壶、砖石、蛋、面饼、酒、铁落（坎离砂）等。药熨中介质往往制成药散、药饼、药膏等。芳香类介质的选用应根据不同病情，调配适合的浓度，以配合熨烫的热源增强疗效。

（二）芳香熨烫的方法

1. 按照熨烫操作方式，芳香熨烫可分为直接熨烫、间接熨烫

（1）直接芳香熨烫：芳香介质均匀涂抹后，将已加热的物体或药物直接放置在穴位或患处进行熨烫。

（2）间接芳香熨烫：先将含有芳香介质的药物置于穴位或病患处，再取加热物体放置在上面进行熨烫。

2. 根据不同的操作步骤，熨烫可分为炒熨、蒸煮熨、贴熨、熨斗熨

（1）芳香炒熨法：以绢、布等包裹炒热的药物，再配以芳香介质，熨引患处，即为炒熨法。

（2）芳香蒸煮熨法：将预先配制好的药袋投入药锅或笼屉中，蒸煮后配以芳香介质热熨治疗部位。

（3）芳香贴熨法：取配制好的药膏于火上略加烘烤，配以芳香介质，趁热敷贴患处，或将药膏涂敷于治疗部位后以熨斗等加热器具熨引。

（4）芳香熨斗熨法：熨烫部位均匀涂抹芳香介质后，将药袋、药饼、药膏等熨剂置于其上，并覆以厚布，取熨斗或热水袋、水壶等热熨器具加以熨烫，以患者能忍受而不灼伤皮肤为度。

3. 根据熨烫所用的材料进行分类

芳香熨烫可分为药熨、盐熨、麦麸熨、沙土熨、壶熨、砖石熨、蛋熨、面饼熨、酒熨、铁落熨（坎离砂）。芳香药熨法最为常用，其他芳香熨烫法用法相似。

（1）芳香药熨法。

根据病情酌情选用气味辛香雄烈之品的适合药物，加热后较易透入皮肤而发挥温热和药物的双重作用。可选用单味药，也可选用复方药熨。药熨法多用于风、寒、湿、痰浊、瘀血、脏腑气血亏虚、经络痹阻不通导致的各种病症。根据药物剂型又分为药散熨烫、药饼熨烫、药膏熨烫。

① 芳香药散熨烫。将选定的药物碾成粗末，鲜品捣烂。放入锅内文火煸炒至烫手取出，装入布袋；或先装入布袋，旺火蒸热，取出，趁热

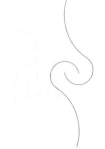

把药包放在治疗部位上熨烫。熨烫前把芳香介质均匀涂抹在皮肤上。

② 芳香药饼熨烫。将药研为细末，根据病情选取糊、水、酒、醋，再加入适量的芳香制剂进行调和，制成大小厚薄不等的药饼放于治疗部位，其上覆布，用熨斗、热水袋、水壶、玻璃瓶或将盐、沙、麦麸等炒热布包后置于药饼上面热熨。

③ 芳香药膏熨烫。将药物研成细末，加入饴糖、黄蜡等赋形剂调成厚薄适度的药膏，于火上烘热，趁热贴于治疗部位；或将药膏涂于治疗部位，再以熨斗、热水袋或炒热的盐、沙、麦麸布包后置于上面进行熨烫。熨烫前把芳香介质均匀涂抹在皮肤上。

（2）其他芳香熨烫。

将芳香介质均匀涂抹于熨烫部位后，把加热的盐、麦麸、沙土、壶、砖石、蛋、面饼、酒、铁落等放置其上进行熨烫。

（三）芳香熨烫的应用范围

芳香熨烫疗法常用于亚健康群体，对常见的风寒、伤痛、湿毒等引起的各种身体不适具有很好的调理作用，也可用于美容减肥、祛痘祛斑。按照熨烫部位适用于以下部位。

头部：大脑供血不足、失眠、感冒、头痛、记忆力差。

鼻部：鼻塞、流鼻涕、过敏性鼻炎、鼻窦炎。

眼部：眼干、眼涩、迎风流泪。

耳部：耳鸣、中耳炎。

面部：青春痘、黄褐斑、面部神经麻痹、面部发紧。

腹部：消化不良、食积、胃痛、腹痛、腹胀、便秘、月经不调、痛经、宫颈炎、附件炎、宫寒、阳痿。

颈部：颈部酸痛、颈部强直僵硬。

肩背部：肩部酸痛、肩背僵硬强直、腰痛。

上肢部：手臂无力、麻木、上肢酸胀疼痛。

下肢部：下肢麻痹、瘫痪、静脉曲张、膝关节疼痛、腿部酸胀、脚部干裂、脚凉、脚汗、脚臭、脚气等。

（四）芳香熨烫的操作要点

（1）准备好各种熨烫药物和介质。

（2）采用适当体位。熨头面、胸腹采用仰卧位；熨腰背颈项采用俯卧位；熨肩胁部采用侧卧位；熨四肢可取坐位。暴露药熨部位，注意保暖。

（3）局部皮肤涂适量、适浓度的芳香介质，将药熨袋放在其上来回推熨。熨烫力量要均匀，开始时用力要轻，速度要快，随着药袋温度的降低，熨烫力量可加大，同时减慢速度。药袋温度过低时可更换药袋。药熨时间一般15～30分钟，每日1～2次。若需较长时间的熨烫，也可操作60分钟，每日1次。

（4）药熨过程要注意观察局部皮肤情况，防止烫伤。

（5）药熨后擦净局部皮肤，协助安置体位，整理床单。

（五）芳香熨烫的注意事项

（1）不能空腹做熨烫，饭后一小时做比较好。熨烫前注意排空小便。

（2）芳香熨烫一般需要暴露体表，操作时应注意室内温度，注意避风寒。

（3）药熨袋温度不宜超过70℃，年老者、婴幼儿不宜超过50℃。

（4）药熨过程中，若药熨袋变凉，应及时更换或加热；若患者感到局部疼痛或出现水泡应立即停止操作，并进行适当处理；熨烫过程中要注意观察患者情况，如有头晕、心慌应停止治疗。

（5）熨烫后应补充足够的温水；饮食宜清淡，不能吃冷饮或喝冷水；熨烫后12小时不能洗冷水澡。

（6）熨法禁忌部位：忌用于皮肤破损处，身体大血管处，局部无知觉处，孕妇的腹部和腰骶部，腹部包块性质不明，以及一切炎症部位。

（7）熨烫禁忌人群：孕妇、女性经期、严重高血压、严重肾功能不全、皮肤病、传染性疾病、创伤性疾病的患者均禁止熨疗。禁用于实热证患者和麻醉未清醒者。

（六）常见不适症状的芳香熨烫个案举隅

1. 胃痛

【疾病概述】

俗话说"十人九胃"，很多人经历过胃脘不适。人体比较直接接触外界事物的脏腑除了肺，就是胃。因此，胃痛的情况非常常见。急慢性胃炎、消化性溃疡和胃肠道功能紊乱等疾病都可以引起胃痛。中医将胃痛分为实证和虚证两大类。实证包括寒邪犯胃、胃热炽盛、食滞胃肠、肝胃气滞；虚证包括脾胃虚寒、胃阴亏虚、瘀阻胃络。芳香熨烫对寒邪犯胃、脾胃虚寒的胃痛尤为适用。

【适用的芳香药物】

调理胃痛可以选用肉桂、豆蔻、黑胡椒、木香、小茴香、山鸡椒等芳香植物，根据具体情况选择精油、纯露或膏剂等。

肉桂：辛甘，大热。补火助阳，引火归原，散寒止痛，温通经脉。对胃疼挛，消化不良、恶心胀气有效。

豆蔻：辛温。归肺脾胃经。化湿行气，温中止呕，开胃消食。

黑胡椒：辛热。归胃、大肠经。温中散寒，下气消痰。用于胃寒腹痛等。

木香：辛温。归脾、胃、大肠、三焦、胆经。行气止痛，健脾消食。

小茴香：辛温。温中散寒止痛。其精油、纯露调节胃肠功能，舒缓肠胃。

山鸡椒：温中散寒，行气止痛。用于胃寒呕逆，脘腹冷痛，寒疝腹痛等。

【具体操作方法】

芳香熨烫多选用气味辛香浓烈之品，加热后透入皮肤能够温散寒邪，健脾益胃。具体操作：备好熨烫药物（小茴香精油和平胃散复方）和物品，被操作者选择仰卧位，暴露药熨部位，将平胃散药熨袋加热，熨烫前逐一在中脘穴、建里穴、神阙穴、天枢穴等处均匀涂抹适合浓度的小茴香精油，并进行熨烫。熨烫力量要均匀，药袋温度降低时及时更换药袋。每个穴熨烫 5 分钟左右，总的治疗时间 30 分钟，每日 1～2 次。

2. 背腰部不适

【疾病概述】

背腰部是人体躯干的一部分。背腰部的脊柱对人体来说尤为重要。背腰部分布着督脉和膀胱经及其穴位。中医认为"背为阳"，督脉更是"阳脉之海"。阳位易受风寒之邪而引起不适症状；或者由于劳倦损伤，气滞血瘀，而出现背腰部酸痛不适。

【适用的芳香药物】

调理背腰部不适可以选用没药、当归、冬青、白芷等芳香植物，根据具体情况选择精油、纯露或膏剂等。

没药：散瘀定痛，消肿生肌。可用于风湿痹痛，跌打损伤。

当归：甘温。补血活血，调经止痛。风湿痹痛，跌扑损伤常用。

冬青：清热解毒，利湿止痛。

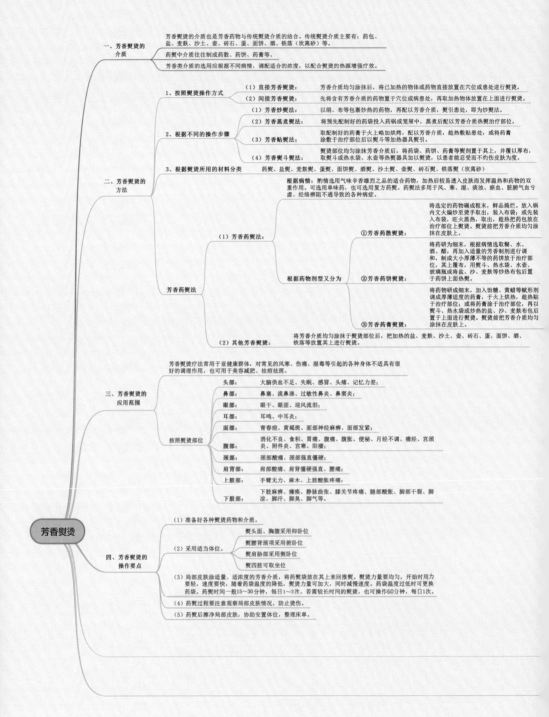

芳香熨烫

一、芳香熨烫的介质

芳香熨烫的介质也是芳香药物与传统熨烫介质的结合。传统熨烫介质主要有：药包、盐、麦麸、沙土、壶、砖石、蛋、面饼、酒、铁落（坎离砂）等。

药熨中介质往往制成药散、药饼、药膏等。

芳香类介质的选用应根据不同病情，调配适合的浓度，以配合熨烫的热源增强疗效。

二、芳香熨烫的方法

1、按照熨烫操作方式
- （1）直接芳香熨烫：芳香介质均匀涂抹后，将已加热的物体或药物直接放置在穴位或患处进行熨烫。
- （2）间接芳香熨烫：先将含有芳香介质的药物置于穴位或病处，再取加热物体置放在上面进行熨烫。

2、根据不同的操作步骤
- （1）芳香炒熨法：以纸、布等包裹炒热的药物，再配以芳香介质，熨引患处，即为炒熨法。
- （2）芳香蒸煮熨法：将预先配制好的药袋投入药锅或笼屉中，蒸煮后配以芳香介质热熨治疗部位。
- （3）芳香贴熨法：取配制好的药膏于火上略加烘热，配以芳香介质，趁热敷贴患处，或将药膏涂敷于治疗部位后以熨斗等加热器具熨引。
- （4）芳香熨斗熨：熨烫部位均匀涂抹芳香介质后，将药袋、药饼、药膏等熨剂置于其上，并覆以厚布，取熨斗或热水袋、水壶等热熨器具加以熨烫，以患者能忍受而不灼伤皮肤为度。

3、根据熨烫所用的材料分类
药熨、盐熨、麦麸熨、蛋熨、面饼熨、酒熨、沙土熨、壶熨、砖石熨、铁落熨（坎离砂）

芳香药熨法

根据病情：酌情选用气味辛香雄烈之品的适合药物，加热后较易透入皮肤而发挥温热和药物的双重作用。可选用复方熨剂，药熨多用于风、寒、湿、痰浊、瘀血、脏腑气血亏虚、经络病阻不通导致的各种病症。

根据药物剂型又分为
- ①芳香药散熨烫：将选定的药物碾成粗末，鲜品捣烂，放入锅内文火煸炒至烫手取出，装入布袋；或先装入布袋，置火上熬热，取出，趁热把药包放在治疗部位上熨烫。熨烫前把芳香介质均匀涂抹在皮肤上。
- ②芳香药饼熨烫：将药研为细末，根据病情选取糊、水、酒、醋，再加入适量的芳香制剂进行调和，制成大小厚薄不等的药饼放于治疗部位，其上覆地，用熨斗、热水袋、水壶、玻璃瓶或将盐、沙、麦麸等炒热布包后置于药饼上面熨烫。
- ③芳香药膏熨烫：将药物研成细末，加入饴糖、黄蜡等赋形剂调成厚薄适度的药膏，于火上烘热，趁热贴于治疗部位；或将药膏涂于治疗部位，再以熨斗、热水袋或将炒热的盐、沙、麦麸布包后置于上面进行熨烫。熨烫前把芳香介质均匀涂抹在皮肤上。

（2）其他芳香熨烫： 将芳香介质均匀涂抹于熨烫部位后，把加热的盐、麦麸、沙土、壶、砖石、蛋、面饼、酒、铁落等放置其上进行熨烫。

三、芳香熨烫的应用范围

芳香熨烫疗法常用于亚健康群体，对常见的风寒、伤痛、湿毒等引起的各种身体不适具有很好的调理作用，也可用于美容减肥、祛痘祛斑。

按照熨烫部位
- 头部：大脑供血不足、失眠、感冒、头痛、记忆力差；
- 鼻部：鼻塞、流鼻涕、过敏性鼻炎、鼻窦炎；
- 眼部：眼干、眼疲、迎风流泪；
- 耳部：耳鸣、中耳炎；
- 面部：青春痘、黄褐斑、面部神经麻痹、面部发紧；
- 腹部：消化不良、食积、胃痛、腹痛、腹胀、便秘、月经不调、痛经、宫颈炎、附件炎、宫寒、阳痿；
- 颈部：颈部酸痛、颈部强直僵硬；
- 肩背部：肩部酸痛、肩背僵硬强直、腰痛；
- 上肢部：手臂无力、麻木、上肢酸胀疼痛；
- 下肢部：下肢麻痛、瘫痪、静脉曲张、膝关节疼痛、腿部酸胀、脚部干裂、脚凉、脚汗、脚臭、脚气等。

四、芳香熨烫的操作要点

- （1）准备好各种熨烫药物和介质。
- （2）采用适当体位。
  - 熨头面、胸腹采用仰卧位
  - 熨腰背颈项采用俯卧位
  - 熨肩胁部采用侧卧位
  - 熨四肢可取坐位
- （3）局部皮肤涂适量、适浓度的芳香介质，将药熨袋放在其上来回推熨，熨烫力量要均匀，开始时用力要轻，速度要快，随着药袋温度的降低，熨烫力量可加大，同时减慢速度。药袋温度过低时可更换药袋。药熨时间一般15~30分钟，每日1~2次。若需较长时间的熨烫，也可操作60分钟，每日1次。
- （4）药熨过程要注意观察局部皮肤情况，防止烫伤。
- （5）药熨后擦净局部皮肤，协助安置体位，整理床单。

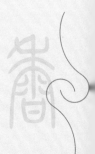

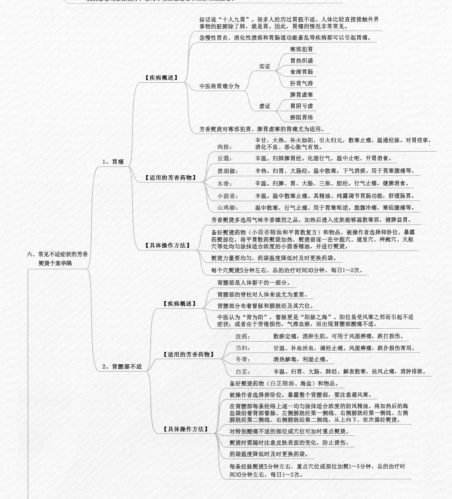

五、芳香熨烫的注意事项

（1）不能空腹做熨烫，饭后一小时做比较好。熨烫前注意排空小便。

（2）芳香熨烫一般需要暴露体表，操作时应注意室内温度，注意避风寒。

（3）药熨袋温度不宜超过70℃，年老、婴幼儿不宜超过50℃。

（4）药熨过程中，若药熨袋变凉，应及时更换或加热；若患者感到局部疼痛或出现水泡应立即停止操作，并进行适当处理；熨烫过程中要注意观察患者情况，如有头晕、心慌应停止治疗。

（5）熨烫后应补充足够的温水；饮食宜清淡，不能吃冷饮或喝冷水；熨烫后12小时内不能洗冷水澡。

（6）熨法禁忌部位：忌用于皮肤破损处，身体大血管处，局部无知觉处，孕妇的腹部和腰骶部，腹部包块性质不明，以及一切炎症部位。

（7）熨烫禁忌人群：孕妇、女性经期、严重高血压、严重肾功能不全、皮肤病、传染性疾病、创伤性疾病的患者均禁止熨疗。禁用于实热证患者和麻醉未清醒者。

六、常见不适症状的芳香熨烫个案举隅

1、胃痛

【疾病概述】

俗话说"十人九胃"。很多人经历过胃脘不适，人体比较直接接触外界事物的脏腑除了肺，就是胃。因此，胃痛的情况非常常见。

急性胃炎、消化性溃疡和胃肠道功能紊乱等疾病都可以引起胃痛。

中医将胃痛分为——实证——寒邪犯胃／胃热炽盛／食滞胃肠／肝胃气滞

中医将胃痛分为——虚证——脾胃虚寒／胃阴亏虚／瘀阻胃络

芳香熨烫对寒邪犯胃、脾胃虚寒的胃痛尤为适用。

【适用的芳香药物】

肉桂：辛甘、大热。补火助阳，引火归元，散寒止痛，温通经脉，对胃痉挛，消化不良、恶心胀气有效。

豆蔻：辛温。归脾胃经。化湿行气，温中止呕，开胃消食。

黑胡椒：辛热。归胃、大肠经。温中散寒，下气消痰。用于胃寒腹痛等。

木香：辛温。归脾、胃、大肠、三焦、胆经。行气止痛，健脾消食。

小茴香：辛温。温中散寒止痛。其精油、纯露调节胃肠功能，舒缓肠胃。

山鸡椒：温中散寒，行气止痛。用于胃寒呕逆，脘腹冷痛，寒疝腹痛等。

芳香熨烫多选用气味辛香雄烈之品，加热后透入皮肤能够温散寒邪，健脾益胃。

【具体操作方法】

备好熨烫药物（小茴香精油和平胃散复方）和物品，被操作者选择仰卧位，暴露药熨部位，将平胃散药熨袋加热，熨烫前逐一在中脘穴、建里穴、神阙穴、天枢穴等处均匀涂抹适合浓度的小茴香精油，并进行熨烫。

熨烫力量要均匀，药袋温度降低时及时更换药袋。

每个穴熨烫5分钟左右，总的治疗时间30分钟，每日1~2次。

2、背腰部不适

【疾病概述】

背腰部是人体躯干的一部分。

背腰部的脊柱对人体来说尤为重要。

背腰部分布着督脉和膀胱经及其穴位。

中医认为"背为阳"，督脉更是"阳脉之海"。阳位易受风寒之邪而引起不适症状；或者由于劳倦损伤，气滞血瘀，而出现背腰部酸痛不适。

【适用的芳香药物】

没药：散瘀定痛，消肿生肌。可用于风湿痹痛，跌打损伤。

当归：甘温。补血活血，调经止痛。风湿痹痛，跌打损伤常用。

冬青：清热解毒，利湿止痛。

白芷：辛温，归胃、大肠、肺经。解表散寒，祛风止痛，消肿排脓。

【具体操作方法】

备好熨烫药物（白芷精油、海盐）和物品。

被操作者选择俯卧位，暴露整个背腰部，要注意避风寒。

在背腰部每条经络上逐一均匀涂抹适合浓度的防风精油，将加热后的海盐袋沿着背部督脉、左侧膀胱经第一侧线、右侧膀胱经第一侧线、左侧膀胱经第二侧线、右侧膀胱经第二侧线，从上向下，依次循经熨烫。

对特别酸痛不适的部位或穴位可加时重点熨烫。

熨烫时要随时注意皮肤表面的变化，防止烫伤。

药袋温度降低时及时更换药袋。

每条经脉熨烫5分钟左右，重点穴位或部位加熨1~3分钟，总的治疗时间30分钟左右，每日1~2次。

白芷：辛温。归胃、大肠、肺经。解表散寒，祛风止痛，消肿排脓。

【具体操作方法】

芳香熨烫对背腰部非常适用。具体操作：备好熨烫药物（白芷精油、海盐）和物品。被操作者选择俯卧位，暴露整个背腰部，要注意避风寒。在背腰部每条经络上逐一均匀涂抹适合浓度的防风精油，将加热后的海盐袋沿着背部督脉、左侧膀胱经第一侧线、右侧膀胱经第一侧线、左侧膀胱经第二侧线、右侧膀胱经第二侧线，从上向下，依次循经熨烫。对特别酸痛不适的部位或穴位可加时重点熨烫。熨烫时要随时注意皮肤表面的变化，防止烫伤。药袋温度降低时及时更换药袋。每条经脉熨烫5分钟左右，重点穴位或部位加熨1～3分钟，总的治疗时间30分钟左右，每日1～2次。

三、芳香熏洗

芳香熏洗是中医外治法熏洗的一种特色应用。它是将用芳香介质加入煎煮的汤药中，然后趁热在患部熏蒸、清洗的方法。芳香熏洗也是中医皮部理论的运用。它可以借助芳香疗法的药力和热力，通过皮肤、黏膜作用于肌体，通调经络，行气活血，从而达到预防和治疗疾病的目的。

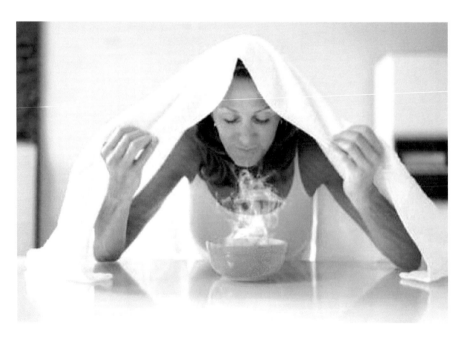

中医芳香疗法应用指南

（一）芳香熏洗的介质和用具

芳香熏洗的介质为不同的芳香药物精油。安定心神可选五味子、紫苏；舒缓放松可选茉莉；提神醒脑可选檀香；运行气血可选丹参；美容养颜可选玫瑰、红花。

芳香熏洗用具包括木盆、热水、毛巾、布单、加热器等。根据不同疾病、不同熏洗部位，选用大小不同的木盆。全身熏洗还可选用熏洗床、熏洗罩等。

（二）芳香熏洗的方法

根据熏洗部位的不同可分为全身熏洗法和局部熏洗法两种。

（1）全身熏洗可以选择特制熏洗床、熏洗罩，将整个身体（除了头面部外）置身于其中，进行芳香药物的熏洗。

（2）局部熏洗法是将人体患病部位置于熏洗盆上，蒸煮加热芳香药物，或者将芳香精油滴入中药汤剂中进行熏洗的方法。主要包括手足熏洗法、眼部熏洗法、面部熏洗法、坐浴熏洗法等。

芳香熏洗包括芳香熏蒸和芳香清洗两部分。在调理身体时，这两部分方法可单独操作，也可同时应用。

（三）芳香熏洗的应用范围

芳香熏洗疗法适用范围广泛，可用于内外妇儿等多种疾病。比如，可用于感冒、过敏性鼻炎等呼吸系统疾病；胃胀、胃痛、腹泻、便秘、痔疮等消化系统疾病；脂肪肝、肥胖、糖尿病等内分泌病证；脑卒中后肢体不遂，或其他原因如外伤等遗留肢体活动不力症状。也可治疗颈椎病、肩周炎、腰肌劳损、腰椎病变、膝关节炎等筋骨病证；儿科多种疾病，如小儿发热，小儿咳嗽，小儿疳积，青少年近视眼等；痛经、月经失调、带下、阴道炎等多种妇科疾患；痤疮、湿疹、疣、脚气等皮肤病证。

（四）芳香熏洗的操作要点

（1）根据实际需要先制定芳香熏洗处方。

（2）准备好木盆（熏洗床、罩），布单、毛巾、加热器等。如熏洗特殊部位，还需备用特殊用品，如眼部熏洗，可备用消毒纱布。

（3）用木盆熏洗，在盆中加入热水，滴入1～3滴香薰精油，让冒起的蒸气熏拂局部，为了让蒸气不流散，可以用大毛巾盖住熏洗局部和木盆。使用熏洗床或熏洗罩，一般按照使用说明操作即可。

芳香熏洗

一、芳香熏洗的介质和用具

介质： 选用不同的芳香药物精油。安定心神可选五味子、紫苏；舒缓放松可选茉莉；提神醒脑可选檀香；运行气血可选丹参；美容养颜可选玫瑰、红花。

用具： 包括木盆、热水、毛巾、布单、加热器等。根据不同疾病、不同熏洗部位，选用大小不同的木盆。全身熏洗还可选用熏洗床、熏洗罩等。

二、芳香熏洗的方法

根据熏洗部位可分为

（1）全身熏洗法 可以选择特制熏洗床、熏洗罩，将整个身体（除了头面部外）置身于其中，进行芳香药物的熏洗。

（2）局部熏洗法 是将人体患病部位置于熏洗盆上，蒸煮加热芳香药物，或者将芳香精油滴入中药汤剂中进行熏洗的方法。主要包括手足熏洗法、眼部熏洗法、面部熏洗法、坐浴熏洗法等。

根据操作步骤包括
芳香熏蒸
芳香清洗

三、芳香熏洗的应用范围

芳香熏洗疗法适用范围广泛，可用于内外妇儿等多种疾病。

呼吸系统疾病：可用于感冒、过敏性鼻炎等；

消化系统疾病：胃胀、胃痛、腹泻、便秘、痔疮等；

内分泌病证：脂肪肝、肥胖、糖尿病等；

肢体不利：中风后肢体不遂、或其他原因如外伤等遗留肢体活动不利症状。

筋骨病证：颈椎病、肩周炎、腰肌劳损、腰椎病变、膝关节炎等；

儿科疾病：小儿发热，小儿咳嗽，小儿疳积，青少年近视眼等；

妇科疾患：痛经、月经失调、带下、阴道炎等；

皮肤病证：痤疮、湿疹、疣、脚气等。

四、芳香熏洗的操作要点

1、根据实际需要先制定芳香熏洗处方。

2、准备好木盆（熏洗床、罩），布单、毛巾、加热器等。如熏洗特殊部位，还需备用特殊用品，如眼部熏洗，可备用消毒纱布。

3、用木盆熏洗，在盆中加入热水，滴入1～3滴香熏精油，让冒起的蒸气薰拂局部，为了让蒸气不流散，可以用大毛巾盖住熏洗局部和木盆。使用熏洗床或熏洗罩，一般按照使用说明操作即可。

4、待水温变凉时结束熏洗，用干毛巾擦干患处皮肤。

5、熏洗结束，整理好物品。

五、芳香熏洗的注意事项

1、芳香熏洗时注意不要烫伤。

2、熏洗结束后，要注意补充水分，要注意保暖，避风寒。

3、芳香熏洗的禁忌症：急性传染病、严重心脑疾病、重症高血压、严重肾病、主动脉瘤、有出血倾向者禁用芳香熏洗疗法。恶性肿瘤、脓已局限的病灶禁用熏洗疗法。

4、饱食、饥饿、大汗以及过度疲劳时，均不宜进行熏洗疗法。妇女妊娠期和月经期间，也不宜进行熏洗疗法。

六、常见不适症状的芳香熏洗个案举隅

- 1、强直性脊柱炎
  - 【疾病概述】
    - 强直性脊柱炎是一种世界性疑难病症。
    - 多年来，医学界对此付出了巨大努力，但到目前为止，人类医学史上仍未彻底解决这一难题。
    - 强直性脊柱炎是以骶髂关节和脊柱附着点炎症为主要症状，累及椎间关节、骶髂关节、椎旁韧带，最后导致整个脊柱强直、畸形的疾病。
    - 本病在我国北方多见，好发年龄为20～40岁的青壮年，男性发病率高于女性。
  - 【适用的芳香药物】
    - 乳香：辛、苦、温。能活血行气止痛，消肿生肌。气血的调整可促使炎性状态的修复。
    - 没药：辛、苦、平。主治功能为散瘀定痛，消肿生肌。
  - 【具体操作方法】
    - 选用熏洗床，选用乳香芳香药物进行熏蒸。
    - 保持室内温度不低于20℃。
    - 熏蒸前先检查熏洗桶内药液是否浸过加热管。
    - 按下加热开关，开始加热，待加热到人体适宜温度时，请患者仰卧位在熏洗床上，使得整个后背得到充分的熏蒸。
    - 根据患者病情，进一步调节温度，熏洗床可在室温到60℃范围进行设定。
    - 一般每次熏蒸20～60分钟，每周1～2次。
    - 熏蒸完毕，按结束键，关闭电源。
- 2、阴道炎
  - 【疾病概述】
    - 很多女性有过阴道瘙痒的经历。
    - 外阴、阴道瘙痒，灼痛，刺激或异常流液是由于阴道有炎症。
    - 一般情况下，正常健康妇女阴道酸碱度能保持平衡，能够防御病菌的侵入，但当阴道的自然防御功能受到破坏时，病原体就容易于侵入，导致阴道炎的发生。
    - 常见阴道炎包括
      - 细菌性阴道炎（占有症状女性22%～50%）
      - 念珠菌性阴道炎（17%～39%）
      - 滴虫性阴道炎（4%～35%）
      - 老年性阴道炎
      - 幼女性阴道炎
  - 【适用的芳香药物】
    - 金银花：清热解毒，常用于痈肿疔疮，阴道炎等。其精油、纯露抗炎、抗菌，促进人体新陈代谢，提高免疫力。
    - 山茶籽：常作为基础油与其他精油同用，也可单独使用。其精油抗炎抗菌。
    - 沙棘：常作为基础油与其他精油同用，也可单独使用。抗菌消炎、促进伤口愈合、抗过敏，治疗阴道炎、宫颈糜烂、肠炎、皮炎等。
    - 苍术：辛、苦、温。归脾、胃、肝经。燥湿健脾，祛风散寒。
  - 【具体操作方法】
    - 准备好木盆、毛巾、坐浴椅、被单。
    - 选用可治疗慢性阴道炎的芳香精油，如苍术油，与热水混合均匀，在木盆上方放置坐浴椅，暴露臀部坐在坐浴椅上，开始用芳香药物蒸汽熏蒸，待药液温度合适后再配合局部清洗。
    - 熏蒸过程中四周注意用被单遮挡。
    - 待药液变凉后结束熏蒸，用毛巾擦干，更换干净的内裤。
    - 隔日1次，或一周2次。

（4）待水温变凉时结束熏洗，用干毛巾擦干患处皮肤。

（5）熏洗结束，整理好物品。

（五）芳香熏洗的注意事项

（1）芳香熏洗时注意不要烫伤。

（2）熏洗结束后，要注意补充水分，要注意保暖，避风寒。

（3）芳香熏洗的禁忌证：急性传染病、严重心脑疾病、重症高血压、严重肾病、主动脉瘤、有出血倾向者禁用芳香熏洗疗法。恶性肿瘤、脓已局限的病灶禁用熏洗疗法。

（4）饱食、饥饿、大汗以及过度疲劳时，均不宜进行熏洗疗法。妇女妊娠期和月经期，也不宜进行熏洗疗法。

（六）常见不适症状的芳香熏洗个案举隅

1. 强直性脊柱炎

【疾病概述】

强直性脊柱炎是一种世界性疑难病症。多年来，医学界对此付出了巨大努力，但到目前为止，人类医学史上仍未彻底解决这一难题。强直性脊柱炎是以骶髂关节和脊柱附着点炎症为主要症状，累及椎间关节、骶髂关节、椎旁韧带，最后导致整个脊柱强直、畸形的疾病。本病在我国北方多见，好发年龄为20～40岁的青壮年，男性发病率高于女性。

【适用的芳香药物】

调理强直性脊柱炎可以选用乳香、没药等芳香植物，根据具体情况选择精油、纯露或膏剂等。

乳香：辛、苦、温。能活血行气止痛，消肿生肌。气血的调整可促使炎性状态的修复。

没药：辛、苦、平。主治功能为散瘀定痛，消肿生肌。

【具体操作方法】

选用熏洗床，选用乳香芳香药物进行熏蒸。保持室内温度不低于20℃。熏蒸前先检查熏洗桶内药液是否浸过加热管。按下加热开关，开始加热，待加热到人体适宜温度时，请患者仰卧位躺在熏洗床上，使得整个后背得到充分的熏蒸。根据患者病情，进一步调节温度，熏洗床可在室温至60℃范围进行设定。一般每次熏蒸20～60分钟，每周1～2次。熏蒸完毕，按结束键，关闭电源。

2. 阴道炎

【疾病概述】

很多女性有过阴道瘙痒的经历。外阴、阴道瘙痒，灼痛，刺激或异常流液是由于阴道有炎症。一般情况下，正常健康妇女阴道酸碱度能保持平衡，能够防御病菌的侵入，但当阴道的自然防御功能受到破坏时，病原体就容易侵入，导致阴道炎的发生。临床上常见的阴道炎有：细菌性阴道炎（占有症状女性 22%～50%）、念珠菌性阴道炎（17%～39%）、滴虫性阴道炎（4%～35%）、老年性阴道炎、幼女性阴道炎。

【适用的芳香药物】

调理阴道炎可以选用金银花、山茶籽、沙棘、苍术等芳香植物，根据具体情况选择精油、纯露或膏剂等。

金银花：清热解毒，常用于痈肿疔疮，阴道炎等。其精油、纯露抗炎、抗菌、促进人体新陈代谢，提高免疫力。

山茶籽：常作为基础油与其他精油同用，也可单独使用。其精油抗炎抗菌。

沙棘：常作为基础油与其他精油同用，也可单独使用。抗菌消炎、促进伤口愈合、抗过敏、治疗阴道炎、宫颈糜烂、肠炎、皮炎等。

苍术：辛、苦，温。归脾、胃、肝经。燥湿健脾，祛风散寒。

【具体操作方法】

慢性阴道炎常反复发作，局部瘙痒难耐，芳香熏洗疗法操作简便，且疗效显著。具体操作：准备好木盆、毛巾或坐浴椅、被单。选用可治疗慢性阴道炎的芳香精油，如苍术油，与热水混合均匀，在木盆上方放置坐浴椅，暴露臀部坐在坐浴椅上，开始用芳香药物蒸汽熏蒸，待药液温度合适后再配合局部清洗。熏蒸过程中四周注意用被单遮挡。待药液变凉后结束熏洗，用毛巾擦干，更换干净的内裤。隔日 1 次，或一周 2 次。

四、芳香浸泡

芳香浸泡使用药物煎汤，并加入芳香精油；或单独使用稀释的芳香精油浸泡，浸泡全身或局部，以治疗各种皮肤疾病、跌打损伤、各种内部炎症等病证的方法。芳香浸泡不仅有水疗的作用，还具有芳香药物对机体产生的医疗效能。东汉张仲景所著的《金匮要略》中就有记载浸泡的方法，其后历代方书，如宋代《圣济总录》，清代吴尚先《理瀹骈文》中也都有不少浸泡的记载，对后世有很大的参考价值。

（一）芳香浸泡的介质和器具

芳香浸泡的常用芳香介质有菊花、降香、木香、乳香等。

芳香浸泡的器具有浴池或浴盆、浴缸、木盆、布单、毛巾等。

（二）芳香浸泡的方法

芳香浸泡的方法包括全身浸泡和局部浸泡。

（1）全身浸泡是借水的温热之力及芳香药物本身的功效，使周身腠理疏通，毛窍开放，起到发汗退热、祛风除湿、温经散寒、疏通经络、调和气血、消肿止痛、祛瘀生新的作用。

（2）局部浸泡是借助热力和芳香药物的综合作用，直透局部皮肤腠理，消肿祛湿、杀虫止痒、行气活血、去腐生肌、软化角质等功效。局部浸泡包括臀部浸泡、足部浸泡、手臂浸泡、面部浸泡等。

（三）芳香浸泡的应用范围

芳香浸泡疗法常用于治疗各种癣病、手足癣、湿疹、硬皮病、跌损肿痛、脱肛、痔疮、阴痒、阴挺、脑卒中后遗症、原发性高血压病、雷诺病、红斑性肢痛病、骨髓炎、脉管炎、鞘膜积液、冻疮、急性结膜炎、角膜炎、沙眼等。

（四）芳香浸泡的操作要点

（1）根据不同病证将所选的药物煎汤，去渣取液，并加入芳香精油。或准备好适合病症的单方芳香药物。

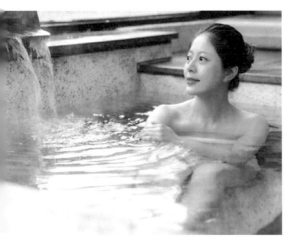
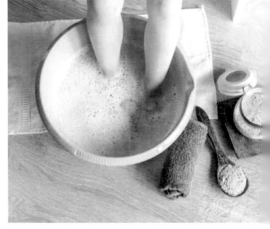

（2）准备好浴缸或木盆，布单、毛巾，如浸泡特殊部位，还需备用特殊用品，如坐浴椅等。

（3）将煮好的药物或热水倒入盆中，滴入适量的香薰精油，进行全身或局部的浸泡。

（4）待水温变凉时结束浸泡，用干毛巾擦干患处皮肤。水温变凉后也可再加热，以便持续温洗。

（5）浸泡结束，整理好物品。

（6）每天浸泡1～2次，每次浸泡30～60分钟。

（五）芳香浸泡的注意事项

（1）浸泡前，调好水温，药液温度不能过高，以免烫伤皮肤、黏膜。水温因不同部位皮肤的感受度不同，需要调至适合温度。也需调好室温，避免感受外邪。

（2）浸泡前需排空大小便。饭前饭后30分钟内不宜采用全身浸泡。

（3）在浸泡过程中如患者感到胸闷，头晕等不适，应停止浸泡，卧床休息，如浸泡无效或病情反而加重者则应停止浸泡，改用其他方法治疗。

（4）浸洗完毕，注意要将局部擦干。

（5）芳香浸泡的禁忌证：凡患者有急性传染病，重症心脏病，重症原发性高血压病、主动脉瘤、有出血倾向的疾病等忌用浸泡疗法。

（6）妇女妊娠期及行经期不宜进行浸泡疗法。体质过度虚弱，疲劳或饥饿不宜浸泡，或浸泡时间不宜过长。

（六）常见不适症状的芳香浸泡个案举隅

1. 湿疹

【疾病概述】

湿疹是一种由多种内外因素引起的有渗出倾向的炎症性皮肤病。湿疹往往对称分布、皮损多形性、有渗出倾向、自觉瘙痒、反复发作。任何年龄、性别和季节均有发生湿疹的可能，先天禀赋较差者更为多见。

【适用的芳香药物】

调理湿疹可以选用乳香、薄荷、防风、金银花、沉香、紫草等芳香植物，根据具体情况选择精油、纯露或膏剂等。

乳香：其纯露能抗菌消炎，改善肌肤和毛孔，镇静助眠。用于伤口感染、湿疹、粉刺，增强细胞活性，淡化瘢痕。

芳香浸泡

一、芳香浸泡的介质和器具

介质： 菊花、降香、木香、乳香等。

器具： 浴池或浴盆、浴缸、木盆；布单、毛巾等。

二、芳香浸泡的方法

全身浸泡　是借水的温热之力及芳香药物本身的功效，使周身腠理疏通，毛窍开放，起到发汗退热、祛风除湿、温经散寒、疏通经络、调和气血、消肿止痛、祛瘀生新的作用。

局部浸泡　是借助热力和芳香药物的综合作用，直透局部皮肤腠理，消肿祛湿、杀虫止痒、行气活血、祛腐生肌、软化角质等功效。局部浸泡包括臀部浸泡、足部浸泡、手臂浸泡、面部浸泡等。

三、芳香浸泡的应用范围

常用于治疗各种癣病、手足癣、湿疹、硬皮病、跌损肿痛、脱肛、痔疮、阴痒、阴挺、中风后遗症、高血压病、雷诺氏病、红斑性肢痛病、骨髓炎、脉管炎、鞘膜积液、冻疮、急性结膜炎、角膜炎、沙眼等。

四、芳香浸泡的操作要点

1、根据不同病证将所选的药物煎汤，去渣取液，并加入芳香精油。或准备好适合病症的单方芳香药物。

2、准备好浴缸或木盆，布单、毛巾，如浸泡特殊部位，还需备用特殊用品，如坐浴椅等。

3、将煮好的药物或热水倒入盆中，滴入适量的香薰精油，进行全身或局部的浸泡。

4、待水温变凉时结束浸泡，用干毛巾擦干患处皮肤。水温变凉后也可再加热，以便持续温洗。

5、浸泡结束，整理好物品。

6、每天浸泡1～2次，每次浸泡30～60分钟。

五、芳香浸泡的注意事项

1、浸泡前，调好水温，药液温度不能过高，以免烫伤皮肤、粘膜。水温因不同部位皮肤的感受度不同，需要调至适合温度。也需调节室温，避免感受外邪。

2、浸泡前需排空大小便。饭前饭后30分钟内不宜采用全身浸泡。

3、在浸泡过程中如患者感到胸闷，头晕等不适，应停止浸泡，卧床休息。如浸泡无效或病情反而加重者则应停止该法，改用其他方法治疗。

4、浸洗完毕，注意要将局部擦干。

5、芳香浸泡的禁忌证：凡患者有急性传染病，重症心脏病，重症高血压病、主动脉瘤、有出血倾向的疾病等忌用浸泡疗法。

6、妇女妊娠期及行经期不宜进行浸泡疗法。体质过度虚弱，疲劳或饥饿不宜浸泡，或浸泡时间不宜过长。

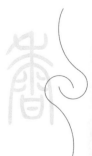

六、常见不适症状的芳香浸泡个案举隅

1、湿疹

【疾病概述】 湿疹是一种由多种内外因素引起的有渗出倾向的炎症性皮肤病。湿疹往往对称分布、皮损多形性、有渗出倾向、自觉瘙痒、反复发作。任何年龄、性别和季节均有发生湿疹的可能，先天禀赋较差者更为多见。

【适用的芳香药物】

乳香： 其纯露能抗菌消炎，改善肌肤和毛孔，镇静助眠。用于伤口感染、湿疹、粉刺，增强细胞活性，淡化瘢痕。

薄荷： 其纯露软化和清洁角质层，清洁皮肤，消毒抗菌，避免感染。

防风： 辛甘、微温。解表祛风，胜湿，止痉。其精油解热镇痛，消炎止痒。

金银花： 清热解毒，疏散风热。其精油、纯露抗菌，润肤祛斑。用于痈肿疔疮，红肿性粉刺。

沉香： 其精油、纯露抗氧化，抑菌消炎。可用于深层清洁，治疗湿疹。

紫草： 清热凉血，活血解毒，透疹消斑。皮肤湿疹可用。

【具体操作方法】 湿疹好发于全身各部位，以手湿疹为例。

准备好木盆、毛巾。

选用可治疗湿疹的芳香精油，如金银花油。

在木盆中倒入适宜温度的热水，将3滴金银花精油滴在热水中，混合均匀。

测试温度合适，将患手浸入水中。

浸泡完成后，取出双手，用干毛巾擦干，注意避风。

每次浸泡10分钟，每日1~2次，持续浸泡1个月，湿疹一般就能够得到明显好转。

2、慢性疲劳综合征

【疾病概述】 这一概念最早是由美国全国疾病控制中心于1987年正式命名的。慢性疲劳综合征常表现为：短期记忆力减退或者注意力不能集中、咽痛、淋巴结结痛、肌肉酸痛、不伴有红肿的关节疼痛、新发头痛、睡眠后精力不能恢复、体力或脑力劳动后连续24小时身体不适。在排除其他疾病的情况下，疲劳持续6个月或者以上，并且至少具备以上症状中的四项就可以诊断为慢性疲劳综合征。

【适用的芳香药物】

五味子： 收敛固涩，益气生津，补肾宁心。其精油可增强机体免疫，抗疲劳。

白茶： 其精油有良好的保健功效，消除疲劳，延缓肌肤衰老。

红枣： 甘温。归脾、胃、心经。补中益气，养血安神。用于食少乏力。

人参： 大补元气，复脉固脱，补脾益肺，安神益智。体虚欲脱适用。

【具体操作方法】 准备好浸泡用具、中药饮片和芳香药物。

治疗慢性疲劳综合征可选用红景天、柴胡、当归、白芍、黄芪、苍术、白术、乳香、没药、红花、丁香、桂枝、麻黄、甘草作为处方药物，并制成中药饮片备用。

向木桶中注入适宜温度的水，将中药饮片倒入水中，药物和水的比例控制在3%左右，在水中滴入几滴人参精油，然后开始全身浸泡。

浸泡时的温度根据季节也需进行调整。一般夏季设定38℃，冬季40℃，室内温度保持在24℃，室内空气相对湿度不高于60%。

浸泡30分钟，隔日1次，4周为一疗程。

薄荷：其纯露软化和清洁角质层，清洁皮肤，消毒抗菌，避免感染。

防风：辛甘，微温。解表祛风，胜湿，止痉。其精油解热镇痛，消炎止痒。

金银花：清热解毒，疏散风热。其精油、纯露抗炎抗菌、润肤祛斑。用于痈肿疔疮，红肿性粉刺。

沉香：其精油、纯露抗氧化，抑菌消炎。可用于深层清洁，治疗湿疹。

紫草：清热凉血，活血解毒，透疹消斑。皮肤湿疹可用。

【具体操作方法】

湿疹好发于全身各部位，以手湿疹为例。

具体操作：准备好木盆、毛巾。选用可治疗湿疹的芳香精油，如金银花油。在木盆中倒入适宜温度的热水，将 3 滴金银花精油滴在热水中，混合均匀。测试温度合适，将患手浸入水中。浸泡完成后，取出双手，用干毛巾擦干，注意避风。每次浸泡 10 分钟，每日 1～2 次，持续浸泡 1 个月，湿疹一般能够得到明显好转。

2. 慢性疲劳综合征

【疾病概述】

现代社会人们生活工作压力大，很多人身体出现各种不适，慢性疲劳综合征就是其中之一。慢性疲劳综合征常表现为：短期记忆力减退或者注意力不能集中、咽痛、淋巴结痛、肌肉酸痛、不伴有红肿的关节疼痛、新发头痛、睡眠后精力不能恢复、体力或脑力劳动后连续 24 小时身体不适。在排除其他疾病的情况下，疲劳持续 6 个月或者以上，并且至少具备症状中的四项就可以诊断为慢性疲劳综合征。

【适用的芳香药物】

调理慢性疲劳综合征可以选用五味子、白茶、红枣、人参等芳香植物，根据具体情况选择精油、纯露或膏剂等。

五味子：收敛固涩，益气生津，补肾宁心。其精油可增强机体免疫，抗疲劳。

白茶：其精油具有良好的保健功效，消除疲劳，延缓肌肤衰老。

红枣：甘温。归脾、胃、心经。补中益气，养血安神。用于食少乏力。

人参：大补元气，复脉固脱，补脾益肺，安神益智。体虚欲脱适用。

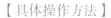

【具体操作方法】

准备好浸泡用具、中药饮片和芳香药物。治疗慢性疲劳综合征可选用红景天、柴胡、当归、白芍、黄芪、苍术、白术、乳香、没药、红花、丁香、桂枝、麻黄、甘草作为处方药物，并制成中药饮片备用。向木桶中注入适宜温度的水，将中药饮片倒入水中，药物和水的比例控制在3%左右，在水中滴入几滴人参精油，然后开始全身浸泡。浸泡时的温度根据季节也需进行调整。一般夏季设定38℃，冬季40℃，室内温度保持在24℃，室内空气相对湿度不高于60%。浸泡30分钟。隔日1次，4周为1疗程。

第五章

中医芳香疗法与治未病

第一节　情绪管理

一、情绪问题的评估方法

　　情绪，是指个人对外界认知在一定时间内所产生的某种情绪，是人内心世界的外在表达方式。较典型的情绪状态有心境、激情和应激三种。本章所讨论的情绪为心境。心境指的是人比较平静的、持久的情绪状态。在引起心境的客观刺激下，心境可能只持续几小时，也可能持续几周、几个月或更长的时间。如失去亲人、失业等事件往往会使人产生较长时间的郁闷心境，而取得了重大成就会使人在一段时期内处于积极、愉快的心境中。对于不同的情绪分别有不同的测量方法，多数为自评量表，测量焦虑的常用量表为焦虑自评量表，测量抑郁的常用量表为汉密尔顿抑郁症量表。

二、情绪问题的原因

　　引发情绪问题的常见原因包括以下几种。

　　（1）不良的家庭生活环境：情绪问题和个人的家庭环境极为密切，家庭关系不和睦的人群，其心理健康极容易受到损害，从而引发情绪问题的出现。

　　（2）严苛的教育方式：过于严苛的教育方式，极容易损害到个人的心理健康，长此以往就会促使情绪问题的形成和发病。

　　（3）性格因素：有情绪问题的患者性格有两方面的特点，一是性格内向、自卑、多愁善感、悲悲戚戚，另一方面是过于严谨、追求完美，一旦失败或者受到挫折，就很难摆脱负面情绪。

　　（4）遗传因素：存在情绪问题的患者家属患病的概率远高于普通人。

　　（5）健康因素：重病，比如恶性肿瘤、甲状腺功能减退、偏瘫等疾病常常会伴有情绪问题的发生。

　　（6）内分泌因素：女性情绪问题的患者多于男性，好发时期为月经前后、分娩前后或者是女性更年期，这与人体内分泌代谢有着密切关系。

三、情绪问题的分类

　　常见的情绪问题如下。

（1）抑郁，情绪低落，思维消极，精神运动性抑制，缺乏感兴趣的事物，喜欢独处，不愿与人交流。

（2）焦虑，一种缺乏明显客观原因的内心不安或无根据的恐惧。

（3）敌对，缺乏明确敌对原因的对身边人产生厌恶、敌对情绪。

（4）自卑，表现为对自己的能力、品质评价过低。

四、情绪问题的危害

不良情绪会影响日常生活带来诸多危害：

（1）影响身体健康：长期存在不良的情绪会导致人体的自主神经功能紊乱、内分泌紊乱，使身体出现各种不适症状。如不良情绪导致自主神经紊乱则影响胃肠功能，进而腹泻、便秘，出现肠易激综合征；导致血压升高，久而久之可能会诱发心绞痛、心肌梗死等疾病；不良情绪影响内分泌时，可导致女性出现月经推迟。

（2）阻碍社会功能：长期存在负面情绪，影响社交及日常工作。

因此，控制自身不良情绪，同时加以及时调节，这点非常重要。

五、中医对情绪问题的认识

中医认为，人的情绪分为七种，分别为喜、怒、忧、思、悲、恐、惊。过度的情绪会对人体造成伤害。《黄帝内经》曰："怒伤肝、喜伤心、忧伤肺、思伤脾、恐伤肾。"不良的情绪会影响脏腑功能，通过调节相应的脏腑、经络功能，即可以缓解相应的负面情绪。例如，按揉内关穴、膻中穴可缓解焦虑。

六、芳香疗法的应用

（一）抑郁

在临床试验中，精油已被证明可以提升情绪。目前已有许多植物精油被应用于缓解抑郁。如：薰衣草、玫瑰、茉莉、陈皮、黑胡椒、紫苏等精油。

1. 薰衣草

薰衣草精油能够镇静安神、有效改善不良情绪，舒缓忧郁、焦虑，长期以来被用来帮助对抗抑郁症和焦虑症。另外，用薰衣草精油缓解抑郁和焦虑没有副作用。

Tips：化学合成的抗抑郁药于 20 世纪 50 年代问世，在治疗过程中通常会有一些不良反应，如使人困倦、食欲减退、恶心、口干、出汗、便秘、视物模糊、心跳加快、排尿困难、直立性低血压、头晕头疼等。尽管通常而言这类不良反应一般不影响治疗，可逐渐适应，但精油的有效性和安全性确实可以作为对抗抑郁的选择之一。

为了缓解压力和改善睡眠，晚上睡觉时在床边放一个扩香器（香薰机），也可以在晚上看书或者处于放松状态时于整个房间中进行熏香。此外，可以在耳后、颈后和足底涂抹薰衣草精油并稍加按摩。

2. 玫瑰

玫瑰最大的益处之一就在于对情绪的提振能力，能疏肝解郁，是温和的抗抑郁药，改善睡眠，抚平低落、忧伤的不良情绪，常常作为产后、经期和更年期抑郁的辅助治疗。

最简单的使用方法莫过于在手心滴 1 滴玫瑰精油，涂抹在手腕和脖子后侧以后，手心靠近鼻子，缓缓吸入余留的香气。熏香扩香、喷雾扩香也都是常用的使用方法。

3. 茉莉

茉莉理气开郁，能够很好地抗抑郁。研究表明，它对神经系统有积极的影响，可以促进兴奋来创造快乐、新鲜和活力的感觉，有助于安抚神经，稳定情绪，改善睡眠，抗抑郁、增加自信、催情。同时还可以减轻女性经痛、改善经前综合征、强化子宫收缩、催产、减轻产后忧郁症。

使用时可以熏香扩香，可以配合基底油用于全身或局部按摩，或滴入浴缸中泡澡。因花香浓郁，因此只需少量即能带来效果，过量反而可能引起头晕；怀孕与哺乳期间应避免使用。

4. 陈皮

陈皮是干燥成熟的橘皮，具有理气健脾、疏肝解郁的作用。陈皮的香气香甜、温暖、愉悦，人人喜爱，可以疏解与压力相关的忧郁。

使用时可以将陈皮精油在手心滴 1～2 滴，然后凑近鼻子，缓缓吸入。也可以将精油涂抹在脚底、腹部或颈部等部位。

Tips：需要注意的是，绝大多数的柑橘类具有光敏性，因其含有的呋喃香豆素会让皮肤晒黑，所以不宜白天涂抹在暴露的皮肤上。可尝试将柑橘类精油在室内扩香，或者涂抹并按摩皮肤至吸收，并注意避光；夜间涂抹使用则不受影响。

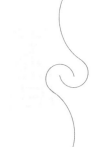

5. 黑胡椒

黑胡椒是传统的香料，性温，香味醇厚又不失自然清新，能够激励和提振精神状态，让消沉和抑郁的状态得到改善，减少因超负荷工作而产生的呆滞、精神疲倦、无精打采、反应迟钝等现象的发生，同时强化着人与人之间的互动交流。

黑胡椒精油可以在泡澡时加入或稀释后涂抹并按摩皮肤至吸收。

6. 紫苏

紫苏性温且行气，是我国传统的药食两用植物。紫苏能舒缓心情，释放心中的郁闷与纠结情绪，特别对情志郁结、痰凝气滞的梅核气（咽喉感觉有异物阻塞，咳之不出，咽之不下）有帮助。

紫苏精油可用于吸入、熏香等，因皮肤刺激性较强，按摩时宜稀释使用。

Tips：芳香疗法的精油分子通过鼻腔吸入后，作用于鼻腔上的受体细胞，也就是被嗅觉细胞识别，经过神经传导，刺激并作用于大脑的嗅觉区，促使神经释放相应的化学物质，接着大脑中枢神经发出相应的指令，平衡和调控自主神经系统，使人体能够处于愉悦、兴奋、镇定、放松和安静的状态。

（二）焦虑

焦虑表现为对未来可能发生的、难以预料的某种危险或不幸事件经常忧虑担心。从某种意义而言，是人性正常的组成部分，让我们始终保持警觉。不管是自己还是家人的安全、健康问题、经济问题还是生活中遇到的各种情况，焦虑是每天都会有的不安的感觉。

如果发现自己经常叹气、气喘或者需要新鲜空气时，其实你已经非常焦虑。你也许会经常去洗手间，头痛、悲痛或者没办法放松。浑身无力或者焦虑不安是常有的症状，严重时甚至出现颤抖。焦虑让人头晕、出汗及血压升高，可能还会口干舌燥，不停打嗝、恶心、腹泻、呕吐。焦虑还可能引起胸部刺痛以及心跳加重，变快等症状。由于种种的不适，让人忍不住想身体哪里出了毛病，从而又变得更加焦虑，夜不能寐，而上述这些不过是焦虑症状的一小部分。

面对焦虑，我们能做的是尽自己最大努力好好应对生活中的麻烦。幸运的是，来自大自然的精油能给我们以帮助。精油的香气可以调节情绪，通过控制副交感神经镇静身体，缓解焦虑情绪的发生。

许多植物精油都具有缓解焦虑的功效。有助于缓解一般性焦虑的精油有薰衣草、檀香、乳香、广藿香、玫瑰、陈皮、佛手柑、五味子、岩兰草、雪松、橙花、罗马洋甘菊、天竺葵、快乐鼠尾草、依兰等。其中薰衣草精油作为"镇静剂"被广泛地应用于缓解个体焦虑，这种作用与薰衣草中的乙酸芳樟酯、芳樟醇两种成分有关。玫瑰精油可以通过香茅醇和苯乙醇两种成分影响中枢神经系统，产生抗焦虑作用。乳香精油对于抑郁和焦虑都有帮助，它能提供一个平静和安宁的能量，有助于加深冥想，使头脑平静。此外，焦虑和炎症之间或许存在一定的相关性，有学者认为柑橘类精油可以通过其抗炎机制发挥抗焦虑作用，像陈皮、佛手柑都是很好的选择。广藿香和紫苏精油传统上被认为可以缓解疲劳，舒缓精神压力，能够镇定副交感神经系统，缓解疲劳，有效减轻焦虑，营造平和心态。研究发现在对癌症患者按摩时加入檀香精油能够明显地改善其焦虑情绪。橙花精油可以快速缓解焦虑、减轻压力，比如考试及演讲前出现的焦虑，可以调理长期积累的、严重的紧张和焦虑。罗马洋甘菊精油有利于内心的和谐，减少易怒，过度思虑、焦虑。天竺葵精油舒畅情志，一并能舒缓因焦虑而紧张绷紧的肌肉和筋膜。岩兰草精油有一种宁静、安抚、根植大地的能量，能帮助自我觉察、平静与稳定，它可以减少神经过敏和超敏反应，有助于降低焦虑。

由于焦虑的症状很多，大致将它们分为 4 个类型，分别介绍可以选用的精油品种，选择其中的 2~3 种调配成复方精油，用基础油稀释后作为按摩油使用，涂抹于背部或全身，也可在沐浴时使用，或者纯精油不稀释利用扩香器及其他室内释放方法使用。

1. 紧张型焦虑

会出现全身紧张、肌肉疼痛、全身疼痛的症状。

对症精油：檀香、薰衣草、广藿香、快乐鼠尾草、天竺葵等。

2. 不安型焦虑

会出现好动、虚汗、心悸、头晕、激动失语、尿频或腹泻（自主神经系统过度反应）、胃部不适等症状。

对症精油：乳香、佛手柑、五味子、雪松、罗马洋甘菊等。

3. 忧虑型焦虑

会出现焦虑不安、担忧、纠结、过度担心、神经质、有不祥的预感等症状。

中医芳香疗法应用指南

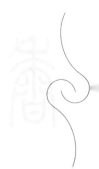

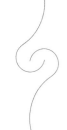

对症精油：薰衣草、玫瑰、橙花、天竺葵、佛手柑等。

4. 压抑型焦虑

会出现不安、焦虑、注意力不集中、失眠、易疲劳等症状。

对症精油：檀香、玫瑰、岩兰草、佛手柑、橙花等。

第二节　睡眠管理

一、睡眠问题的评估方法

睡眠问题包括睡眠量异常、睡眠质量欠佳及睡眠节律异常。睡眠量异常包括失眠、嗜睡；睡眠质量欠佳是指睡中多梦，或梦游、梦魇；睡眠和觉醒节律紊乱，比如昼夜节律颠倒，白天嗜睡晚上清醒。

睡眠障碍临床表现有入睡困难，即卧床半小时之后仍不能入睡；频繁的觉醒，即晚间超过两次的觉醒；睡眠中易醒、多梦；醒后难以入睡，即醒后入睡超过半小时以上；以及睡眠时间总和不足 6 小时。有以上的临床表现，同时出现了第二日的神疲乏力、精神不集中、头晕等不适症状，影响到白天的学习、工作，都叫作睡眠障碍。

睡眠障碍评估有两种方法，一种是量表的评估；一种是多导睡眠监测仪的客观检查。量表评估如匹兹堡睡眠质量指数（PSQI）、阿森斯失眠量表（AIS）、爱泼沃斯嗜睡量表（ESS）等。使用多导睡眠监测仪器评估比较准确，适用于呼吸睡眠暂停的患者等。

二、睡眠问题的原因

引起睡眠障碍的原因比较多，包括精神心理因素，比如情绪紧张、焦虑、抑郁或者是工作、生活压力；包括生活习惯因素，如作息经常不规律，导致生物钟紊乱，或者是在睡前看一些情节紧张刺激的影视剧，喝浓茶、浓咖啡，剧烈运动；包括躯体疾病的因素，比如患者因疾病而夜间尿频，或者因十二指肠溃疡，在夜间胃疼而影响睡眠。

三、睡眠问题的分类

本章节讨论的睡眠问题为失眠及嗜睡。

失眠又称"不寐"，是现代人常发生的症状，轻者不易入睡或睡眠浅易醒、早醒，多梦，重者彻夜难眠，常伴有头晕、头痛、心悸、健忘等症，严重影响生活及身体机能。

嗜睡是指白天过度睡眠。在安静或单调环境下，经常困乏嗜睡，并不分场合，出现不同程度、不可抗拒的入睡，几乎每天发生。而上面的情况并非因为睡眠不足、药物、酒精、躯体疾病所致，也非神经衰弱、抑郁症等精神障碍所致。嗜睡的同时还常常伴有疲劳、记忆减退、思维能力下降、学习新事物出现困难、情绪低落。

四、睡眠问题的危害

长期存在睡眠问题，会导致身体各器官无法得到充分休息，从而出现疲劳、注意力不集中、记忆力减退等症状，影响日常生活；会使患者出现焦虑、烦躁、紧张、易怒、抑郁等不良情绪，可引起精神障碍疾病；会使抵抗力变得薄弱，出现免疫功能下降。

五、中医对睡眠问题的认识

中医把失眠称为"不寐""不得卧"，基本病机是"阳不入阴"导致阴阳失衡，心神不宁发为失眠。其发生与饮食不节、情志失常、劳逸失调、病后体虚等因素有关。中医认为不寐的病位在心，与肝、脾、肾、胆、胃等脏腑失衡密切相关。

中医把嗜睡称为"多寐""嗜卧"，是多种原因导致的阴盛阳虚的表现。或因痰浊困脾，或因气血精亏所致。中医认为湿浊会阻滞经脉和脑窍，是引起嗜睡的重要原因之一。芳香植物能健运脾胃化湿浊，也就是中医所说的"芳香化湿""芳香醒脾"，气机来复通畅，身体和头脑清利了，嗜睡就可以缓解了。另一个嗜睡的原因是气血精津亏耗，不能充养脑窍和肢体所致，因此要找到原因、仔细分辨，去补充亏耗的气血等，嗜睡才可以缓解。

六、芳香疗法的应用

（一）失眠

芳香疗法通过吸入、涂抹和沐浴等方法可以安神助眠。

嗅吸精油可以通过大脑的边缘系统影响人的记忆、情绪和睡眠。精油中有帮助放松、舒缓和平静并促进睡眠的化学成分。当我们吸入了这类精油，接收到的香气分子会刺激并启动一连串的反应：芳香分子通过

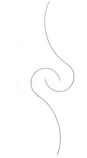

呼吸道进入人体，并通过下丘脑调节和转换信息来影响大脑的边缘系统。它随后引发情绪反应和记忆，促进体内一致性，降低交感神经活动，增加副交感神经活动，缓解压力，放松肌肉，从而改善睡眠，缓解情绪压力。一旦使用了具有平静功效的精油并获得了良好的睡眠，大脑便认定此香气

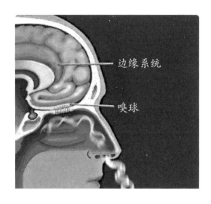

边缘系统

嗅球

具有正面功效，之后再次嗅吸同样气味时，就会有相同反应。当与该气味建立正向连接后，那么这支精油就能帮助你获得健康的睡眠。因此，建议找到适合你的那支精油并持续使用，由于个体差异，适合每个人的助眠精油也不尽相同。

推荐的助眠精油：檀香、薰衣草、玫瑰、当归、五味子、陈皮、沉香、岩兰草、缬草等。

1. 檀香

檀香疏肝行气，放松心情，可以有效稳定情绪起伏，镇定安神，帮助身心回归平静和谐，有利睡眠。

2. 薰衣草

薰衣草养阴疏肝，可舒缓忧郁、焦虑、惊吓、恐惧等情绪，消除亢奋状态，镇静安神助眠。

3. 玫瑰

玫瑰疏肝行气，可镇静、抗焦虑、舒缓神经紧张和压力，可平抚情绪，特别是沮丧、哀伤、忌妒和憎恶，有助于睡眠。

4. 当归

当归养血活血，可平静和舒缓大脑，缓解压力和焦虑，激发平静的感觉，有助于睡眠。特别针对心血不足引起的失眠，除失眠的表现外，还可以伴随疲倦、头晕、面色口唇苍白、心悸等其他血虚的症状。

5. 五味子

五味子益气收敛，可宁心安神，有利助眠。特别适用于气阴均不足的失眠，常还伴有盗汗、心悸、体虚易感冒等症状。

6. 陈皮

陈皮疏肝行气，可改善情绪，缓解压力，镇静助眠。

7. 沉香

沉香行气解压，可让人感到全身舒畅，调和气机，镇静助眠。

8. 岩兰草

岩兰草疏肝行气，又称为"镇静之油"，能镇定神经系统，化解忧郁和恐惧，安神助眠。

9. 缬草

缬草疏肝行气，被欧洲人誉为"睡神草"，可放松精神，舒缓压力，用于神经衰弱、焦虑、失眠。

【推荐香薰方案】——打造就寝前 30 分钟的宁静卧室

（1）檀香、薰衣草、陈皮精油单独或混合后加入香薰机，在卧室扩香。

（2）如果没有香薰机，可以将 2 滴精油滴在棉球或纸巾上，放在枕头附近。

【推荐涂抹方案】

睡前用檀香、薰衣草精油单独或混合稀释后，调配装入滴管瓶，用时取 1 滴管慢慢涂抹于耳后、头部、胸口和足底。如有条件，让家人帮忙按摩背部，会有更好的放松镇静助眠效果。

【推荐沐浴方案】精油全身浴

天然盐 + 玫瑰 + 陈皮

睡前闻着芬芳的玫瑰及香甜的陈皮香气，慢慢将身体浸泡在热水里，犹如沉浸在花海和果园里，舒缓紧张的身心来安神助眠。

由于失眠的原因各不相同，常常涉及认知、内分泌、神经等，意味着失眠并不是由单一的机制引起的。因此除了上面通用的芳疗方案外，有必要对每个个体的具体情况进行分析。举例如下：

如果是因为经前期综合征或围绝经综合征而失眠，可以用玫瑰、依兰、快乐鼠尾草等精油香薰或涂抹，调节激素平衡。

如果是因为饮食失调，暴饮暴食，损伤脾胃运化功能致宿食停滞，即《黄帝内经》所云的"胃不和则卧不安"而引起的失眠，可以用陈皮、小茴香、豆蔻、黑胡椒等精油消食化滞以安神。

如果是由于睡眠时呼吸道不通畅、打鼾甚至呼吸暂停的失眠，可以用辛夷、山鸡椒、尤加利等精油顺畅呼吸助眠。

（二）嗜睡

缓解嗜睡推荐的精油有：薄荷、广藿香、白玉兰、桂花、豆蔻、肉

桂等。

1. 薄荷

薄荷疏肝行气，缓解气机郁滞，能提振精神，给予心灵自由的舒展空间。薄荷在皮肤上形成的清凉感觉更能起到提振、缓解嗜睡的效果。

2. 广藿香

广藿香芳香化湿，可强化中枢神经系统，平衡沮丧，提神，缓解紧张、焦虑情绪，消除疲劳、嗜睡，营造平衡感。

3. 桂花

桂花温暖散瘀，对情绪也有较好的引导作用，可以舒缓、化解压力和紧张，是极佳的振奋剂。

4. 白玉兰

白玉兰既能益气，又能化浊，可以振奋精神，缓解嗜睡。

5. 豆蔻

豆蔻芳香化湿，暖胃也暖心，可提振精神，使人感觉清新并赋予活力，还能清理紊乱的思绪。

6. 肉桂

肉桂补火助阳，温经通脉，可提振阳气，缓解嗜睡，同时对精疲力竭和虚弱、沮丧的安抚效果也非常不错。

上述精油可以单独，也可以混合 2~3 种在室内扩香；还可以在调和基底油之后做芳香按摩，或滴入浴缸中泡浴。

第三节 体重管理

肥胖是人体由于各种原因导致热量摄入超过消耗，并以脂肪的形式在体内堆积，使得体内脂肪与体重的百分比增大，体重超过标准体重的 20% 以上，或体重指数加大的异常机体变化。

一、肥胖评估方法

1. 标准体重

标准体重计算公式：

男性标准体重（kg）＝［身高（cm）－ 105］

女性标准体重（kg）＝［身高（cm）－ 100］

实际体重超过标准体重 20%，可定义为肥胖。大于 20% 为肥胖，20%～30% 为轻度肥胖，30%～50% 为中度肥胖，大于 50% 为重度肥胖。

2. 体重指数（body mass index, BMI）

世界卫生组织广泛推崇的计算方法。公式为：目前体重（kg）÷［身高（m）^{2}］。其中正常范围是 18.5～24.9；BMI 等于或大于 25 为超重，等于或大于 30 为肥胖。

二、肥胖的原因

肥胖的病因尚未完全明确，但对其具体发病机制的认识是一致的，即热量的摄入大于热量消耗，最终以脂肪的形式贮存于体内，形成肥胖。目前所知的病因主要有以下几种：

（1）遗传因素：肥胖具有家族化倾向。据统计，双亲中一人肥胖，子女肥胖发病率为 50%；双亲均肥胖，则子女肥胖发病率高达 70%。

（2）内分泌异常：内分泌紊乱往往伴有继发性肥胖，如体内胰岛素分泌过多、垂体前叶功能低下、甲状腺功能减退、长期使用某种激素等，均可引起肥胖。

（3）饮食因素：经常摄入高糖、高脂饮食，或好吃零食、喜食甜食、睡前进食以及经常大量饮啤酒等均是导致肥胖的原因。

（4）运动量改变：现代社会交通工具发达，家务劳动电器化，使人们体力活动大大减少，能量消耗低，脂肪大量堆积，造成肥胖。

（5）精神因素：长期的压力和抑郁，会增加皮质醇等的分泌，精神紧张、生活及工作的压力、各种精神刺激等均通过神经递质和自主神经而影响下丘脑食欲中枢及胰岛素分泌，进而产生多食、肥胖。这也就是我们通常所说的"压力肥"。

三、肥胖的分类

（1）单纯性肥胖：又称原发性肥胖，此种肥胖的发生与年龄、遗传、生活习惯以及脂肪组织的特征有关，无明显的内分泌与代谢性疾病和特殊临床症状，属于非病理性的肥胖。包括体质性肥胖和获得性肥胖。临床上 95% 的肥胖者属于此型。

（2）病理性肥胖：又称继发性肥胖，因中枢神经系统或内分泌系统的病变等引起。临床上较少，只有 5% 的患者属于此型。常见病因有糖

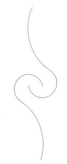

尿病、甲状腺功能减退、脑部肿瘤、外伤等。

四、肥胖的危害

肥胖不但使人体态臃肿，失去美感，行动不便，还会危害身体健康，造成很多疾病。肥胖常导致乏力、气急、不耐受体力劳动，走路、登高会心悸，运动能力和劳动能力下降。使心脏周围有大量脂肪堆积，心脏的收缩和舒张受到影响，容易继发心脑血管疾病，如冠心病、心力衰竭、高血压、脑出血等。肥胖导致糖尿病，肥胖者中糖尿病的发病率比正常人高6～9倍。此外，肥胖可引起性功能衰退，男子阳痿，女子月经过少、闭经或不孕。妊娠期肥胖易使孕妇分娩时伴有胎位异常、延迟分娩、难产等合并症。如果小儿肥胖，则易导致发育迟缓。

五、中医对肥胖的认识

中医称肥胖为"肥人""形盛"，早在《黄帝内经》中就有记载。主要与先天禀赋、过食肥甘和膏粱厚味，以及长期精神抑郁有关。肥胖多属标实本虚之证，标实以水湿痰浊阻滞为主，本虚以脾肾虚弱为主。治疗主要是以清热除湿、健脾化湿、疏肝理气等作为方法。

六、芳香疗法的应用

（一）精油帮助减肥的作用途径

精油能帮助减肥吗？可以。精油可以通过多种途径来帮助减肥。其中包括抑制食欲、助消化促代谢、平衡荷尔蒙、改善情绪，部分精油还具有利尿的效果。下面分别来说一说。

1. 抑制食欲

肥胖形成的根本原因是热量的摄入大于消耗，最终以脂肪的形式贮存下来。部分精油能够温和地抑制食欲，减少饥饿感，从而实现"管住嘴"的目标，助减肥一臂之力。常用的精油有：葡萄柚（柚皮）、柠檬、佛手柑、甜橙等。

可以将葡萄柚等精油稀释后涂抹在胃脘区域，这样做可以增加饱腹感，有助于抑制对碳水化合物和甜食的渴望，并在饭后促进消化。其他如佛手柑、柠檬、甜橙和薄荷等精油也有类似的作用。

2. 助消化，促代谢

香料类精油，如肉桂、生姜、小茴香、迷迭香等，能改善胃肠胀气、便秘、腹泻、消化不良等问题，提升新陈代谢的能力，增加机体热量的消耗，从而有助减肥。

3. 平衡激素

因激素失调如女性在围绝经期出现的肥胖，可以使用天竺葵等具有平衡激素的精油来帮助调理。

4. 改善情绪

不要忽略造成肥胖的心理上的原因，肥胖与心理因素往往有很大关系。比如压力、抑郁、焦虑都可能造成体重增加。而改善情绪是精油擅长的。由于每个人的差异很大，因此精油的选择范围也很广。从这一角度来看，凡是能减轻压力、忧郁、焦虑、增加自信的精油都可以试一试。其中，佛手柑是非常有用的精油，能够缓解压力和焦虑，还能一定程度降低胆固醇水平，促进减肥。具体使用方法可以参考本书在"情绪管理"中的内容。

5. 轻微的利尿功能

部分精油具有轻微的利尿功能，如葡萄柚、小茴香、柠檬等。

（二）精油按摩

在控制饮食、合理运动、调整情绪、平衡内分泌的同时，好好使用精油，为身体按摩，并持之以恒，既可以起到塑形的作用，同时借此调整肌肉和皮肤的弹性，帮助紧实身体组织，减肥的同时皮肤不至于松垮，留下扩张纹等。

减肥按摩油可以用葡萄柚、迷迭香、小茴香、丝柏、杜松、柠檬等，调配基底油如甜杏仁油而成。按摩时间为20～30分钟，主要作用是使皮肤毛细血管扩张，使皮肤温度升高，增加皮肤对减肥精油的吸收，促进皮下脂肪的分解。

1. 自我精油减肥按摩

自我进行局部减肥塑身时，可以先用热毛巾进行皮肤清洁，条件许可的话，在泡澡的同时边泡在水里边开展自我按摩将更加舒适。将精油涂抹在脂肪容易堆积的部位，用手揉捏，用拳头轻捶局部。可以按照先腿部内侧，尤其是大腿到腹股沟的部位，然后移到腹部，用画圈的方式刺激腹部，最后是手臂内侧到腋下部位。这样的操作可以帮助温和地疏通淋巴。

从心理层面来看，许多超重的人都非常不喜欢自己的身体，而规律地自我按摩可以帮助他们建立更积极的自我概念，尊重、爱护自己的身体。借由精油自我按摩成功地接纳自己后，再要求他们做些运动或改变从前的饮食习惯会比较容易。

2. 接受专业的精油减肥按摩

减肥精油结合专业的按摩手法可以深入刺激皮下组织，增强细胞活力、促进细胞代谢，并能促进皮肤淋巴循环，加速淋巴回流，减轻皮肤水肿，有利于减肥塑形。下面简单介绍腰部和腹部的减肥按摩。

（1）腰部减肥按摩操作程序。

① 展油：受术者俯卧，施术者将双手掌均匀涂满精油，双手从骶部至腰部，将精油轻按于腰骶部，由脊柱中线向两侧打圈，将精油均匀展于整个腰骶部。

② 安抚：双手掌从骶部沿脊柱中线向上直推至腰部，由脊柱中线向两侧打圈，将精油均匀展于整个腰骶部，要求力量由轻变重。

③ 提拉腰部：双手拇指、四指同时提拉腰侧肌肉，顺序可由左侧至右侧。要求双手交替，有一定力度，可反复操作数次。

④ 腰部打圈：双手掌在腰部顺时针打圈，要求力度由浅入深，打圈面积覆盖整个腰部，可反复操作数次。

⑤ 推挤腰部：双掌分别置于腰部两侧，同时向脊柱推挤腰部肌肉，从骶部至腰部，再从腰部至骶部，来回2～3次，要求有一定力度，将两侧皮肤肌肉向内侧推挤。

⑥ 提捏腰部：双手交替提捏右侧腰部数次，再提捏左侧腰部数次，要求提捏有一定力度，可产生微微痛感。

⑦ 带脉点穴：拇指同时指压带脉在腰部循行部位，重复3～4次。

⑧ 膀胱经点穴：拇指同时指压腰骶部膀胱经穴位，穴位分别为：脾俞、肾俞、大肠俞、次髎。要求有一定力度，重复3～4次。

⑨ 按揉环跳，指压环跳：双侧掌根按揉环跳，并指压环跳。要求有一定力度，共10次。

⑩ 叠掌按揉脊柱：手叠掌按揉脊柱，从腰部至骶部，再从骶部回至腰部，来回2～3次。要求手臂竖直，全掌着力，力量适中。

⑪ 叠掌按压腰部：双手叠掌按压腰部10秒钟。要求手臂竖直，全

掌着力，力量不宜过大，以五分力为宜。

（2）腹部减肥按摩操作程序：同腰部舒缓按摩操作程序，要求力度更大，且整套动作中需大量使用顺时针打圈及推挤、拿、提捏等动作。

第四节　皮肤管理

一、皮肤问题的评估方法

皮肤问题是指皮肤的状态发生异常。本章节讨论的皮肤问题多为面部皮肤问题。面部皮肤的状态可由以下几个方面来评估。

（1）水分评估：用整个手掌包住脸颊轻轻按压，移开手掌后，如果皮肤和手掌间存在"吸力"，那就说明皮肤水润度达标。反之，如果手掌和脸颊立即分开，那就说明皮肤的水润度欠佳。

（2）光滑度评估：用双手食指、中指、无名指的指腹分别贴在脸颊、鼻翼到鼻梁、眉毛上方。如果手指上留有皮脂，这就是皮脂分泌充足的证据，说明皮肤比较光滑。反之就是皮脂分泌不足。

（3）张力评估：以手指贴在太阳穴和腮腺部位，横向拉伸皮肤（动作轻柔点）看是否会伸展。然后双手中指贴着太阳穴，大拇指像是压住耳垂后方一样紧贴皮肤，轻轻按压后整个手掌向后拉伸。如果出现斜向皱纹，就说明皮肤张力不够。

（4）弹性评估：用食指和大拇指夹起颧骨下方，能捏起厚厚的一块肌肉，并伴有轻微疼痛感，说明皮肤充满弹性；能捏起薄薄一层而感觉不到疼痛，说明皮肤弹性不足。

（5）面色评估：用整个手掌贴在脸颊到太阳穴位置，向上推两次。肤色如果变粉就是状态良好，反之，则说明血液循环欠佳。

二、皮肤问题的原因

皮肤是人体最大的器官，影响皮肤状态的因素有多种。年龄因素：随着年龄增加，皮肤细胞组织功能逐渐衰退、老化，这是生理现象；环境因素：包括风吹日晒，特别是日光紫外线暴晒，会使皮肤晒伤、衰老，需要特别重视；健康因素：一些基础疾病如慢性肝病、肾病、胃肠道疾病、血液方面疾病等，可导致内分泌及免疫力障碍，进而形成皮肤问题；生活习惯：包括不良生活模式，比如抽烟、喝酒、饮食刺激等会引起皮

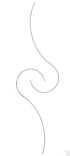

肤问题；神经、精神因素：长期压力大、紧张、焦虑、睡眠不足等都会导致皮肤问题。

三、皮肤问题的分类

皮肤问题有许多种，本章主要讨论的皮肤问题为：痤疮、松弛和皱纹、晒伤、干燥。

痤疮俗称痘痘、青春痘，是毛囊皮脂腺的一种慢性炎症性皮肤病。痤疮通常从青春期开始发生，但是在其他年龄段也随时可能出现。好发于面部，呈粉刺、丘疹、脓疱、结节等形态，病程久、严重的还伴随着瘢痕、凹痕，不仅损伤面容，还对人的心理和社交造成一定影响。

松弛和皱纹是因为皮肤所含的胶原蛋白减少，与年龄、日常饮食、不良生活习惯如熬夜、不良工作环境如暴晒、疾病等相关。

四、皮肤问题的危害

皮肤粗糙、干燥、松弛会影响外貌美观；部分皮肤问题患者可能出现各种良性或恶性肿瘤，如日光角化病、鳞状细胞癌、恶性黑素瘤等。

五、中医对皮肤问题的认识

中医认为，皮肤问题是身体问题的反映，与气血状态、脏腑功能、衰老等密切相关。如肺胃湿热可造成痤疮；皮肤暗淡为肝肾不足或气血亏虚。因此调理脏腑功能、疏通经络、荣养气血可改善皮肤问题。

六、芳香疗法的应用

（一）概述

精油有美容和抗衰老的作用。世界顶级护肤品中都含有精油和其他天然成分，它们是主要的活性元素。目前正在流行的"以油养肤"理念，就是倡导用精油代替以人工原料制成的护肤品。精油与一般护肤品主要有以下区别。

1. 渗透能力区别

精油与一般护肤品的渗透性有很大的差别。精油小分子、高渗透的特性，决定了精油可以快速进入皮肤的真皮层，参与微循环。而护肤品多以人工原料制成，多半停留在皮肤"表面"，如矿物油等由于分子较大仅能在皮肤表面起滋润作用。

2. 成分区别

精油与一般护肤品的成分区别很大。精油从天然植物中萃取而来，所以含有各种不同的天然物质，成分非常复杂，每种单方精油都含有至少几十种成分。而一般护肤品的成分比较单一。纯的精油可以不加防腐剂、稳定剂等添加剂，但护肤品的储存或多或少都需要加入防腐剂才行。

3. 功效区别

一般护肤品针对的都是面部或者身体的皮肤。而精油的功效更复杂，基本可以分为皮肤、机体和精神三大方面。精油护肤则是芳香疗法中相当重要的功能之一。

精油对皮肤的功效体现在以下几个方面：

（1）精油能刺激皮肤细胞，加速其再生，因而缩短新细胞生长与老废细胞消亡之间的时间差。经过芳疗护理的皮肤会变得更有活力，也更健康。

（2）精油能改善淋巴液的流动，防止毒素的产生与堆积，并且使有毒废物加速排出体外。

（3）精油能加速循环，有助于氧气的供给，加快把营养物质输送到真皮层的速度，从而为皮肤注入活力。

（4）有些精油能够平衡皮脂腺分泌油脂的速度，从而使皮肤的状态更稳定、更健康。

（5）精油的抗菌功能使其能够消灭皮肤不良细菌、防止不良状况的发生；精油的抗发炎功能能够安抚敏感和受损的肌肤。

（6）有些精油含有植物激素，能一定程度平衡人体的内分泌系统。

精油对身体的调理功效：精油能调节人体生理机能、增强人体免疫力、协调内分泌、帮助消化、循环系统的正常运作、有助于人体恢复并保持健康状态。

精油在精神方面的功效：精油有助于缓解紧张和压力，而紧张和压力通常会直接导致皮肤老化。精油能有效地愉悦心情、舒缓压力、调节情绪、振奋精神、缓解疲劳、提高记忆力。

4. 使用方法区别

在使用方法方面，精油的使用方法更多样化，比如涂抹、按摩、熏香、泡澡等。

（二）痤疮

选择具有抗菌效果的精油和纯露，是辅助调理痤疮的可选方法。淋巴液的流动一旦加快，身体的有毒废物就会被及时清除；人体的循环一旦加快，就会向皮肤输送更多的氧气和养分。精油和纯露的杀菌、消炎特性在促进皮肤康复的进程中能发挥极大的作用；而二者具有的放松和平衡特性在痤疮调护中也同样扮演着重要的角色，因为紧张和压力也会促使油脂分泌增加。

相比较而言，纯露含有较多具有消炎性质的有机酸，同时较之于精油更加温和，无需稀释，可以作为面膜直接敷在问题皮肤上。而精油的使用则需要稀释，可以选用荷荷巴油、胡萝卜子油、紫草和积雪草浸泡油等作基础油，推荐浓度 2% 为宜，调配面部护肤油来用。

痤疮的治疗大致可以分成 3 个阶段，以下是各个阶段推荐的纯露和精油。

第一阶段的主要目的是促进伤口愈合，减轻发炎，并开始缓慢地矫正皮脂分泌不平衡的状态。这个过程大约需要 14 天，必须有耐心。适用的纯露和精油有：金银花、茶树、积雪草、薄荷、菖蒲等。其中金银花清热、解毒、消肿；茶树宣肺祛热；积雪草清热利湿；薄荷疏泄风热；菖蒲化痰浊、抗感染、消肿。上述纯露和精油都有较强的抗菌、消炎的作用，对皮肤有良好的清洁作用。

第二阶段的主要目的是抗感染，继续平衡油脂，调理时间也约为 14 天。适用的纯露和精油有：广藿香、没药、白玉兰等。其中广藿香化湿消炎，没药收敛消炎，白玉兰抗菌消炎、平衡油脂分泌。

第三阶段是与痤疮作战的最后阶段。至此，皮肤状况已经有了很大的改善，少数人还可能会残留瘢痕。在这一阶段，往往有人觉得已经不再需要进行皮肤调理了。但是，如果想要看到更进一步的改善，最好再坚持另一个为期 14 天的调理。适用的纯露和精油有：紫草、没药、玫瑰等。其中紫草具有活血收敛、去腐生肌的作用，没药活血化瘀、收敛，修复瘢痕，玫瑰行气活血，有良好的舒缓修复作用。

Tips：① 在痤疮治疗期，建议不要使用任何刺激性的产品，可以用纯天然的香皂清洁面部，然后用流动的温水冲洗面部。② 用芳疗护理痤疮的同时，辅之以适当的饮食注意事项如少吃油炸甜腻食物、酒精、咖啡、茶、巧克力等，养成避免熬夜等良好的生活习惯，以及有效的压力和情绪管理，通常能较好地解决痤疮问题。③伴随内分泌失调性疾病（如多囊卵巢综合征等）的痤疮，往往是需要医疗干预的，芳疗可以作为辅助。

（三）松弛和皱纹

细胞的再生能力是保持肌肤年轻的关键所在，精油正好有此项功能，而且从使用角度来看比其他方法更让人感觉舒服。许多精油以及植物油所含的成分，都有紧实皮肤、抗击皱纹的作用。小分子结构的精油成分能通过表皮进入真皮中的血管以及淋巴管等在体内循环。精油里所含的养分和蛋白质能够维持胶原蛋白的弹性，并能促进新细胞的再生。胶原蛋白就像是一层垫子，皮肤的表层全靠它来支撑。精油能够刺激循环，从而提供更多的氧气，使细胞重获新生。有些精油在刺激循环方面非常出色，另一些精油则含有类激素成分，我们称为植物激素，譬如小茴香，能够促进皮肤紧实，使皮肤看起来更年轻。

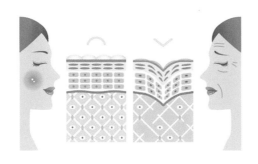

抗击皱纹的抗老化精油有：乳香、没药、檀香、广藿香、玫瑰、茉莉、小茴香、白芷、白茶等。

其中乳香、没药活血通络，能增强细胞活性、淡化细纹；檀香除皱、淡斑、保湿、改善细纹、滋润肌肤；广藿香祛湿，紧致皮肤；玫瑰对皮肤有清洁、收紧、润滑和修复作用，还有镇静、调整女性内分泌和月经周期、抗过敏之功，玫瑰的香气又能极好地安抚、放松情绪；茉莉淡斑、祛瘢，能增加皮肤弹性，延缓皮肤衰老；小茴香改善肌肤松垮和毛孔粗大，有紧实肌肤、除细纹、保湿的作用；白芷除皱、消肿、消炎、淡斑；白茶去火、能中和并清除肌肤中的自由基，有效抵御肌肤氧化，抚平细纹，延长皮肤衰老，同时对电脑辐射也有很好的肌肤保护作用，可滋养润泽肌肤。上述精油中的部分，如白芷、白茶等还有美白护肤，改善皮肤色素沉着和淡斑等效用。

精油除皱时可以单独使用其中的任意一种精油，选择合适的基础油

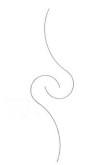

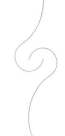

或基底油来稀释精油，也可以按自己所需，将两种或两种以上的精油混合在一起，调配成面部护理油使用。温柔的按摩能够促进血液循环，而使用精油进行芳香按摩能让效果加倍。因为每个人皮肤再生的速度不同，所以至少要耐心等待 30 天，才可以看到皮肤有所改善。

（四）晒伤

阳光对我们的健康影响很大，皮肤在阳光照射下能制造出维生素 D，增强免疫力，预防疾病。但过度被阳光照射，紫外线中的 UVA、UVB 会使皮肤受损。UVA 又称晒黑段，它是令皮肤提前衰老的最主要原因，可达人体真皮层，虽然不会引起皮肤急性炎症，但它可以穿透表皮到达肌肤的底层并潜伏起来，日积月累就会造成肌肤提前衰老，表皮粗糙，有皱纹和斑点，肌肉松弛、下垂，同时增加 UVB 对人体的损伤。UVB 又称晒红段，透射力可达人体表皮层，是晒伤皮肤的主要波段。皮肤比你想象中更容易晒红晒伤！轻者可致皮肤红肿、疼痛，重者会产生水疱、脱皮。即使是最低的紫外线指数一级，长时间照射 120 分钟左右，就有可能对肌肤造成影响。紫外线指数五级，一旦照射超过 20 分钟，就会晒伤。UVA 和 UVB 照射过量，还可能会引起细胞 DNA 突变，导致皮肤癌。

晒伤依据严重程度分为三种：轻度晒伤肌肤出现轻微的发红发烫，会有轻微疼痛；中度晒伤可能还会有水泡，肌肤发红发烫，并有疼痛、瘙痒感；重度晒伤时会有较强疼痛感，肌肤红肿、脱皮甚至出现大面积水泡，或有发烧不适。不同的晒伤程度，需要不同的处理。轻度和中度晒伤，我们可以通过黄金 72 小时法则镇定修复，但如果呈现重度晒伤或水泡破裂造成伤口，一定要寻求皮肤科医生的协助，切勿自行处理！

晒后黄金 72 小时，是修复受损皮肤的关键。请记住：美白绝对不是晒后修复的第一步！很多人在晒伤后就急忙开始美白，这种错误做法不但会让肌肤更加敏感脆弱，还有可能使你黑上加黑。掌握晒后修复的黄金 72 小时，让肌肤的伤害降到最低，不让色素沉淀变黑甚至形成晒斑。

晒后黄金 72 小时正确操作如下：

0～6 小时：降温

晒伤后的肌肤，正处于高温红肿的状态，这时候不建议使用任何护肤品，首要任务是先让肌肤降温。你可以使用冷毛巾湿敷或是冲凉水帮助肌肤降温。但并不建议用冰块降温，剧烈的温差会使晒后敏感的肌肤更加脆弱适得其反。每次冷敷或冲凉 10～15 分钟直到皮肤摸起来不再发烫，就可以进入第二步骤。

6～24 小时：镇定

肌肤降温之后，就要帮助肌肤镇定平衡。这时候的护肤品要选择非常天然的成分，你可以在纯净水、芦荟凝胶中加入镇定抗炎的精油。这些来自纯天然的植物精粹，能帮助肌肤舒缓发炎状态，避免人工香精和致敏性物质对肌肤造成二次伤害。以下 2 个精油配方建议在晒伤皮肤上进行涂抹、喷雾或湿敷。

（1）肌肤镇定精油配方：薄荷 + 茶树 + 纯净水。

薄荷和茶树具有广泛的抗菌力，能预防皮肤的感染，同时薄荷清凉的特性，对于晒后皮肤的灼热感有很强的舒缓力。

（2）肌肤平衡精油配方：薰衣草 + 金银花 + 芦荟凝胶。

其中薰衣草镇静舒缓晒伤的皮肤；金银花清散肌肤之热，改善皮肤红肿。二者与芦荟凝胶一起镇定、平衡、修复晒后肌肤。

24～72 小时：保湿补水

晒后的肌肤屏障非常脆弱，甚至产生严重破损（脱皮起水泡）、水分流失快速。这时候要温和地帮助肌肤保湿补水。除了晒后要多喝水补充水分，还可以使用纯露进行湿敷，使用精油搭配保湿喷雾、保湿面膜等产品一起，帮助晒伤的肌肤快速注入水分，并修复肌肤屏障。晒后的产品选择切忌含有酒精、人工香精等成分。

建议的精油保湿配方：檀香 + 玫瑰 + 茉莉 + 基底油稀释。

配方中檀香滋润皮肤；玫瑰促进修复、镇静晒伤；茉莉促进皮肤新陈代谢。三者稀释后共助温和的保湿补水，修复晒后皮肤。

72 小时～14 天：美白

美白是所有晒后修复的最后一步，没有完成前面三步骤，直接进到美白，只会给肌肤带来二次伤害。妥善完成黄金 72 小时步骤，除了能帮助加速肌肤修复，使肌肤创伤期缩短，同时还能让后续的美白效果大幅提升。

推荐的晒后精油美白配方：玫瑰 + 白芷 + 基底油稀释后均匀涂抹于需要美白的部位。

推荐的晒后精油淡斑配方：广藿香 + 薰衣草 + 檀香 + 基底油稀释后均匀涂抹于需要淡斑的部位。

防止皮肤晒伤重在预防为先，下面介绍一款"自制防晒伤喷雾"，配方如下：

中医芳香疗法应用指南

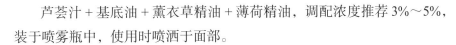

芦荟汁＋基底油＋薰衣草精油＋薄荷精油，调配浓度推荐 3%～5%，装于喷雾瓶中，使用时喷洒于面部。

这款"自制防晒伤喷雾"中的薰衣草精油用于调理晒伤，可以帮助减少晒伤后的刺痛感、减少红肿。而其中的薄荷精油是一种天然的止痛剂，还能通过清凉感，帮助舒缓晒伤部位。此外，薄荷精油也能有效缓解头痛，可以帮助一些人缓解晒伤后出现的头痛现象。基于晒伤往往有疼痛和抗炎的特性，用芦荟汁和椰子油，可以缓解晒伤，加速晒后修复。

了解了精油在晒后可以缓解疼痛感、快速修复受损的皮肤后，那精油是否能防晒呢？其实不然。由于精油的挥发性很难在皮肤上形成防护膜，因此需要与荷荷巴油、椰子油等植物油配合使用才能起到一定的防晒效果，在日光强烈的时候仍建议使用防晒霜。

（五）干燥

皮肤会随着年龄增长而变得干燥，是由于角质层的屏障功能受损，皮脂膜（弱酸性，pH 值为 5.5）的保护能力下降，水油不平衡造成的。要有意识地进行保湿，保持皮肤润泽。推荐的防止皮肤干燥、保持皮肤润泽的精油和纯露有：薰衣草、玫瑰、茉莉、广藿香、乳香等。推荐用蒸脸、自制爽肤水和面部精油按摩来防止皮肤干燥。

蒸脸：薰衣草、玫瑰精油各 1～3 滴进行蒸脸，每周一次，可以让皮肤润泽。薰衣草和玫瑰对普通和干燥、敏感、衰老的皮肤有良好的滋润和修复作用。

自制爽肤水：玫瑰纯露是制作爽肤水的完美基础，当然其他花朵或药草的浸泡汁也可以使用。在玫瑰纯露里滴上檀香，使用前摇匀，每次取少量爽肤水轻轻拍打皮肤，直至吸收。还可以用自制的爽肤水隔天湿敷敷脸。

面部精油按摩：调配一瓶保湿滋润精油，再结合面部按摩能提高皮肤的代谢，保持皮肤滋润。在植物基础油中加入广藿香、乳香和玫瑰，进行面部按摩，对皮肤干燥和皱纹等都有良好缓解功效。

单用精油的保湿度还不足以建构起皮肤表面的屏障功能，这就是为什么我们在爽肤水、面部精华之后，还要用面霜，可以把精油添加到一些天然面霜里一起来用，因为面霜为油脂质成分，可以强健皮肤的屏障并进一步锁水保湿，减少干燥和皱纹。

至此，我们也依次完成了护肤"水油水"的三个步骤，即爽肤水、面部精华和面霜的护肤顺序，并且可以发现芳香疗法中的纯露和精油，尤其是精油可以贯穿其中，凭借其小分子、脂溶性、高渗透的特点发挥作用。

第五节　环境管理

目前芳香疗法中的扩香方式在汽车、商场、办公室、居家等空间使用的频率越来越高，需求日益广泛，认可度也在逐渐增加。在一些医院以及养老照护机构也可见精油扩香的场景。环境管理中使用芳香疗法，不仅能去除异味、净化空气、芳香辟秽，还能调畅气机、给人带来舒适、愉快的心情和持久记忆。

根据不同空间可选择香氛蜡烛、藤条扩香、焚香和扩香机器等不同方式。

下面就相关芳香环境管理方案举例进行介绍。

一、医院与健康机构

【概述】

很多精油可以抗菌、抗病毒，能起到芳香辟秽的作用。在医院和健康机构扩香，不仅能够抑制空气中的有害微生物从而净化空间，而且能中和消毒水的气味，让环境空气清新宜人。

Tips：吸嗅入鼻腔的精油分子可以作用到脑部的边缘系统，而边缘系统又称为"情绪脑"或"嗅脑"，影响嗅觉、记忆、情绪、自主神经反

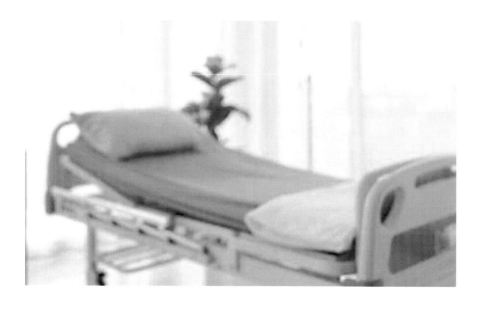

应等，能够更好地抗焦虑、抗压力。其实不只病患才会焦虑、才会有压力，医护人员等工作人员也需要释放情绪和压力。可以说，香气的加入是医患之间的双向疗愈。利用精油对精神与情绪的正面影响，能够镇静安神，调理和舒缓紧张、焦虑情绪及由此带来的身体机能下降，在医院和健康机构发挥积极作用。未来在相关领域的进一步应用研究如保护嗅觉功能、调节脑部功能等方面，或许也会将芳香疗法更有针对性地推到专病专科环境中去。

【适用的扩香植物】

（1）可以净化空气、抗菌抗病毒的扩香植物有肉桂、艾草、菖蒲、青蒿、广藿香等。

肉桂：散寒、温阳、活血、消炎抗病毒。

艾草：温经脉、理气血、去寒湿、消炎抗菌。

菖蒲：化湿祛浊、平喘、安神、消炎抗菌。

青蒿：解热、祛痰、止咳、平喘、抗疟疾、抑制流感病毒。

广藿香：化湿、消炎抗菌。

（2）可以帮助患者、医护等人员镇静安神，舒缓紧张、焦虑情绪的扩香植物有檀香、甜橙、柠檬等。

檀香：行气温中、镇静安神，提升专注力。

甜橙：温和镇静、疏肝解郁。

柠檬：行气疏肝、舒缓紧张。

二、办公室

【概述】

办公室的环境，通过扩香既可以镇静安神以缓解压力，又可以提神醒脑来提高效率。每天面对着繁杂、快节奏的工作，听着各种通信设备如电话、电脑、打印机、传真机发出的噪声，有时办公室会让人觉得紧张、焦虑、烦躁，或者注意力不集中、效率降低。另外，作为共用的办公场所，办公室通常处于相对密闭的状态，空气净化不容忽略，尤其当有流感的季节。

【适用的扩香植物】

（1）可以帮助提神醒脑、提高专注力的芳香植物有檀香、迷迭香、薄荷等。

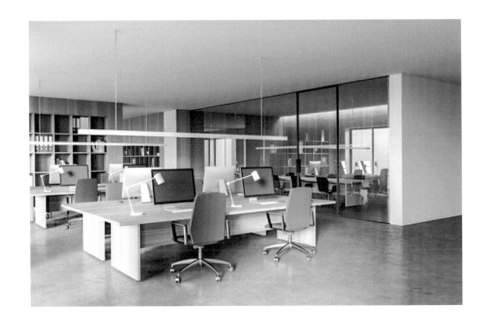

檀香：行气温中、镇静安神，提升专注力。

迷迭香：提神醒脑、养肝化郁。

薄荷：提神醒脑、清利头目，养肝利胆。

（2）在流感期间，可以芳香辟秽、净化空气的精油有青蒿、白玉兰、山鸡椒、豆蔻等。

青蒿：解热、祛痰、止咳、平喘、抗疟疾、抑制流感病毒。

白玉兰：祛痰、消炎、抗细菌、抗真菌。

山鸡椒：消炎、抗病毒、止咳。

豆蔻：化湿、消炎、抗细菌、抗氧化。

另外，阶段性地改变办公室的香气，可以让身在其中的工作人员保持对气味的灵敏性。

Tips：办公室扩香天然、美好的气味，可以让员工保持愉悦的心情，有利于工作间的沟通，营造和谐气氛，增加工作效率。如柠檬、甜橙、佛手柑等果类植物善于疏肝理气，调畅情志，香气又讨人喜欢，广受喜爱，是非常好的选择。

三、商场

【概述】

有人说："香味比其他方式能更好地提升消费者的购买欲"。也就是

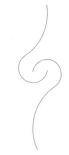

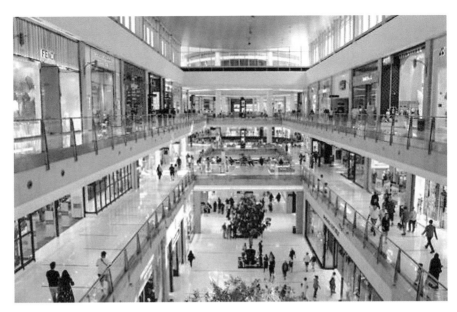

说，良好的气味或能更有效地提高消费品的销售率，不论该气味是与产品相关的还是无关的。香味的神奇之处在于它可以让人们在不知不觉中受到它的影响，作用于潜意识，帮助调畅气机、愉悦情志。

【适用的扩香植物】

根据商场定位的不同可以做出一些差异化的配方。

（1）主打年轻时尚的商场，建议选用具有活力的柠檬、甜橙等柑橘调精油，营造活力氛围。

柠檬：行气疏肝、舒缓紧张。

甜橙：温和镇静、疏肝解郁。

（2）主打高端典雅的商场，建议选用天竺葵、薰衣草、茉莉、白玉兰等花香调精油，打造优雅舒适的购物体验。

天竺葵：疏肝利胆，缓解焦虑、抑郁等不良情绪。

薰衣草：镇静安神、放松助眠。

茉莉：理气开郁、辟秽和中、放松身心。

白玉兰：祛痰、消炎、抗细菌、抗真菌，花香优雅、纯粹。

可以采取的方法有：在商场里进行香薰扩香，使购物环境中充满植物的芬芳，或者在产品宣传广告上用点精油。越来越多的商场已经开始尝试打造具有特色的专属氛围了。扩香使得香气加入其中，用这种简便、易行、又高效的方式，有助于打造既有特色又美好的沉浸式体验。

四、汽车

【概述】

汽车已经日益成为现代人出行的交通工具，在城市尤其如此。使用车内扩香时，驾驶员除了选择自己喜欢的气味外，还要能保证车行的安全和舒适。

车载扩香中，能够帮助提神醒脑的精油是首选，让驾驶员保持清醒警觉。但有时候开车，尤其在堵车时，也会让人急躁，因此还可以选择行气解郁能够舒缓紧张、焦虑的香气。

【适用的扩香植物】

（1）开车时推荐扩香下列提神醒脑的芳香植物薄荷、柠檬、迷迭香等。

薄荷：提神醒脑、清利头目，养肝利胆。

柠檬：行气疏肝、舒缓紧张。

迷迭香：提神醒脑、养肝化郁。

其中薄荷精油的提神醒脑作用最强，尤其夏日在车内扩香还可以带来清凉的感觉。但使用过程中需注意量少可以提神，量多反而容易引起提振过后的疲倦感，正可谓"过犹不及"，刚刚好就好。有需要时，可以少量点涂在太阳穴、鼻下、耳后，但一定要避开眼睛，以免刺激太强影

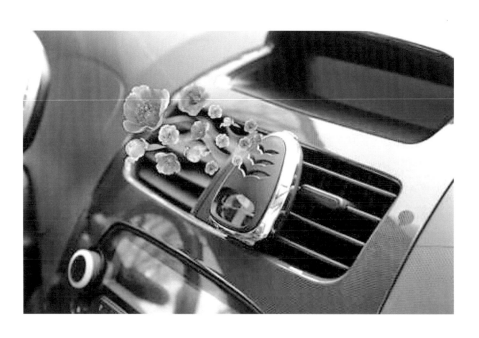

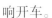

响开车。

（2）开车时推荐使用行气解郁的芳香植物有葡萄柚、茉莉、乳香等。

葡萄柚：疏肝理气，抗焦虑、抗抑郁。

茉莉：理气开郁、抗抑郁、稳定情绪、赋予活力。

乳香：镇静、抗抑郁，安抚躁动的情绪。

以上精油推荐在行车过程中扩香用来行气解郁，舒缓紧张、焦虑情绪，又让人保持清醒警觉。

Tips：① 开车过程中要避免选择过于令人放松或反应迟钝的植物扩香，如薰衣草精油，因容易出现犯困，而影响行车安全。② 在汽车里可以用车载香薰机扩香、扩香石扩香，也可以自制喷雾进行喷洒，或者更简单的办法就是将精油或纯露滴在干棉球或纸巾上放在出风口进行扩香。

五、居家

（一）客厅

【概述】

客厅是和家人、朋友待的时间最长的地方，所以可以让整个空间弥漫着"设定好"的香气，无声无息、不知不觉地影响、调适、修整自己与他人的心情、言语与行为。客厅里可以使用喷壶、扩香器、香薰机等工具，也可配合散热器、加湿器等进行扩香。

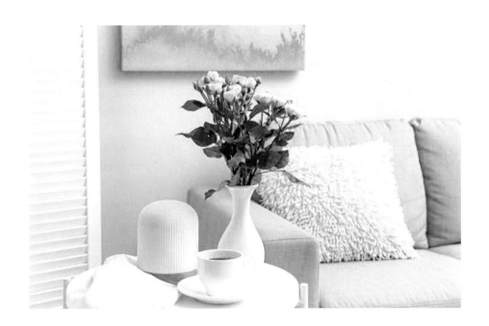

【适用的扩香植物】

（1）想要营造使人放松、舒畅情志的客厅，可以选用檀香、天竺葵、薰衣草、广藿香、苍术的组合。

檀香：行气温中、镇静安神，快速解除精神紧张，进入放松状态，带来祥和气氛。

天竺葵：疏肝利胆，缓解焦虑、抑郁等不良情绪。

薰衣草：镇静安神、放松助眠。

广藿香：芳香化湿、缓解紧张、焦虑情绪，消除疲劳。

苍术：芳香燥湿，缓解焦虑、消除疲劳、镇静助眠。

（2）想要营造使人振奋、提神醒脑的客厅，可以尝试陈皮、金银花、白芷、防风精油的组合。

陈皮：调畅气机，愉悦心情。

金银花：清热解毒、提神醒脑、活跃思维。

白芷：理气解郁，帮助消除压力，重现生机。

防风：祛风、胜湿、振奋精神。

（二）书房

【概述】

书房是学习，甚至创造的地方，需要我们能保持专注、保持思维清醒与敏捷。

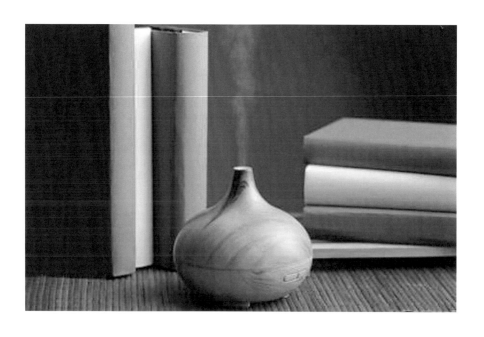

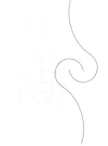

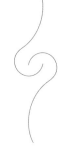

　　芳香植物的香气有助于醒脑开窍、提神益智。某些香气能刺激交感神经，增加肾上腺素与多巴胺分泌，从而增强大脑活力、警觉度，通俗地讲就是提神、醒脑，有助于使专注力保持得更持久以及改善记忆力。嗅吸喜欢的气味能有效地影响大脑边缘系统即人体的情绪控制中心，使心情愉悦、压力缓解从而改善学习状态，提升效率。

【适用的扩香植物】

　　适合在书房扩香的芳香植物有辛夷、白茶、当归、没药等。

　　辛夷：散寒、通窍、提高记忆力、提神醒脑。

　　白茶：促进头脑清醒，恢复活力。

　　当归：补血、活血，平静和舒缓大脑，缓解压力和焦虑，激发平静的感觉和振奋情绪。

　　没药：散瘀消肿，保持头脑清醒、恢复脑部活力。

　　Tips：还有一些植物也非常适合在书房扩香。例如檀香能促进头脑的清醒，帮助获得心灵深处的感受，这也是为什么它经常被用于冥想。当需要在特定时期集中注意力时，可以焚烧檀香或香薰檀香精油进行嗅吸以保持思维清晰和专注。再如罗勒、迷迭香有助于保持思维清晰、专注和提高记忆。薄荷能提神醒脑，帮助保持敏锐度。此外，甜橙等柑橘类植物美好的香气利于疏肝理气，令人心情舒展，沉浸在轻松的氛围中愉快学习。

　　学习时可将以上芳香植物的精油或纯露稀释后涂抹在脖子、手腕内侧，或喷洒在空气中，或在书房的香薰机扩香。

（三）卧室

【概述】

　　卧室是用来睡觉或休憩的地方，可以通过扩香营造需要的气氛，运用喷雾或香薰机能够轻松地让植物的香气在空气中扩散开来。

【适用的扩香植物】

　　如果希望卧室时刻弥漫着浪漫气息，"浪漫卧室"配方可以试试玫瑰草、依兰依兰、快乐鼠尾草、莱姆的组合。

　　玫瑰草：宁心安神、益气化痰。

　　依兰依兰：疏肝解郁、宁心安神、滋阴补肾。

　　快乐鼠尾草：疏肝理气、化瘀和血。

　　莱姆：疏肝利胆、理气和胃。

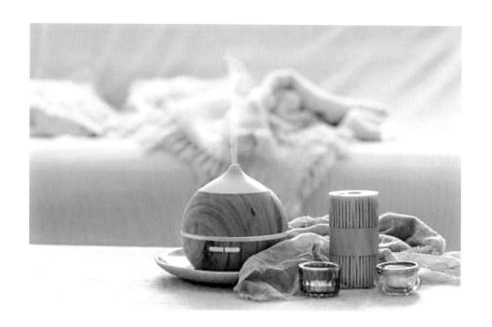

Tips：此外，天竺葵、薰衣草、岩兰草以及柑橘类（如柠檬、佛手柑等）芳香植物的香气，也都比较适合卧室日常使用，平衡阴阳，宁心安神，有助于睡眠。

（四）厨房

【概述】

厨房里会产生很多种气味。会有食物的飘香，如新烤出炉的面包的香味，但也有可能残留煎炒烹炸时产生的油烟味，每家厨房又都有放置垃圾的地方……厨房里有太多能够发出气味的东西，通风情况通常又不太好，空气流通不畅、导致无法清除难闻的气味，因而特别需要清新净化、排浊理气。精油能够净化空气，而不只是掩盖住难闻的气味。

【适用的扩香植物】

适合用作厨房空气清新剂的扩香植物有陈皮、紫苏、小茴香、桂花等。单独或混合使用，都是很好的空气清新剂。

陈皮：理气健脾，燥湿化痰，香气浓郁。

紫苏：发散风寒，行气和胃，解鱼蟹毒。

小茴香：散寒止痛，温中止呕、调节胃肠功能。

桂花：散寒破结，化痰止咳，净化空气。

Tips：精油的另一大优势是如果安全纯正、使用正确，它不仅无害，

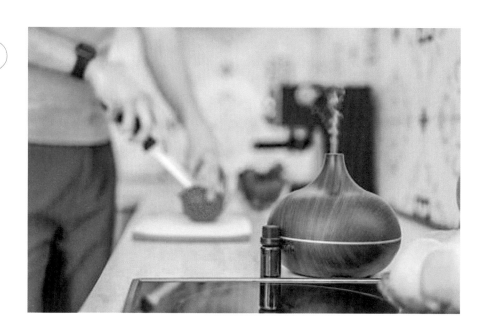

还有保鲜的益处。为了不改变食物的味道，最好避免将其喷洒到食物上，但即便真的不小心弄到了，大多也没有危害。事实上，很多精油可以被用来作为防腐剂使用。例如，百里香精油就能抑制真菌的滋生。当然，芳香疗法是要认真去学习后才能自如运用的。

（五）浴室

【概述】

对浴室环境的基本要求是清洁且宜人，尤其当马桶也在浴室中的时候。首要关心的自然是清洁。绝大多数芳香植物的精油都是天然的杀菌剂，通过扩香或擦拭环境表面不仅可以清新净化、抑制细菌滋生，杀菌和消毒。同时使用浴室时，它也是我们独处的空间，通过芳香植物的扩香还可以调畅气机使浴室弥漫宜人气息。可见，浴室扩香不是简单地用香气让空气好闻那么简单。

【适用的扩香植物】

（1）净化空气、抗菌抗病毒的扩香植物可以选用肉桂、艾草、菖蒲、广藿香等。

肉桂：散寒、温阳、活血、消炎抗病毒。

艾草：温经脉、理气血、去寒湿、消炎抗菌。

菖蒲：化湿祛浊、平喘、安神、消炎抗菌。

广藿香：化湿、消炎抗菌。

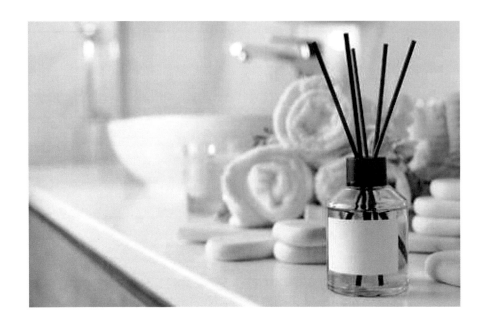

（2）调畅气机，香气宜人的扩香植物可以选用葡萄柚，柠檬，薰衣草。

葡萄柚：疏肝理气，调畅气机，愉悦心情。

柠檬：疏肝理气、净化清新。

薰衣草：镇静安神、放松舒缓。

Tips：推荐两款非常适用于浴室的配方。

配方一：佛手柑，薰衣草，肉桂叶，柠檬。

配方二：马郁兰，快乐鼠尾草，百里香，柠檬。

上面的配方兼顾了浴室净化空气和调畅情志的需求，建议用纯净水以 3% 左右的浓度做成喷雾在浴室中使用。

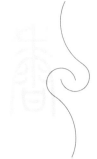